개정 5판

CPR & AED : First Aid

구조 및 응급처치

이원태·오수일·서길준

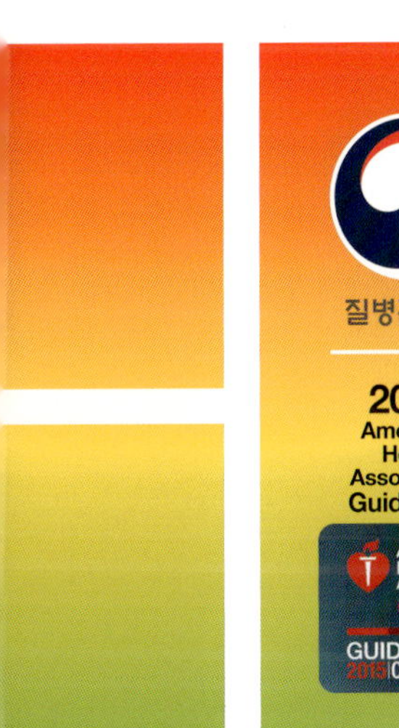

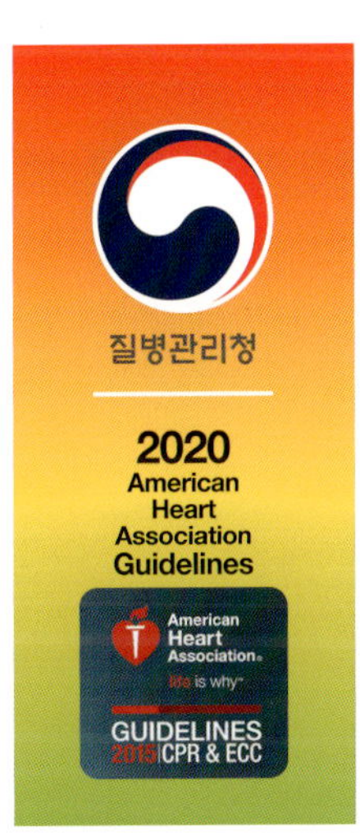

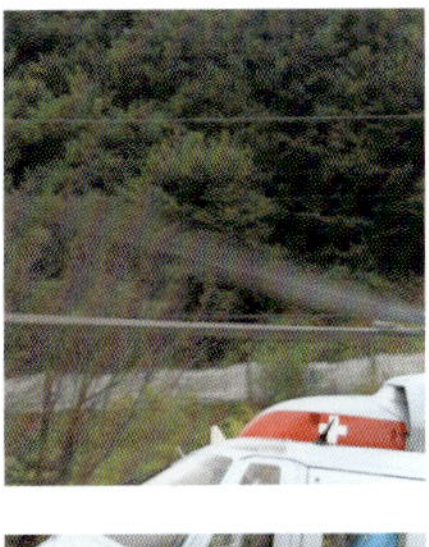

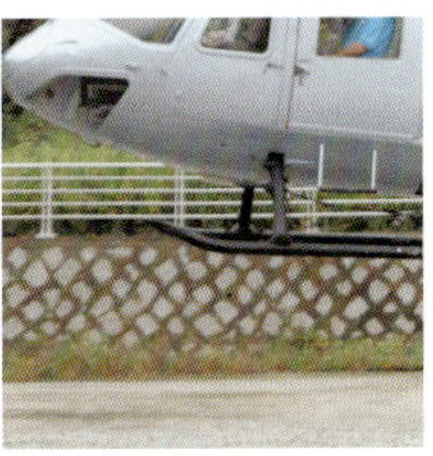

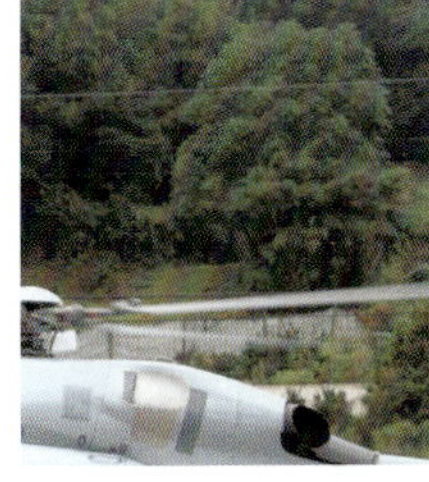

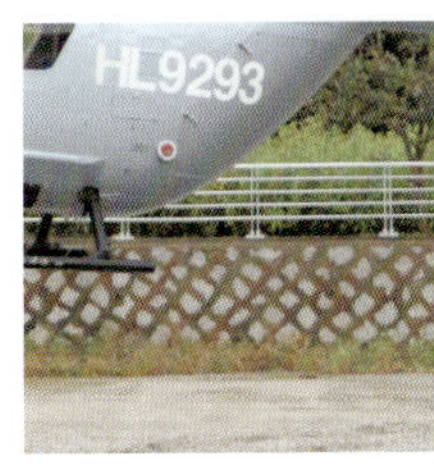

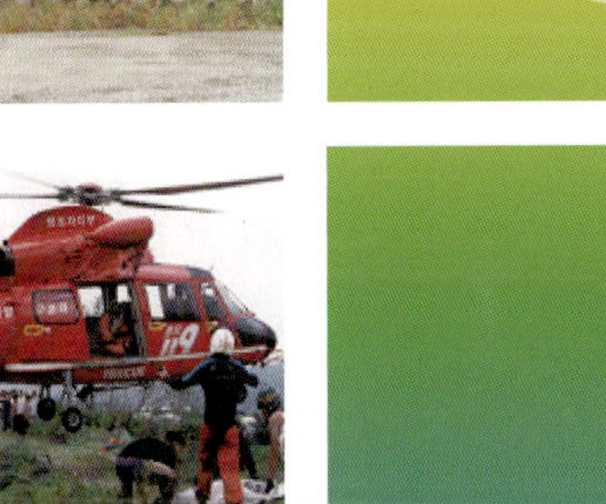

2020 미국
심장협회(AHA)
Guidelines
/ 2020 한국
심폐소생술
Guidelines

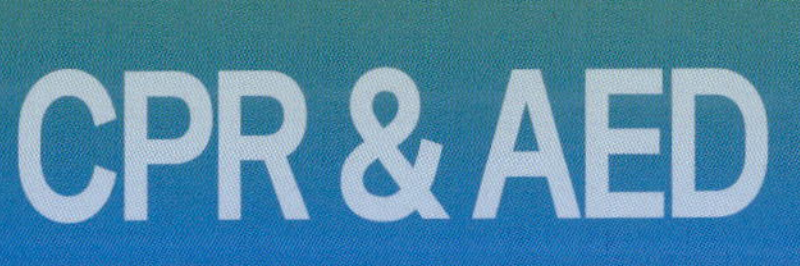

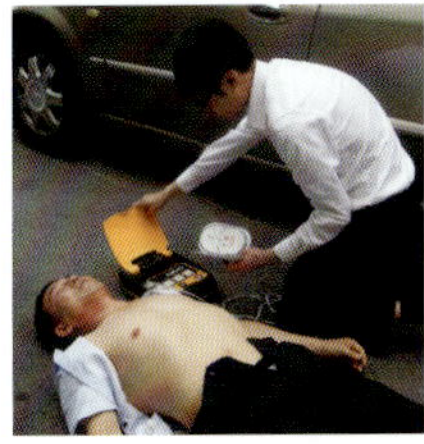

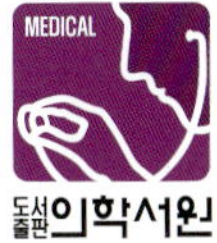

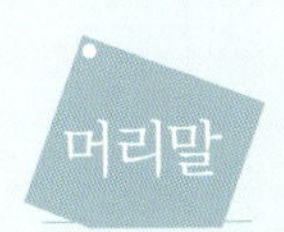

머리말

생활환경이 복잡해지고 산업과 교통이 발전함에 따라 건강과 안전을 위협하는 여러 가지 질병과 재해가 늘어나고 있는 현실에서 의료인뿐만 아니라 일반인들도 응급처치에 대해 크게 관심이 높아지고 있다.

심장질환 사망이 우리나라 10대 사망원인에서 꾸준히 순위가 상승하면서 지금은 악성신생물(암)에 이어 2위를 차지하고 있다. 따라서 우리 주변에서 심장마비(심정지)로 안타깝게 사망하는 응급상황은 자기 자신이나 가족, 이웃에게 언제든지 일어날 수 있다. 이러한 상황에서 응급처치법을 알고 실천하면 환자나 부상자에게 고통과 장애를 경감시켜 주어 귀중한 생명과 재산을 보호할 수 있을 것이다.

2020년 미국심장협회(AHA)의 심폐소생술지침에 따르면 "심정지가 발생한 후 제세동기(AED)와 기본 소생술을 빨리 할수록 생명을 유지할 가능성이 커지며 부정맥이 생긴 4분 내에 치료하면 성공률이 90% 이상이며 매 1분이 초과할 때마다 10%씩 소생률이 떨어지며 10분이 지나면 소생 가능성이 거의 희박해진다"고 한다. 응급환자가 병원에서 적절한 치료를 받기까지 교통 · 추락 사고는 40분 정도, 심장마비는 10분 이상 시간이 걸리는 것을 생각한다면 이러한 응급처치의 기본적인 단계(심폐소생술)를 거친 후 구급차로 이송 중 응급처치 그리고 병원에서 전문적인 의료진의 의료 혜택을 받는다면 길거리에서나 운동 경기 중이나 가정에서 일어나는 심장마비 정도는 가볍게 정상인으로 돌아갈 수 있는 쇼크 정도로 생각할 수 있을 것이다.

이 교재를 통해 학교에서 응급처치 술기를 몸으로 익혀 앞으로 일상생활에 필요한 응급처치 지식과 기술을 배우고, 직장인은 가정과 직장 그리고 산업현장에서 발생하는 뜻하지 않은 사고나 부상에 대처하는 능력을 배양시키며 대한인명구조협회(KLA) 등에서 심폐소생술 및 응급처치 자격을 취득하기 위해 노력하는 사람과 함께 모든 국민이 심폐소생술 및 응급처치를 널리 익혀 생명의 귀중함과 이웃사랑을 실천하는 중요한 지침서가 되었으면 한다.

이 교재를 통해 최초반응자는 119 구급대원이 오기 전까지 대부분의 응급처치를 다 소화할 수 있게 될 것이다. 미국이나 유럽의 선진국에서는 초등학교부터 의무적으로 응급처치교육을 가르쳐 누구에게나 현장에서 심폐소생술을 시행할 수 있게 하여 정상인으로 활동할 수 있게 하거나 장애를 경감시키고 있다. '심장마비를 목격한 사람이 즉시 처치하면 생명을 구할 확률이 3배 이상 높아진다.'고 한다. 본 교재를 통해 한 명이라도 소중한 생명이 소생할 수만 있게 된다면 이보다 더 큰 보람은 없을 것이다.

그동안 집필과 교정 그리고 자문에 응해주신 많은 응급의료인께 진심으로 감사드리며 우리나라 응급의료의 발전에 도움이 되겠다는 심정으로 어려운 여건에서 출판을 허락해 준 의학서원 대표와 임직원 여러분께 감사인사 드린다.

대표 저자 **이원태**

이 교재의 편찬 방향은.....

이 교재는 의학적인 지식이 없는 일반인에서부터 의학을 배우는 간호 · 보건계열학과 및 응급구조학과 그리고 체육, 운동처방에 관련된 학생 그리고 KLA(대한인명구조협회) 등에서 응급처치 교육을 이수하는 교육생들을 위해 제작하였으며 아래의 근거에 따라 교재를 편찬하였다.

기본소생술 분야는 미국 주도의 AHA(American Heart Association)와 유럽주도의 ERC(European Resuscitation Council)가 주도적으로 활동하였으나 지침이 서로 다른 문제점이 있었다. 이러한 문제점을 해결하기 위해 AHA와 ERC를 비롯한 다른 선진 외국의 유관단체들이 결합하여 1992년 세계소생술위원회(International Liaison Committee on Resuscitation, ILCOR)를 발족시켰으며 1997년 최초로 ILCOR에서 단일화된 심폐소생술지침이 마련되었다. 따라서 본 교재는 AHA와 ILCOR에서 제시한 2015년 지침을 보강한 **'2020 American Heart Association Guidelines'** 지침에 따라 **'2020년 한국형 심폐소생술 가이드라인'**에 근간하여 일반인이 알기 쉽도록 편집하였다.

응급처치 분야에서 이론은 대한응급의학회에서 발간된 책자와 연구논문 그리고 전국대학 응급구조학과 및 대한인명구조협회에서 사용하는 교재를 중심으로 편집하였으며 현장 응급처치는 직접 사고자나 환자를 다루는 119 구급 소방대원이 가장 많이 출동하는 현장사고의 데이터와 대학병원 응급실에서 가장 흔히 접하게 되는 응급환자의 유형에 따른 처치 자료를 토대로 심정지, 다발성 외상에 의한 골절과 출혈, 중독성 응급, 호흡부전에 따른 응급상황 등을 중심으로 보도사진 및 현장사진 그리고 교육 중에 찍은 사진을 토대로 쉽게 배울 수 있게 편찬하였다.

통계자료는 통계청이 2022년 9월에 발표한 '2021년 통계 연보'와 '2020년 소방행정자료 및 통계'를 기초하였다.

교재 편찬은 응급 현장에서 필수적인 교재로 사용될 수 있도록 편의성을 고려하였다. 따라서 대학에서 응급처치를 전공하는 학생들, 응급처치를 배우고 싶어하는 일반 국민들, 그리고 응급의료에 관한 법률 제14조(구조 및 응급처치에 관한 교육)대상자들에게 사례를 통한 응급처치 방법과 응급처치 시 주의할 사항과 그간 교육 중 의문이나 질문 내용을 묶어 『의료인이 아니라도 꼭 알아야 할 의학상식』과 함께 사회적으로 관심이 있는 의학 내용을 『Medicine Story』로 삽입하였다. 이 교재를 통해 최초반응자가 기본적 응급처치를 충분히 할 수 있도록 일반적 내용과 사진을 많이 삽입하였으며, 누구나 쉽게 공부할 수 있게 만들려고 노력하였다.

그러나 아직도 난해하고 쉽게 이해하기 어려운 부분이 많기에 앞으로도 계속 연구하여 지속적으로 보완해 나갈 예정이다.

서울대학병원 응급실에서 서길준

구조 및 응급처치(CPR & AED)

C·o·n·t·e·n·t·s

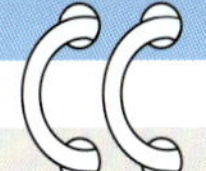
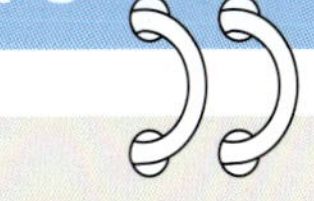

생존사슬 5단계

1단계	2단계	3단계	4단계	5단계
심장정지 인지 구조요청	목격자 심폐소생술	제세동	전문소생술	소생후 치료

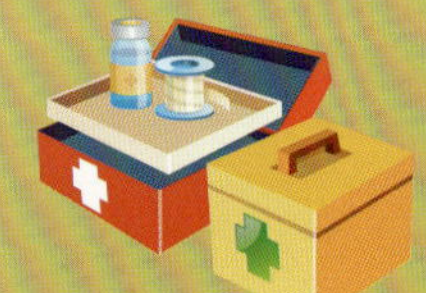

01 응급처치와 응급의료체계

개 요

교통사고 사상자를 포함하여 비만 · 고지혈증으로 인한 심혈관질환, 고령화에 따른 노인인구, 만성질환 등의 증가로 응급의료상황 발생 건수가 증가하고 있다. 신속한 응급조치를 취하면 살릴 수 있는 환자의 사망비율은 우리나라의 경우 선진국보다 2배 가까이 높고, 응급환자가 5분 이내에 응급처치를 받을 수 있는 응급의료시스템이 열악한 실정이다. 응급상황에서 신속 · 정확한 응급처치를 시행함으로 응급환자의 죽음을 삶으로 바꾸어 놓을 수 있다.

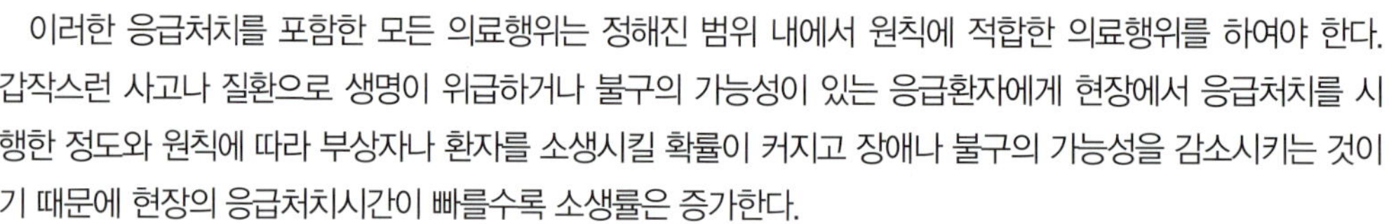

이러한 응급처치를 포함한 모든 의료행위는 정해진 범위 내에서 원칙에 적합한 의료행위를 하여야 한다. 갑작스런 사고나 질환으로 생명이 위급하거나 불구의 가능성이 있는 응급환자에게 현장에서 응급처치를 시행한 정도와 원칙에 따라 부상자나 환자를 소생시킬 확률이 커지고 장애나 불구의 가능성을 감소시키는 것이기 때문에 현장의 응급처치시간이 빠를수록 소생률은 증가한다.

최초반응자는 현장에서 응급의료체계를 통한 응급처치로 사고자나 환자의 고통을 경감시키고 상처나 질병의 악화와 추가손상을 방지하고 장애를 줄여 심리적인 안정을 취할 수 있도록 응급처치와 응급의료체계에 대해 잘 숙지하여야 한다.

학습 목표

- 응급처치의 정의와 목적을 설명할 수 있다.
- 응급처치 시 주의사항을 설명할 수 있다.
- 응급 현장에서 응급처치 시 구조 활동 원칙을 설명할 수 있다.
- 응급의료체계의 구성요소 3단계를 설명할 수 있다.
- 응급처치의 법적인 문제에 대해 설명할 수 있다.

사고사례

[이태원 참사] "심폐소생술 굉장히 중요...4분 이내에 시행해야"

300여명의 사상자가 발생한 이태원 참사에서 심폐소생술은 굉장히 중요하다. 압사사고가 아니어도 심정지가 발생한 이후 4분 이내에 심폐소생술이 제공된다면 환자가 생존할 확률은 증가하게 된다. 또한 깼을 때 뇌신경학적으로 정상적인 기능을 수행할 가능성도 높아지기 때문이다.

압사사고는 심정지 정도의 호흡곤란을 일으키는 중환자, 비교적 가벼운 외상 정도를 보이는 경증 환자로 구분한다. 중증환자의 경우, 빠른 심폐소생술이 중요하지만 사실 이 환자들은 병원에서 기도삽관이라든지 약물 주입이라든지 이런 처치들이 필요하다. 그래서 가장 빠르게 심폐소생술을 시행하고 병원으로 옮겨서 전문 치료가 제공돼야 되는데 아무래도 병원까지 이송이 지연된다고 하면 전문 치료가 늦어져 환자의 생존확률이 그만큼 떨어진다. 이번 이태원 압사사고에서는 사람이 넘어지고 그 위로 도미노처럼 계속 넘어졌기 때문에 피해자들을 구조하는 데 굉장히 시간이 많이 걸렸다. 골든타임을 고려하여 환자가 구조되면 현장에서 환자의 심정지가 확인되면 편편한 바닥에 눕혀 즉각적으로 심폐소생술을 시행하는 게 매우 중요하다.

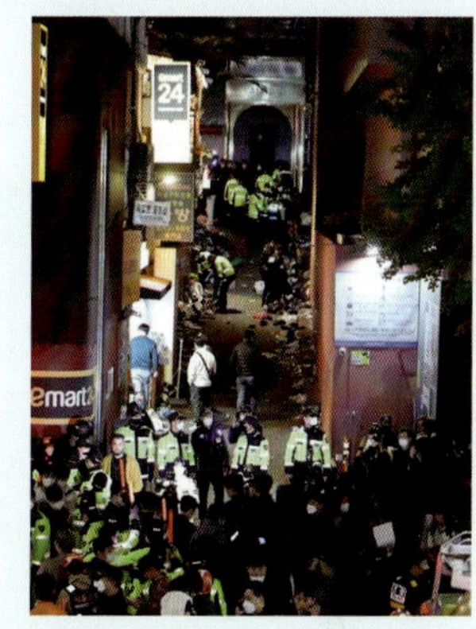

재난은 때와 장소를 가리지 않기 때문에 재난이 발생했을 때 가장 기본적으로는 재난에 대한 대비와 대응을 얼마나 할 수 있는지 그 능력에 따라서 재난의 규모에 따른 환자의 발생 규모나 혹은 사상자의 규모를 결정하는 것 같다. 따라서 항상 더 큰 재난이 발생할 것을 대비해서 미리 준비하고 훈련하는 것이 중요하다고 생각한다.

YTN 2022.10.30, 노영선 교수 서울대병원 응급의학과

화 많이 낼수록 심장마비 증가…세계 최초 확인

고려대학교 구로병원 연구진(심혈관센터 강동오, 핵의학과 어재선 교수)이 세계 최초로 3차원 입체 분자영상을 통해 감정 스트레스가 심근경색 발생에 미치는 기전에 대한 중요한 연결고리를 밝히는 연구 성과를 냈다. 이같은 연구결과가 심장학 분야의 가장 권위 있는 국제학술지 '유럽심장학회지' 최신호에 게재되었다. 감정 스트레스는 심혈관질환의 주요한 위험요인으로 알려져 있으나, 스트레스 반응과 실제 심혈관질환 발병 사이의 상호연관성을 설명할 수 있는 자세한 기전에 대해서는 밝혀진 바가 없었다.

이에 김진원 교수팀은 3차원 입체 분자영상을 통해 급성심근경색 환자에서 감정 반응을 관장하는 대뇌 영역인 편도체 활성도와 심장마비를 야기하는 동맥경화 염증활성도의 증가 사이에 밀접한 상호연관성이 존재함을 규명했다. 대뇌 감정활성도는 심근경색의 중증도가 높을수록 뚜렷하게 증가하고, 심근경색이 회복됨에 따라 함께 감소하는 것으로 나타났다.

이번 연구는 오래전부터 관념적으로만 생각해왔던 감정과 심장마비 발생간의 연관성에 대해 세계 최초로 3차원 입체 분자영상을 이용해 입증한 결과로 임상적으로 감정 스트레스 요인을 효과적으로 조절하는 것이 심혈관질환을 예방하고 치료하는데 중요한 전략이 될 수 있음을 시사하는 연구이다.

뉴시스, 2021.01.25.

I. 응급처치(First aid)

1 응급처치(First aid)의 기본 개념

응급처치의 정의

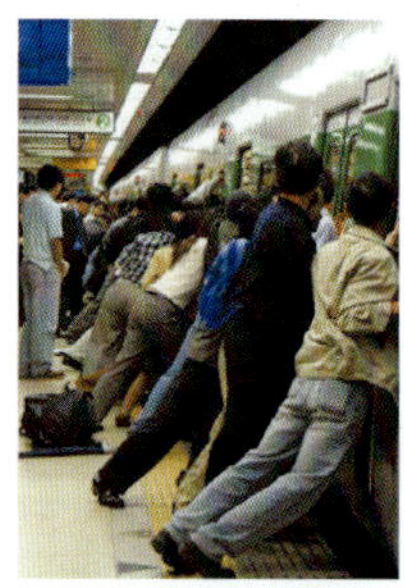
적극적인 응급처치 현장

응급처치는 위급한 상황으로부터 자기 자신을 지키고, 뜻하지 않은 사고가 발생했을 때 전문적인 의료서비스를 받기 전까지 적절한 처치와 보호를 해주어 고통을 덜어주고 생명을 구할 수 있게 하는 처치를 말한다. 즉, 응급환자가 발생하면 응급의료체계(119)에 신고한 후 무작정 기다리는 것이 아니라 신속한 현장에서의 응급처치로 환자의 생명을 구하고 장애를 경감시키며 치료기간을 단축시키는 것을 말한다.

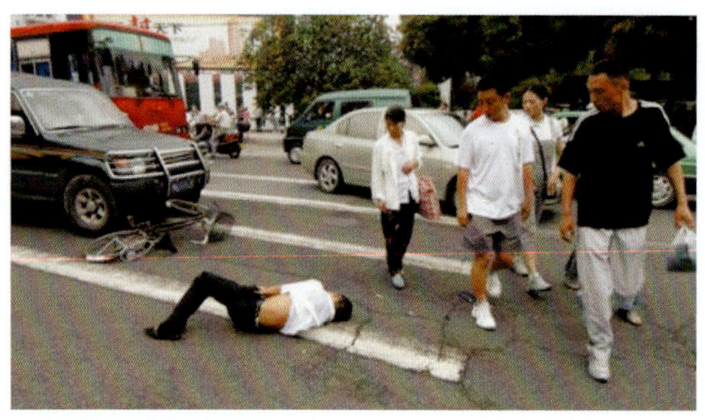
응급처치를 방관하는 현장

응급처치의 목적

- 응급환자의 생명을 구한다.
- 통증을 감소시키며 손상의 악화를 방지하여 장애를 경감시킨다.
- 응급환자의 가치 있는 삶을 영위할 수 있도록 회복을 돕는다.

응급처치 교육의 목적

- **사고 및 질병의 예방**

응급처치를 배우면 위급 상황에 대한 대처능력과 발병 원인을 알게 되므로 사고 및 질병 예방에 도움이 된다.

- **적절한 응급처치 기술 습득**

적절한 응급처치와 구조방법을 익힘으로써 손상의 악화를 방지하고 회복에 도움을 준다. 따라서 상황에 맞도록 무엇을 할 것인지, 무엇을 하지 말아야 할 것인지를 결정하여 준다.

- **높은 생활안전의식 함양**

생활 안전에 대한 높은 의식을 갖게 되어 항상 자신과 다른 사람의 안전에 관심을 두고 대비할 수 있다.

응급환자란?

응급환자는 질병, 분만, 각종 사고 및 재해로 인한 부상이나 그 밖의 위급한 상태로 인해 즉시 필요한 응급처치를 받지 않으면 생명을 보존할 수 없거나 심신에 중대한 위해(危害)가 발생할 가능성이 있는 환자 또는 이에 준하는 사람을 말한다.

「응급의료에 관한 법률」 제2조제1호, 「응급의료에 관한 법률 시행규칙」 제2조 및 별표 1

2 현장 구조활동의 원칙

현장조사(check)

- 현장의 안전 여부와 함께 부상자 파악과 응급처치가 가능한 사람이 있는지 파악한다.
- 현장의 안전 상태와 위험요소를 확인한다.
- 사고 상황과 환자 및 부상자의 수를 파악한다.
- 응급처치에 도움을 줄 수 있는 사람을 확인한다.

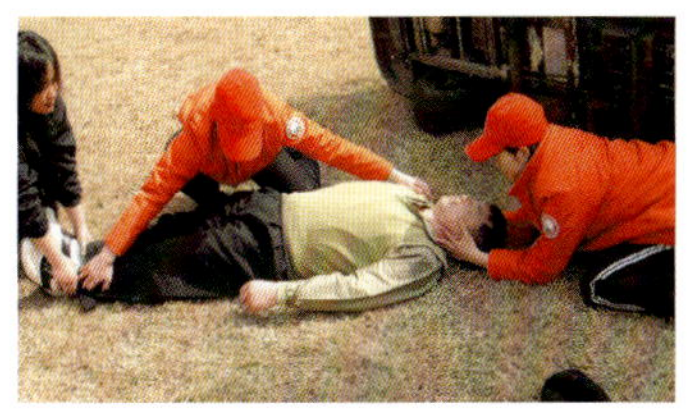
환자를 발견하고 현장조사를 하는 상황

구조요청(call)

현장조사와 동시에 119에 신고(육하원칙)한다.

응급처치(First aid)

환자의 생명이 위급한지 평가한 후 적절한 응급처치를 시행한다.

- 심장, 폐, 뇌, 척추 등 생명이 위급한 부위의 평가가 중요하며 자신이 응급처치자임을 알려준다.
- 지속적인 응급처치를 시행하며 응급의료진이 도착하면 환자 상태에 대하여 정확히 알려준다.

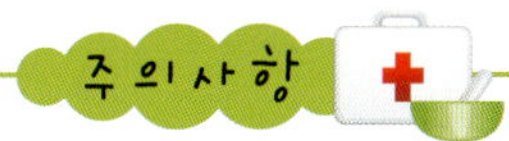

현장 응급처치 시 주의사항

응급처치는 어디까지나 병원 전단계인 임시적인 처치로서 지켜야 할 상황은 다음과 같다.

- 자신의 안전을 먼저 생각하고 환자에게 자신이 응급처치자임을 알린다.
- 원칙적으로 의료기구나 의약품을 사용하지 않는다.
- 빠른 시간 내에 전문 응급의료진에게 인계할 수 있도록 한다.
- 응급환자에 대한 생사 판정을 하지 않는다.

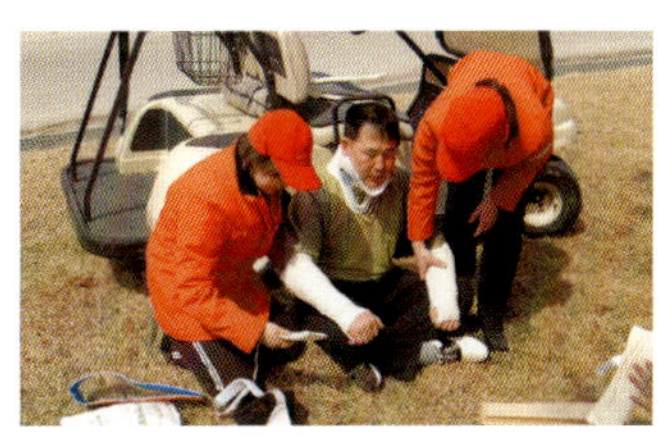

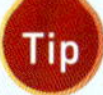

구조요청으로 도움을 받아야 할 응급 상황들

- 급성 의식장애, 급성 신경학적 이상(경련, 마비 등), 구토 및 의식장애를 동반한 두부 · 척추 손상
- 심폐소생술이 필요한 증상, 급성 호흡곤란, 심장질환으로 인한 급성 흉통, 심장박동 이상자
- 약물중독 및 급성 시력소실
- 급성 복통, 광범위한 화상, 개방성 · 다발성 골절, 다발성 외상
- 계속되는 각혈, 지혈이 안 되는 출혈, 급성 위장관 출혈
- 얼굴부종을 동반한 알레르기반응 및 전기손상, 익수, 분만 등

3 현장 응급처치 시 행동

응급 상황을 목격한 모든 사람은 당황하게 되고 응급처치에 대한 강박감을 느끼게 된다. 최초반응자는 응급의료체계와 환자를 신속히 연결시키는 아주 중요한 역할을 수행하기 때문에, 현장에서 응급상황을 정확하게 인식하여 환자를 평가하며 신속한 응급처치를 시행하여야 한다. 이때 환자가 신뢰할 수 있도록 행동하는 것이 중요하다.

- 환자에게 관심
  환자의 눈을 마주 보면서 환자의 반응에 적극적으로 관심을 둔다.
- 진실한 태도
  현재 상황에 대해 진실하고 정직하게 전달하며, 말과 행동을 일치시킨다.
- 대화는 상대방 중심
  환자가 이해할 수 있도록 처치 내용을 설명한 뒤 환자의 말을 경청하여야 한다.

현장에서 최초반응자의 역할

응급현장에서 최초반응자는 많은 임무에 직면한다. 주변 안전을 유지하면서 구조를 요청하고 차량 및 구경꾼 통제, 그리고 안전하고 신속하게 부상자나 환자에게 적절한 응급처치를 하여야 한다. 따라서 다른 사람에게 현장의 업무를 분담시키고 자신은 아래와 같은 임무를 수행할 수 있어야 한다.

- 심폐소생술을 시행할 수 있어야 하고 기본 외상 처치술을 시행할 수 있어야 한다.
- 자동제세동기를 사용할 줄 알아야 하며 장비를 사용하는 구급요원을 지원할 수 있어야 한다.
- 응급구조사의 업무를 도와줄 수 있어야 한다.
- 교육받은 행위만 시행하며 의료진이 도착하면 업무를 인계하여야 한다.

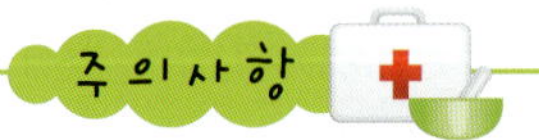

현장 응급처치 시 주의사항

- 고령 환자(과거 및 현재병력)는 병력을 사전에 파악, 응급의료진에게 알려 준다.
- 소아 환자는 공포감을 줄일 수 있도록 보호자의 협조를 요청한다.
- 응급환자에게 적절한 호칭을 사용하여 친근감을 느끼도록 하고 긴장을 풀 수 있도록 편안하게 대한다.
- 응급환자에게 질문했을 때 물음에 대해서 답변할 시간을 충분히 준다.

응급구조사의 일반 원칙 중 최초반응자가 참고할 사항

- 구조자의 안전은 환자의 평가 · 처치보다 우선한다.
- 환자와 접촉하기 전에 마스크, 장갑 등의 보호장구를 착용한다.
- 응급환자에게 응급의료 행위를 설명하고 동의를 얻는다.
- 응급환자에게 제공되는 의료 행위에 대해 적절한 선택할 수 있도록 필요한 정보를 제공한다.
- 현장 처치가 불필요할 때 1차 평가는 2분 이내, 2차 평가는 5분 이내에 종결함을 원칙으로 한다.
- 사망을 진단할 수 없으며 정당한 사유 없이 응급환자에 대한 응급처치를 중단해서는 안 된다.

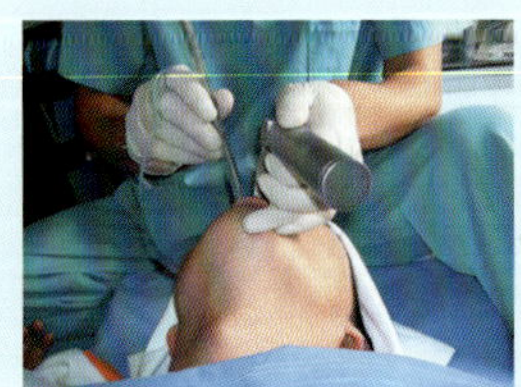
응급구조사가 기관삽관술을 시행하는 모습

4 응급의료종사자(Healthcare emergency)

응급의료종사자는 생명 수호를 위해 최선을 다하며 환자의 권익을 위해 노력하여야 하고 구조자나 환자를 돌봄에 있어 의료 자격에 관계없이 적극적으로 협조하여야 한다. 또한, 국민의 응급처치능력 향상을 위해 서로 의학적 지식과 기술을 나누는 데 매진하고 협조하도록 한다.

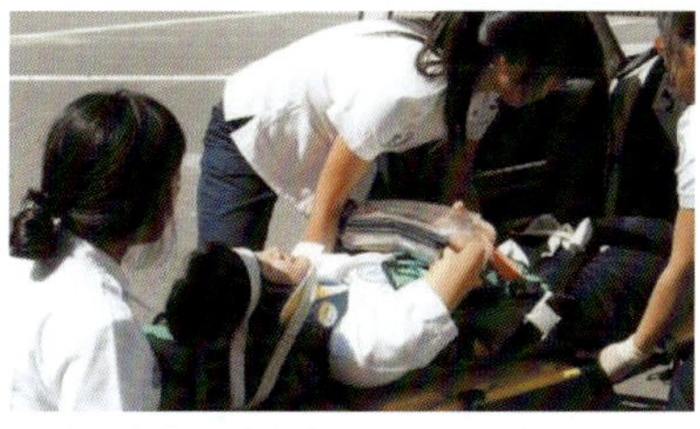

차량에서 응급처치 후 구조하는 모습

▶ 국내 응급의료 종사자

구분		주요 업무
일반인	일반인 (lay public)	응급환자가 발생하였을 때 최초 현장에서 처음 환자를 접촉하게 되므로, 일반인에게 기본적인 응급처치 교육을 하고 응급의료체계를 이용하는 방법을 교육하고 있다.
	최초반응자 (first responder)	전문적인 응급구조사와는 달리 단기간 응급처치 교육을 받고 일상 업무에 종사하면서 응급환자나 부상자를 발견할 경우 응급구조사가 현장에 도착할 때까지 응급처치를 시행하는 요원(경찰, 보건교사, 응급처치원 교육을 받은 안전요원 등)을 말한다. 1년에 4시간씩 '구조 및 응급처치' 교육을 받도록 하고 있으나 프로그램이 표준화되어 있지 않고 규모도 미미한 수준이다.
응급의료 종사자	응급구조사 (emergency medical technician, EMT)	1급과 2급 응급구조사로 구분한다. 1급 응급구조사는 현장이나 이송과정에서 기도 삽관, 인공호흡기 사용, 수액요법 등과 같은 제반 응급처치를 할 수 있으며 2급 응급구조사는 기본 생명소생술, 응급환자의 척추나 사지의 고정, 환자 이동과 이송 등에 필요한 기본적인 의료행위만을 수행한다.
	응급전문간호사 (certified emergency nurse, CEN)	응급환자의 특수성에 따라 응급간호 분야에서도 전문성이 요구되어 응급실에서의 간호활동뿐만 아니라 현장처치에서도 응급전문간호사가 일부 역할을 수행하고 있다.
	응급의학전문의 (emergency physician)	모든 응급환자에게 포괄적이고 효과적인 응급치료를 제공하는 전문 의료인으로서, 의료적인 처치 이외에도 전문요원의 교육, 응급의료체계의 구성과 운영방법 등에 대한 제반 업무를 수립하고 평가하는 모든 과정을 담당한다.
	기타	• 119 상황실: 응급환자 발생 신고를 접수하여 신속한 출동이 목적이다. 이들 모두 응급처치 상담을 통해 응급의료체계를 가동시키는 업무를 수행하고 있다.

응급의료체계 중 병원 전단계에서 담당하는 가장 중요한 역할은 응급구조사가 수행한다. 응급구조사는 사고현장에서 응급처치와 환자를 이송하는 동안 응급의료를 제공한다.

▶ 미국 응급의료 종사자

구분		주요 업무
최초반응자 (first responder)		최초반응자를 위한 교육이 1966년 고속도로안전법률에 명시 되었으며, 현재 교통부 산하 도로교통안전협회의 주관 하에 교육 표준화가 시행되고 있다. 심폐소생술에 대한 교육은 필수적으로 이수하도록 하고 있다. 최초반응자는 소방경찰공무원이나 운동놀이시설 등에 근무하는 안전요원으로서 응급환자가 발생하면 이들에게 현장 응급처치를 시행한다. 응급구조사는 아니며 구급대가 도착하기 전에 응급처치를 수행하고 이들에게 도착과 동시에 환자를 인계한다. 최초반응자는 AED 등의 응급처치 기본장비를 사용할 수 있는 능력을 가지고 있다(기본교육 : 40~110시간 교육).
응급 구조사	EMT-B (basic)	우리나라의 구급대원 수준(전체적인 환자 평가와 안전한 이송) 기본소생술 + AED 사용
	EMT-I (intermediate)	2급 응급구조사와 1급 응급구조사의 중간 정도(수백 시간 이상 교육) 기본소생술 + 정맥주사(IV) + MAST 착용 + AED 사용 * anaphylaxis 치료를 위한 epinephrine 주사법 교육
	EMT-P (paramedic)	고급응급구조사 또는 전문응급구조사라고 한다. 우리나라의 1급 응급구조사에 해당(2년 교육과정)하며 전문심장소생술(advanced life support)을 시행한다.

➲ 병원 전 단계에서는 일반적으로 EMT(3단계)에 의해서 운영된다. 일반구급차에는 EMT-B 나 EMT-I가 탑승하고 특수구급차에는 EMT-P가 탑승한다. '911'로 응급신고가 접수되면 전화상담원은 경찰업무 및 소방업무로 구분하여 즉시 출동 지령을 내린다. 미국은 성인의 90%가 심폐소생술 방법에 대해 배운 적이 있고 약 4천만 명 이상이 심폐소생술 정규교육을 받은 것으로 보고되었다.

구조 및 응급처치에 관한 교육에 대한 응급의료에 관한 법률

제14조 (구조 및 응급처치에 관한 교육) 다음 각 호의 어느 하나에 해당하는 자에게 구조 및 응급처치에 관한 교육을 받도록 명할 수 있다. 〈개정 2012. 06.01〉

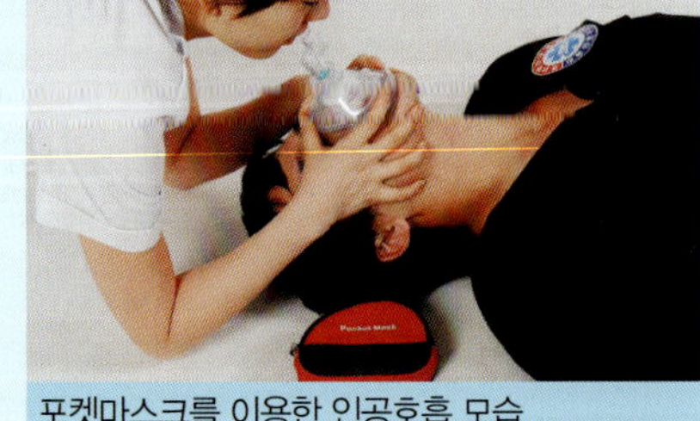
포켓마스크를 이용한 인공호흡 모습

1. 응급환자이송 목적의 자동차, 선박, 항공기운전자
2. 「여객자동차 운수사업법」에 따른 운송사업용 자동차의 운전자
3. 「학교보건법」 제15조에 따른 보건교사
4. 도로교통업무 종사자로 규정된 경찰공무원 등
5. 「산업안전보건법」에 따른 안전 · 보건 교육 대상자
6. 체육시설에서 의료 · 구호 또는 안전에 관한 업무에 종사하는 자
7. 「유선 및 도선사업법」 제22조에 따른 인명구조요원
8. 「관광진흥법」에 따라 의료 · 구호 · 안전 업무 종사자
9. 「항공법」에 따른 항공종사자, 객실승무원 업무 종사자
10. 「철도안전법」에 따른 철도종사자 중 의료 구호 안전 업무 종사자
11. 「선원법」에 따른 선원 중 의료 구호 안전 업무 종사자
12. 소방 시설 설치 유지 및 안전 관리에 관한 법률에서 소방관리자
13. 『국민체육진흥법』에 따른 체육지도자
14. 「유아교육법 제22조 제2장」 교사
15. 「영유아 보육법 제22조 제2항」 보육교사

Ⅱ. 응급의료체계

1 응급의료체계(Emergency medical service system)

응급의료체계란 불의의 사고나 질병 시 신속한 응급처치 및 병원 진료를 통해 응급환자의 생명에 대한 중대한 위협을 예방 또는 감소시킬 수 있도록 응급환자의 병원 전 처치체계, 신속한 이송체계, 병원진료체계와 각 체계를 연결하는 통신체계의 유기적인 연결체계를 말한다. 이러한 응급의료체계는 전쟁 중에 부상자를 효과적으로 치료하기 위해 발전하였으며, 최초 개념은 외상 환자에서 시작하였으나 점차 일반 환자에게도 적용시키기 시작하였다.

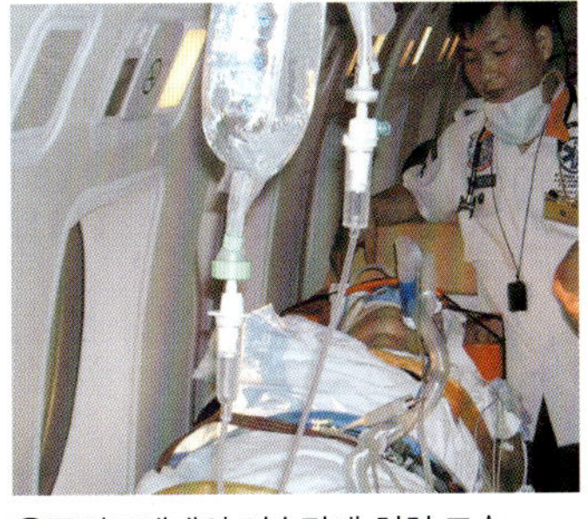
응급의료체계의 이송단계 처치 모습

세계 제 1, 2차 대전과 응급의료체계

응급의료체계는 전쟁을 통해 발전하였다. 세계 제1, 2차 대전을 거치면서 시작된 응급의료의 발전은 사망률과 후송시간을 감소시켰다. 사망률이 점차 낮아질 수 있었던 이유로는 수술과 마취기술의 발전, 항생제의 개발 등 여러 요소와 더불어 응급의료를 제공 받기까지의 시간적인 요소를 줄이기 위한 후송체계와 치료체계의 획기적인 발전 덕분이었다. 따라서 응급환자에게 신속하고 적절한 처치를 위하여 더욱 발전한 응급의료체계를 구축하는 것이 중요하다.

▶ 응급의료체계 운용 단계

응급의료체계는 응급의료서비스가 제공되는 장소에 따라 '병원 전 단계'와 '병원단계'로 구분한다.

▷ **병원 전 단계 (Pre-hospital phase) :** 환자 발생의 신고에 따라 구급차 출동에 의한 현장 응급처치.(구급차-병원간의 정보교환으로 이송병원 결정, 이송처치)

▷ **병원단계 (In-hospital phase) :** 현장 처치의 검토 및 연속적인 응급처치, 진단을 위한 적절한 검사, 입원치료 혹은 응급수술 결정, 환자의 응급처치에 필수적인 의료진이나 시설, 장비가 준비된 전문응급센터나 응급의료기관으로 전원 여부의 결정과 전원병원 결정

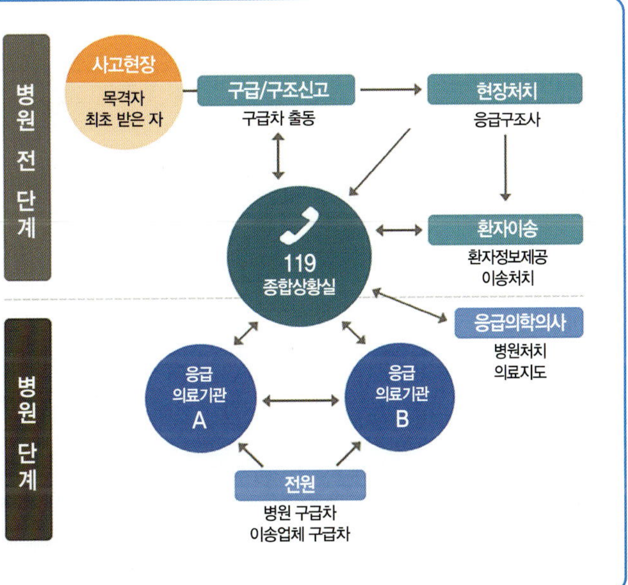

응급의료체계 3 단계

1단계
현장단계

응급상황을 처음 목격한 사람은 응급의료체계(119)에 신고하고, 응급환자가 생명이 위급한 상태인지, 어떤 응급처치가 필요한지 평가한 다음 응급의료 종사자가 오기 전까지 현장 응급처치를 시행한다.

– 감염병 신고 및 질병 정보 제공 (질병관리청) : 1339

☞ 병원 전 처치단계의 인적 요소로는 심폐소생술을 훈련받은 일반인, 최초반응자, 구조대원, 응급구조사 등이 있다.

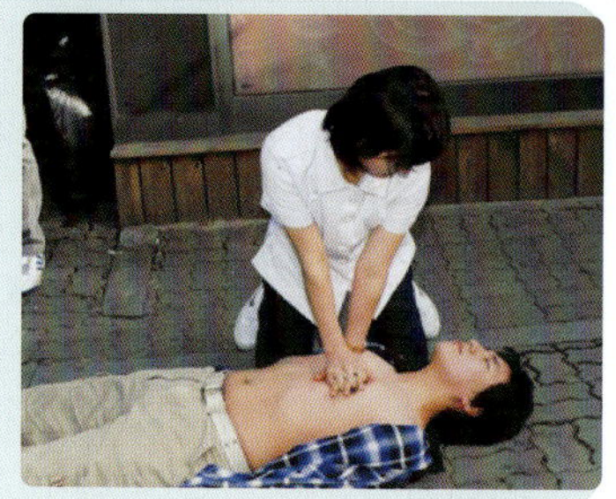

2단계
이송단계

응급환자를 현장에서 병원까지 이송하는 단계로서, 구급차 출동의 이송 교통체계와 이송 중 응급처치체계, 구급차와 병원 · 현장과의 통신 연결 체계 등이 필수적인 요소이다.

☞ 이송단계의 인적 요소로는 119소방구급차와 이송업체의 구급차에 탑승한 응급구조사 등이 있다.

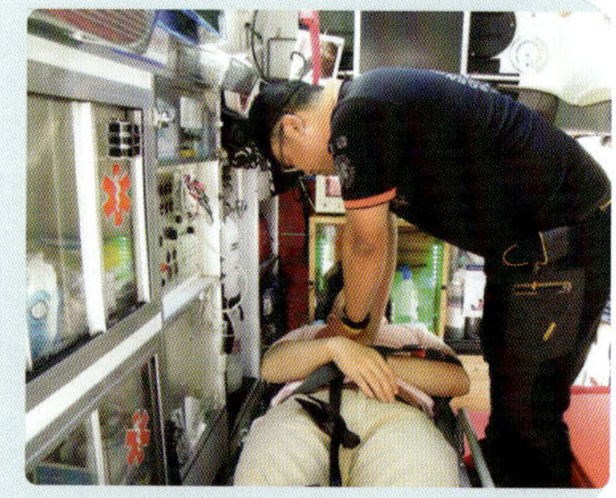

3단계
병원단계

응급환자가 응급의료기관에 이송되어 의료진에 의한 적절한 전문 진료를 받는 단계로서 응급의료기관은 진료를 위한 인력, 시설, 장비 등을 갖추어야 한다.

☞ 병원진료단계의 인적 요소는 응급의료진으로 응급구조사 · 응급전문간호사 · 응급전문의 등이 있다.

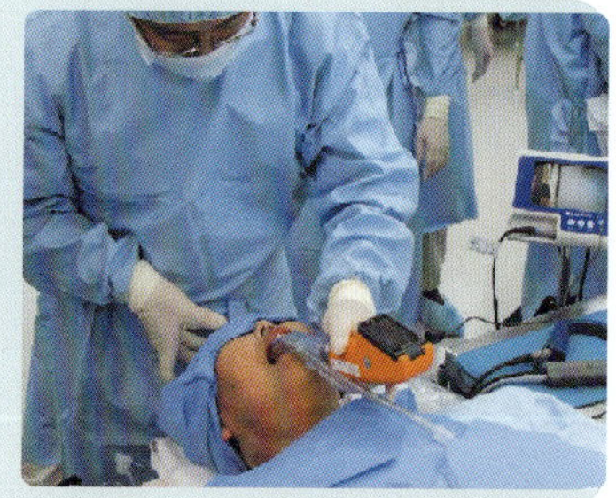

응급의료 구성요소 (통신체계)

각 단계의 유기적인 연결을 위한 유 · 무선의 통신망으로 구급차와 현장, 병원과 구급차, 현장과 병원, 병원과 병원을 연결하는 응급의료체계 내의 혈액과 같은 기능을 수행한다.

☞ 응급 의료체계에서 이용 가능한 모든 통신수단을 이용하는 포괄적인 체계를 말한다.

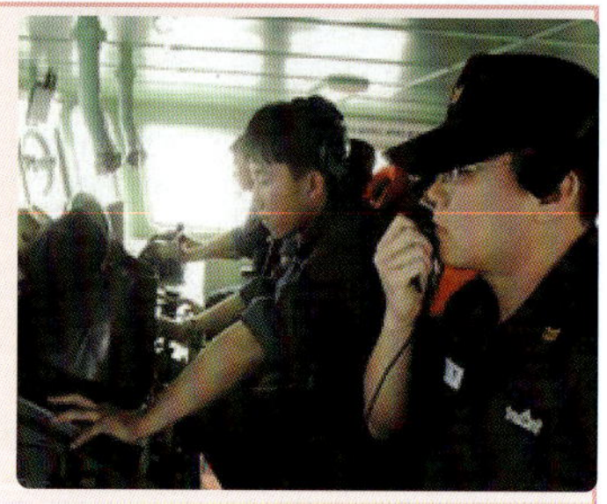

응급의료체계가 효율적으로 운영되기 위해 갖추어야 할 사항

- 사고자 및 환자 발생 현장에서 응급처치가 신속하게 이루어져야 한다.
- 현장에서뿐만 아니라 이송 중에도 응급처치가 이루어져야 한다.
- 응급의료기관(병원)에서 신속하고 체계적 진료가 이루어져야 한다.
- 각 처치단계마다 연관성이 있어야 하며, 각 부서 간 협력체제를 유지하여야 한다.

2 심폐소생술 실시자 법적 보호 조치(일명 : 선한 사마리아인법)

응급의료에 관한 법률 제5조의 2 (선의의 응급의료에 대한 면책)

생명이 위급한 응급환자에게 다음 각 호의 어느 하나에 해당하는 응급의료 또는 응급처치를 제공하여 발생한 재산상 손해와 사상에 대하여 고의 또는 중대한 과실이 없는 경우 그 행위자는 민사책임과 상해에 대한 형사책임을 지지 아니하며 사망에 대한 형사책임은 감면한다. 이법은 응급 의료에서 발생한 피해에 대해 구조자에게 면책을 주는 법률로 일명 선한 사마리아인 법(2008년 12월 14일 시행)이라 한다.

※ 환자 소생시 : 신체손상이나 부작용 (내부출혈, 합병증 등) → 민사, 형사상 면책
※ 환자 사망 시 민사상 – 면책
※ 형사상 – 사망의 직접적 원인이 아니거나 중과실이 없는 경우 감면

선한 사마리아인의 법(Good Samaritan Law)은 위험에 처한 사람을 구조하는 과정에서 자신이 위험에 빠지지 않는 상황인데도 불구하고 구조 불이행(Failure–to–Rescue)을 저지른 사람을 처벌하는 법이다. 구조거부죄 또는 불구조죄라고도 하며, 사형제도, 신념에 의한 병역 거부와 함께 찬반 양론이 팽팽하게 맞서는 법으로 우리나라에서는 응급상황에 처한 사람을 외면할 경우 처벌 규정은 없다.

【 외국의 선한 사마리안인 법과 관련된 처벌 규정 】

- 프랑스 : (형법 제63조 제2항) 3개월 ~ 5년 이하 징역 또는 벌금 (약 50 ~ 200만원)
- 일 본 : (형법) 1년 또는 3년 이하의 징역
- 독 일 : (형법 제330조 C항) 1년 이하의 징역 또는 벌금
- 중 국 : (형법 제15조) 손해배상 의무 규정
- 러시아 : (형법 제127조) 6개월 이하의 징계 노동, 사회적 압력조치 적용 규정

☞ 90년도 초에 발생하여 우리나라의 응급의료체계를 한 단계 성숙시킨 대형 재난사고

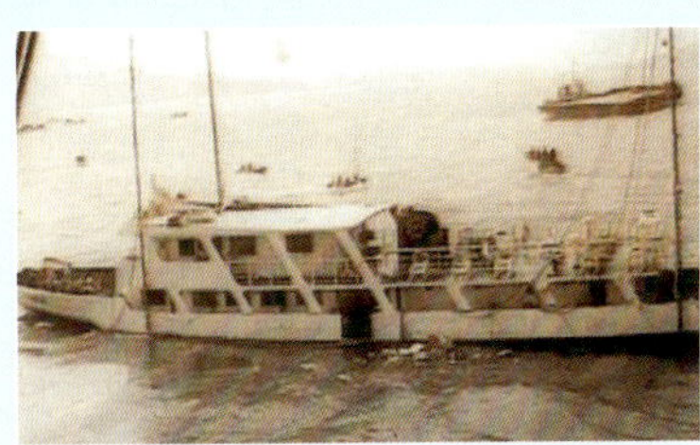
▲ 서해 훼리호사고(93.10.10, 292명 사망)

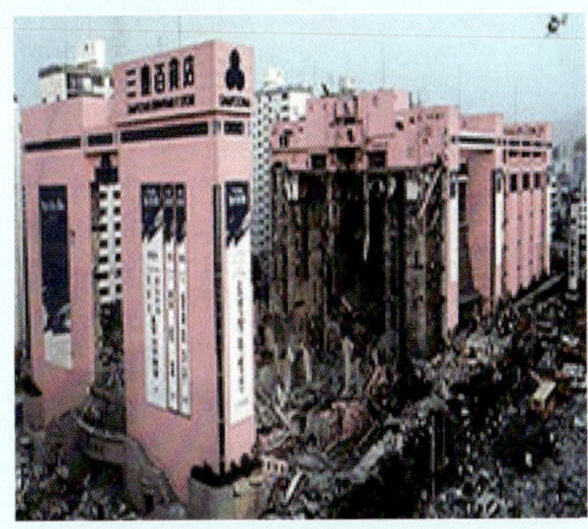
▲ 서울 삼풍백화점 붕괴사고 (95.6.29, 501명 사망)

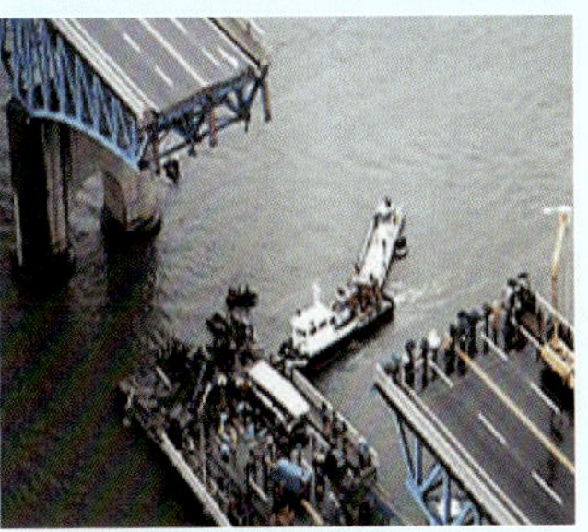
▲ 서울 성수대교 붕괴사고 (94.10.29, 32명 사망)

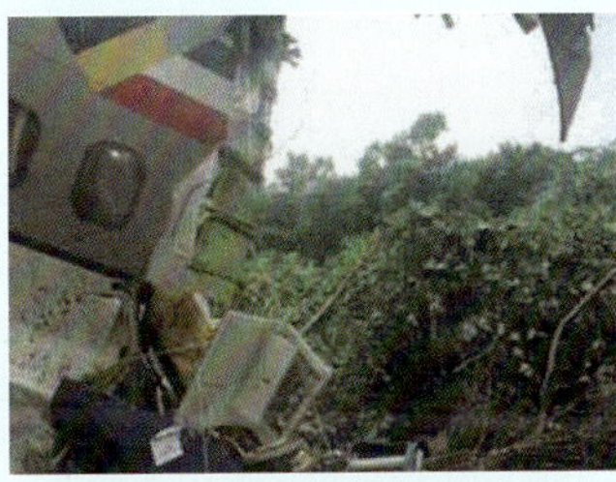
▲ 목포행 아시아나항공 추락사고 (93.7.26, 68명 사망)

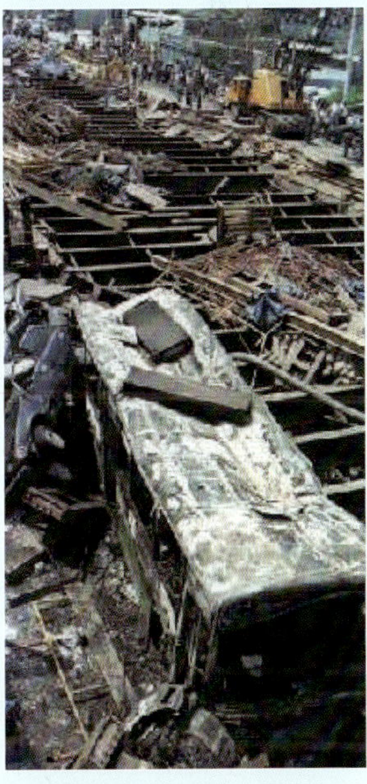
▲ 대구 상인동 도시가스 폭발사고 (95.4.28, 101명 사망)

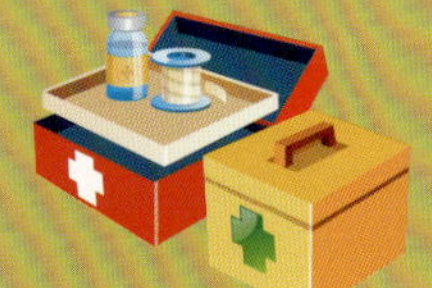

02 응급환자 관리 및 평가

개 요

응급현장에서 가장 중요한 것은 응급환자의 생명을 위협하는 상태를 정확히 파악하고 신속히 대처함으로 응급처치의 우선순위를 정하는 것이다. 최초반응자가 반드시 알아야 하는 사항은 어떤 증상이 치명적인 질환과 관련이 있으며 이러한 증상이 나타나는 경우 응급환자에게 어떤 조치를 취해 주어야 할 것인지를 파악하는 것이다. 응급 증상이 나타난 후부터 전문처치까지의 시간을 최대한 줄이는 것이 응급환자의 소생과 예후에 가장 중요하며, 이러한 시간을 '골든타임(golden time)'이라 한다. 사고에 의한 손상은 1시간 이내, 뇌졸중은 증상을 느낀 후부터 3시간 이내, 심장 질환은 3~6시간 이내가 골든타임이다.

응급환자의 주호소(chief complaint)와 관련된 현재병력과 과거병력 등을 문진한 후 얻어진 환자에 대한 정보를 바탕으로 손상기전, 질병의 특성을 파악하여 기도유지, 호흡기능, 순환기능 등의 1차 평가를 끝내고 병원으로 이송할지를 결정한다. 2차 평가로 신속히 머리에서 발끝까지 신체검진을 시행하는 것은 빠른 시간 내에 필요한 응급처치를 결정하고 시행하는 데 도움을 준다.

최초반응자는 현장조사로 부상자나 환자의 문제점을 파악하고 1차 평가를 신속하게 시행하는 방법과 이에 따른 처치의 우선순위를 결정하는 방법을 알아야 한다. 또한, 대량 재해 시 환자 처치의 우선순위와 활력징후, 현장에서의 응급환자 관리와 평가 방법을 잘 숙지하여야 한다.

학습 목표

- 응급환자 관리의 기본개념을 설명할 수 있다.
- 응급처치 시 자신의 감염을 예방하기 위한 보호장구들을 적절히 사용할 수 있다.
- 1차 환자 평가의 ABC's에 대해 설명할 수 있다.
- 2차 환자 평가 시 보고 만지기를 통해 머리부터 발끝까지 세부적인 신체검진을 수행할 수 있다.
- 활력징후의 정상범위와 환자상태를 사정할 수 있다.

사고사례

응급실서 진료 빨리 안한다고 난동부리고 직원 폭행한 50대 실형

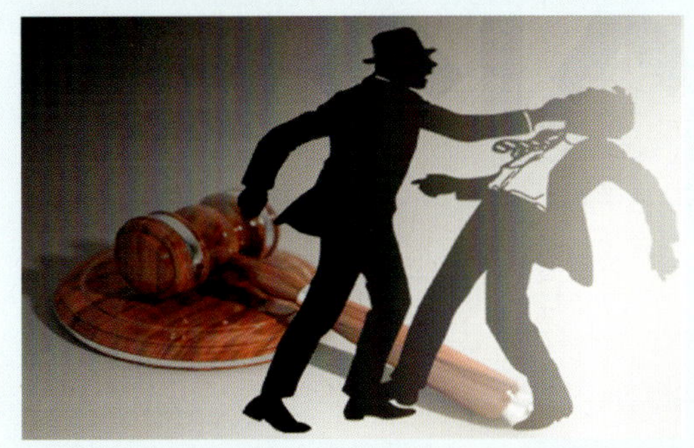

울산지방법원은 최근 응급 의료에 관한 법률 위반과 상해 등의 혐의로 기소된 A씨에게 징역 10개월을 선고했다. A씨는 지난해 6월 울산에 위치한 대학병원 응급실에서 복통을 호소했으나 진료를 빨리 해주지 않았다는 이유로 욕설을 하고 소리를 지르는 등 위력으로 B의사의 응급환자에 대한 진료를 방해했다. 이로 인해 A씨는 해당 병원 소속 C보안요원에 의해 응급실 밖으로 쫓겨났으나, C보안요원에게 주먹을 휘두르고 손톱으로 목과 팔 부위를 할퀴는 등 3주간의 치료가 필요한 흉곽 전벽의 타박상, 얼굴의 표재성 손상 등의 상해를 가했다. 재판부는 "연령이나 성행, 환경, 직업, 범행 동기와 결과, 범행 후 정황 등을 종합해 이 같은 형을 정했다"고 말했다.

(의학신문 2020.11.18)

환각상태 마약사범 휘두른 흉기에 찔려 경찰관들 응급실행

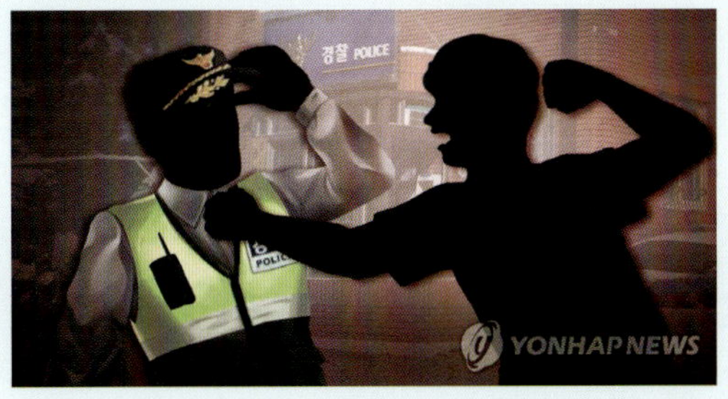

환각 상태의 마약사범이 휘두른 흉기에 경찰관들이 찔려 다치는 사고가 났다. 22일 경기 남양주 북부경찰서에 따르면 이날 오후 1시께 남양주시의 한 빌라에서 A(47)씨가 흉기를 휘둘러 이 경찰서 소속 경찰관 B(55) 경위와 C(40) 경장이 다쳤다. B경위는 종아리를 찔렸으며, B경장은 목과 손바닥 등을 긁혀 응급실로 긴급 이송돼 치료를 받았다. 경찰은 A씨가 이웃집 문을 마구 두드리는 등 난동을 피운다는 신고를 받고 수사하다가 A 씨의 필로폰 투약 사실을 확인해 마약류 관리에 관한 법률 위반 등의 혐의로 사전구속영장을 신청한 상태였다. A씨는 전날 경찰서에서 조사를 받고 귀가했으며, 경찰은 A씨가 또 난동을 피울 가능성 등 만일의 상황에 대비해 전날 밤부터 그의 집 앞에 경찰관을 배치했다. 법원에서 구속영장이 발부되면 바로 A씨를 구속할 계획이었다. 그런데 A씨는 이날 낮 집 안에서 다시 소란을 일으켰고, 경찰관들이 집 안에 들어와 자신을 자제시키려 하자 이불 속에 숨겨놓았던 흉기를 꺼내 휘둘렀다. 당시 A씨는 심각한 환각 상태에 빠져 있던 것으로 전해졌다.

(연합뉴스, 2021.1.22.)

I. 응급환자(Emergency patient) 관리

1 응급환자(Emergency patient) 관리의 기본 개념

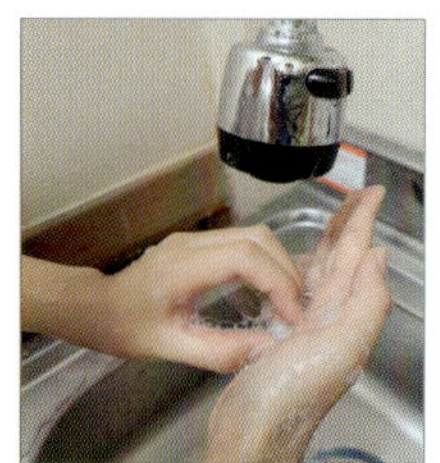
감염 예방을 위한 손씻기

응급상황에 직면한 사고자나 응급환자는 극도의 불안감을 느끼고 흥분할 수 있기 때문에 이들을 안정시키는 노력이 필요하며 신뢰를 얻을 수 있는 언행이 요구된다. 응급처치 시 환자의 눈을 보면서 접근하고 가능하면 현장의 상황과 처치할 내용을 정직하게 알려준다. 환자에게 경어를 사용하고 정확한 발음과 환자가 이해할 수 있는 수준으로 의사전달을 하고, 긴장을 풀어주면서 편안한 상태를 갖도록 배려해야 한다.

응급환자를 처치하기에 앞서 최초반응자는 자신의 감염 예방에도 각별히 신경을 써야 한다.

기본적인 보호장비

현장조사를 시행하기 전에 개인보호장비를 착용함으로 감염 위험을 감소시킬 수 있으며, 신체분비물 격리를 위해 보호장갑(비닐장갑)은 항상 필수이다. 환자에게서 출혈이나 다른 체액이 있을 경우에는 보호안경, 마스크와 포켓마스크 등을 사용한다.

감염 예방

감염은 혈액의 포함 여부와 관련없이 혈액, 체액, 분비물에 의해 전파될 수 있기 때문에 모든 응급처치자는 감염 위험으로부터 자신을 보호해야 한다.

개인보호 장구로 마스크, 보호장갑, 보호안경 등을 착용하는 것이 좋다. 모든 응급환자는 잠재적인 감염 질환이 있다고 판단해야 한다.

▶ 감염 예방을 위한 개인보호장구(PPE: Personal Protective Equipment, 個人保護裝具)

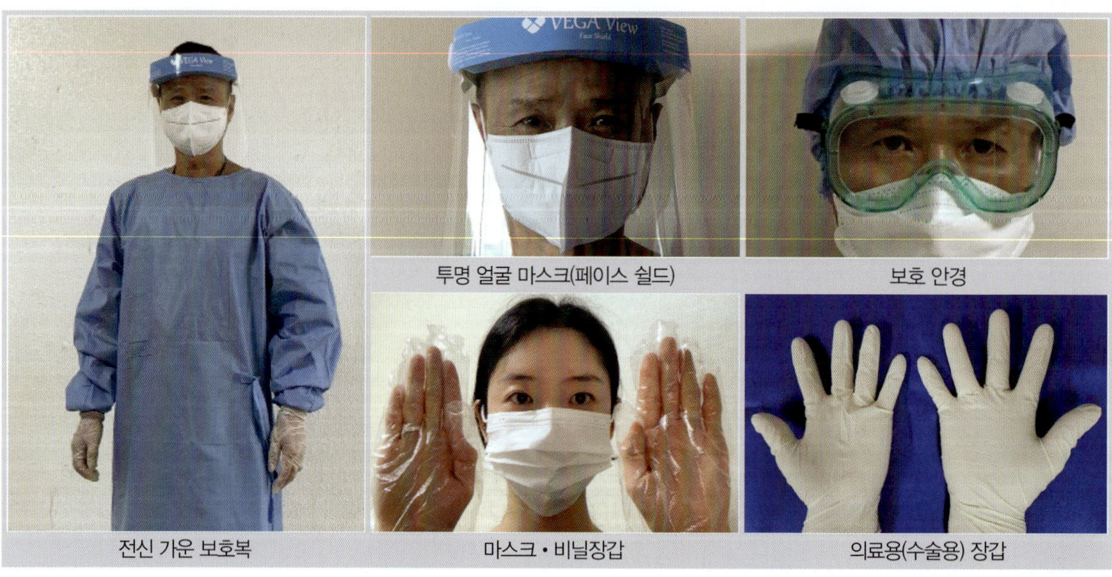

전신 가운 보호복
투명 얼굴 마스크(페이스 쉴드)
보호 안경
마스크 • 비닐장갑
의료용(수술용) 장갑

감염 예방을 위한 조치

환자를 통해 감염에 따른 질병을 얻을 위험은 아주 낮지만, 최초반응자는 감염 위험성에 대해 알고 있어야 한다. 감염을 예방하기 위해 사전에 개인보호장구를 착용하거나 현장에서 그것이 불가능할 경우는 처치 후 감염방지를 위해 노력하여야 한다.

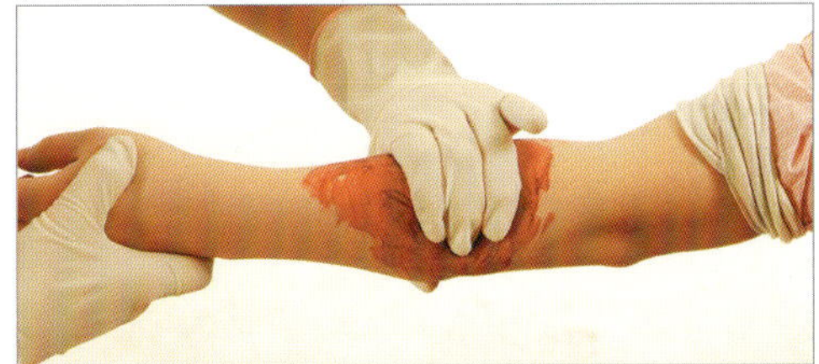
개인보호장비(장갑) 착용 후 지혈하는 방법

- 가능하면 체액과 직접 접촉을 피하도록 한다.
- 손을 씻고 보호장갑과 마스크를 착용한다.
- 혈액과 체액이 흡수가 잘 되는 재질로 닦아내며 감염(혈액, 체액)으로부터 자신을 보호하여야 한다.

▶ 감염병 예방을 위한 기본 수칙

대부분의 감염병(코로나19 포함)은 간단한 수칙으로 30초 이상 손씻기, 마스크 착용, 코 · 입가리고 기침하기 등 3대 수칙만 잘 지켜도 감염병 예방이 가능하다.

30초 이상 손씻기	마스크 착용	코 · 입 가리고 기침하기
비누/세정제로 흐르는 물에 30초 이상 손을 씻는다. 감염병 예방에 가장 효과적이다.	말할 때 비말이 공기 중에 퍼지는 것을 막는 장벽 역할 때문에 마스크를 착용한다	기침이나 재채기 할 때 손이 아닌 휴지나 옷소매로 입과 코를 가리고 기침을 한다.

▶ 증상과 징후의 구분

증상(symptom)	징후(sign)
환자 자신이 느끼는 혹은 호소하는 소견으로 메스껍다, 소화가 안된다, 아프다, 감각이 없다 등을 말한다. 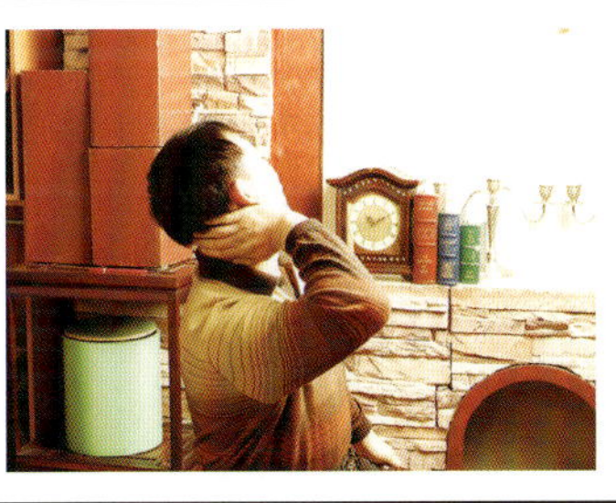	응급처치 시 보고, 듣고, 느낀 것으로 안면창백, 무호흡, 수포음, 차가운 피부, 활력징후(v/s) 등을 말한다. 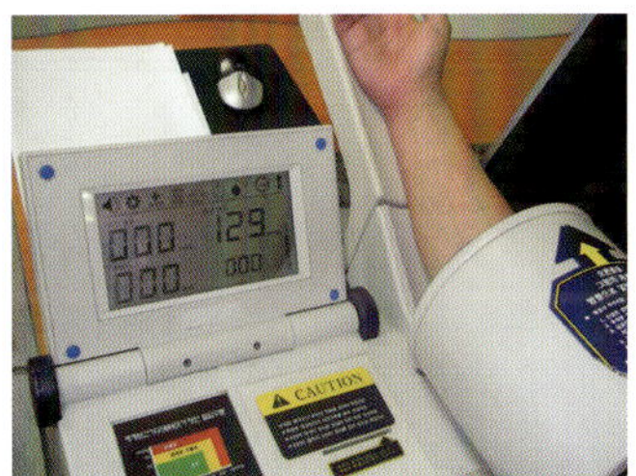

Ⅱ. 응급환자 평가

1 응급 환자 평가(patient assessment)

현장조사는 응급처치의 중요한 부분으로서, 응급처치자가 현장에 도착하자마자 현장이 안전한지 확인하고 사고의 원인이나 질병의 특성이 명확한지, 응급환자는 몇 명인지, 추가 지원요청이 필요한지를 결정하고 난 후, 추가 위험이 없는 안전한 장소에서 환자 평가를 시행하여야 한다. 현장에서 실시하는 1차 평가와 세부적인 환자 상태를 평가하는 2차 평가로 구분한다.

1차 평가(primary assessment)

생명에 직접적으로 위협하는 문제점을 찾아내는 단계로 **치명적인 손상을 빨리 발견하고 응급처치를 시행하는 것**이다. 기도유지(A) - 호흡평가(B) - 순환평가(C) - 의식장애평가(D) 순서로 시행되며 우선적으로 평가되고 처치되어야 하는 것으로 통상 ABC's라고 한다. 1차 평가는 만약 생명을 구하는 처치를 하지 않고 평가만 한다면 1분 이내에 시행하여야 한다.

기도유지(A:airway)

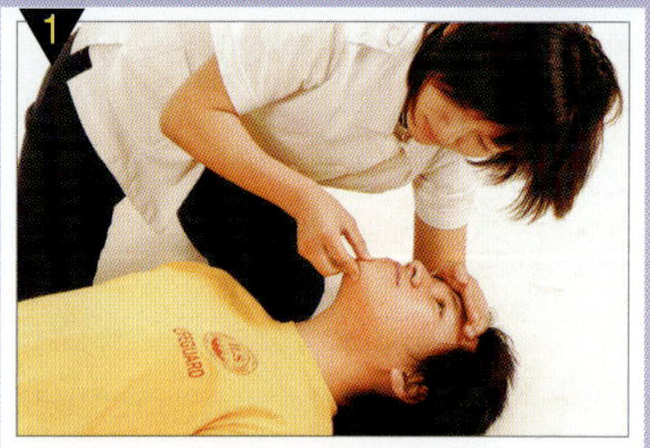

목뼈(경추) 손상이 의심되는 외상환자의 경우 목뼈고정을 함께 시행한다.
– 기도유지 : 머리 기울임–턱들어 올리기

호흡평가(B:breathing)

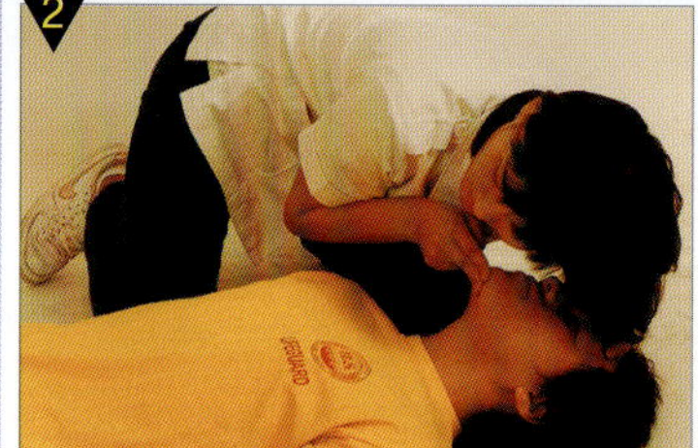

환자의 호흡을 보고, 듣고, 느끼며 확인한다.
– 청색증 유무, 가슴 움직임을 확인

순환평가(C:circulation)

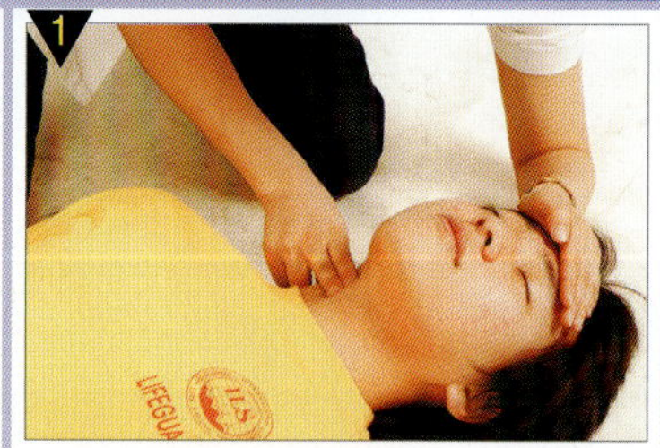

환자의 맥박을 평가한다.
– 성인 : 목동맥(경동맥),
영아 : 위팔동맥 (상완동맥)
*** 일반인은 맥박을 평가하지 않는다.**

의식장애 평가(D:disability)

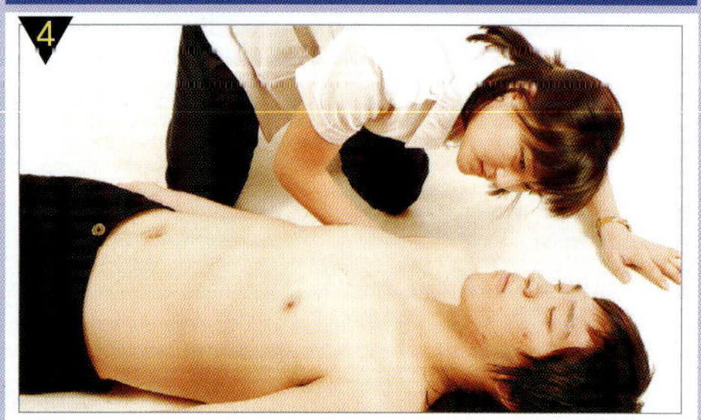

환자의 의식 상태를 간단한 신경학적 검사로 파악한다. 외상으로 인한 뇌손상이나 내과적 응급상황 시 **의식변화를 파악**하는 것은 매우 중요하다.

응급처치

- 비정상적인 호흡과 맥박이 없을 경우 심폐소생술을 시행한다
- 성인 호흡수가 분당 8회 이하일 경우 호흡보조를 시행한다.
- 산소를 투여한다.

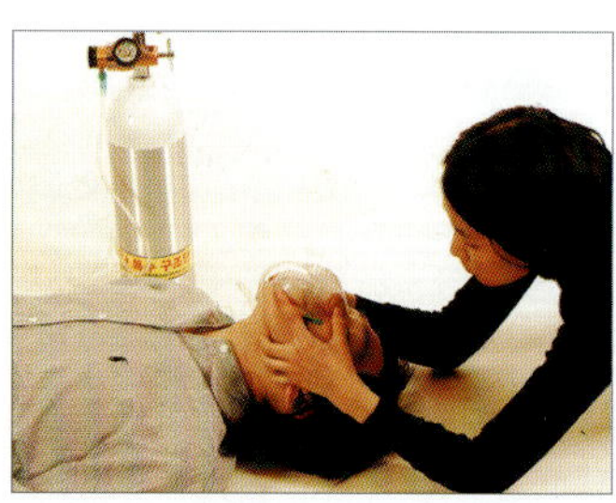

※ 사전에 기도가 유지되어 있어야 하고 호흡보조 및 산소 투여는 응급구조사가 시행한다.

2차 평가(secondary assessment)

1차 평가에서 생명의 위협요소가 없는 비교적 안정된 상태라고 판단되면 이어서 머리에서 발끝까지 정밀 신체검진을 시행하여 세부적인 환자상태를 평가하고 활력징후와 환자의 과거병력을 파악한다.

■ 일반적인 신체검사(보고 만지기로 간단하게 평가)

환자가 주로 호소하는 통증부위를 검사하는 방법으로, 손상부위를 시진(inspection)하여 변형(deformity)여부와 부종(edema), 개방된 상처가 있는지 확인하고 조심스럽게 촉진(palpation) 및 타진 (percussion)하여 압통(tenderness) 여부와 염발음 등을 확인한다.

변형 여부	압통 여부	부종 여부	개방된 상처 여부
뼈가 비정상으로 틀어진 것인지 확인	만지거나 누르면 민감한 반응을 보이는지 확인	조직이 부어오른 상태로 세포 공간에 액체 축적 상태 확인	피부가 손상되어 개방성 출혈이 있는지 확인

■ 동공 검사(pupil reflex)

동공은 뇌의 상태를 나타내는 거울이자 환자 평가의 중요한 지표가 된다. 동공을 관찰하고 그 반응을 살핌으로 중요한 신경학적 정보를 얻을 수 있다. 동공은 동공의 양쪽 크기와 대칭성, 두 동공이 동시에 적절히 반응(수축)하는가를 평가한다.

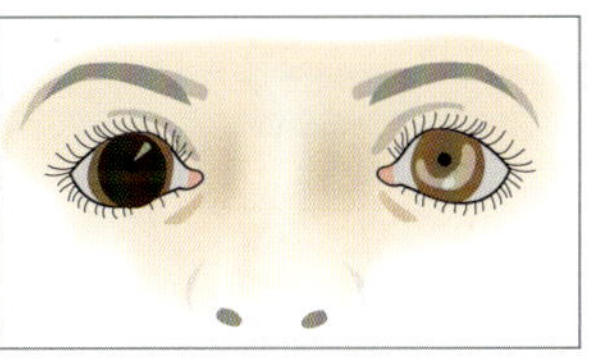

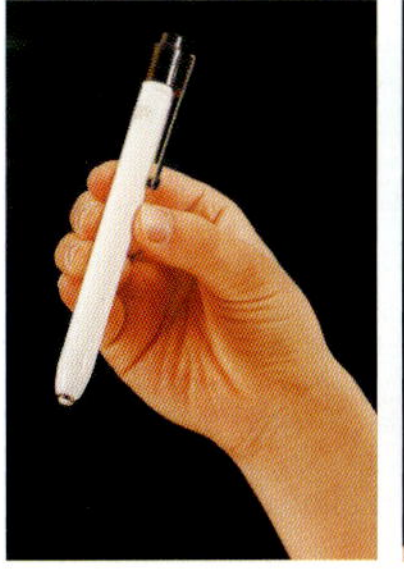

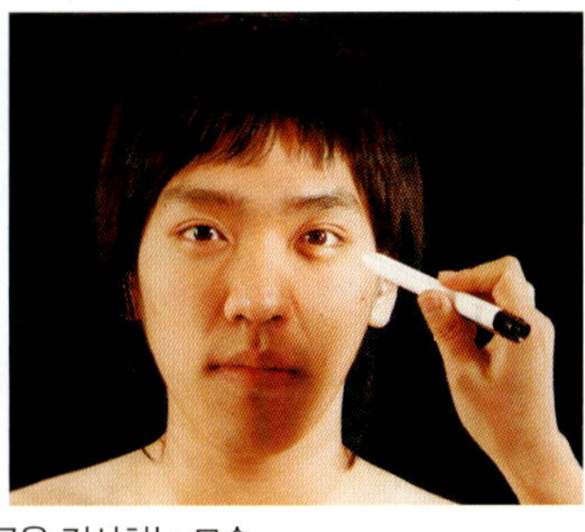

펜라이트를 이용하여 동공을 검사하는 모습

동공 축소(pin point)	동공 비대칭(anisocoria)	동공 확대(dilatation)
• 질병이나 약물중독 • 중추신경계 병변 • 시신경 손상	• 뇌손상, 뇌병변(동공 크기가 다른 것)	• 의식장애 • 심한 중추신경계 손상 • 저산소증 및 심정지 환자

■ **세부적인 신체검사**

머리와 얼굴의 시진과 촉진부터 시작하여 목, 가슴, 복부, 골반, 팔과 다리, 등(몸통 뒤)의 순서로 세부적인 신체검사를 아래와 같이 확인한다.

머리(두부)	얼굴 전체	귀
머리의 변형이나 열상, 부종, 압통, 불안정, 염발음을 확인한다.	동공을 검사하고, 안면색조, 피부색을 확인한다.	귀를 시진하고 혈액이 있는지 맑은 조직액(뇌척수액)이 흘렀는지 확인한다.
목	**몸통(가슴)**	**복부**
목의 둘레를 조심스럽게 촉진하여 기형, 온열감, 변색 등이 있는지 확인한다.	가슴을 노출시키고 시진하여 가슴과 어깨의 대칭성, 근육의 강도, 통증 여부를 확인한다.	복부의 부어오름, 변색, 상처가 있는지 검사하며 통증이 없는 부분부터 부드럽게 복부를 만져본다.
골반	**사지(팔, 다리)**	**몸통 뒤**
골반의 대칭성을 확인한다. 골반의 바깥쪽 부위를 안쪽으로 눌러보고, 위에서 아래로 눌러본다.	사지의 둘레를 만져보고 눌렀을 때의 통증, 염발음, 기형, 운동, 감각기능과 맥박을 확인한다.	척추손상이 의심되지 않는다면 통나무 굴리기 방법을 시행하여 등의 변색과 압통을 확인한다.

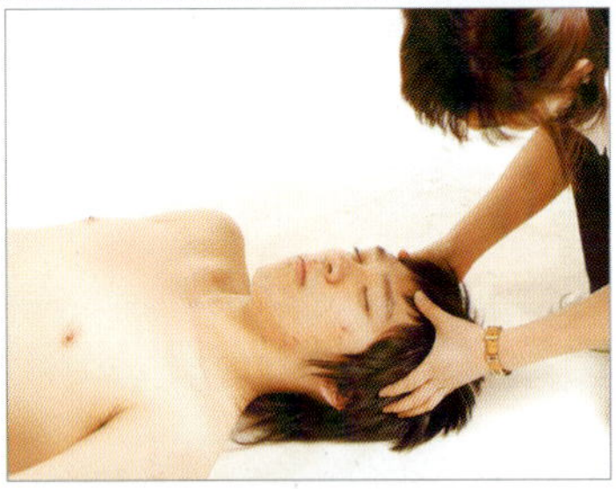

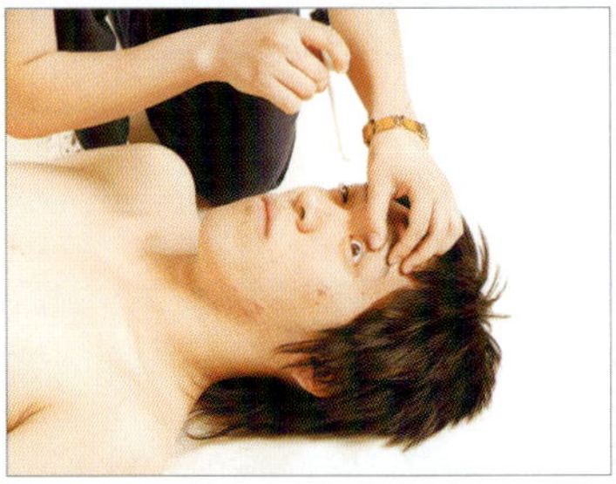

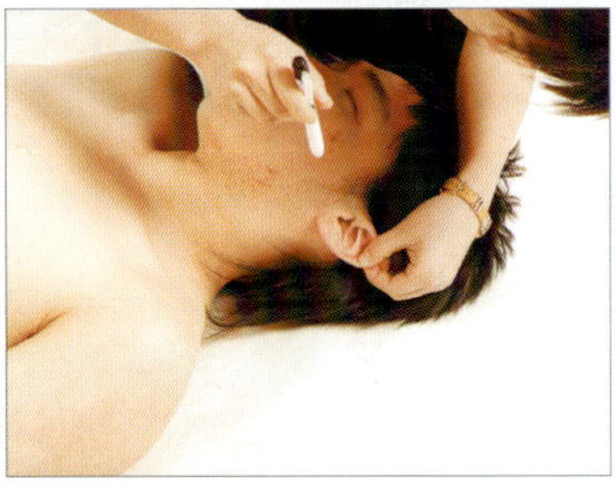

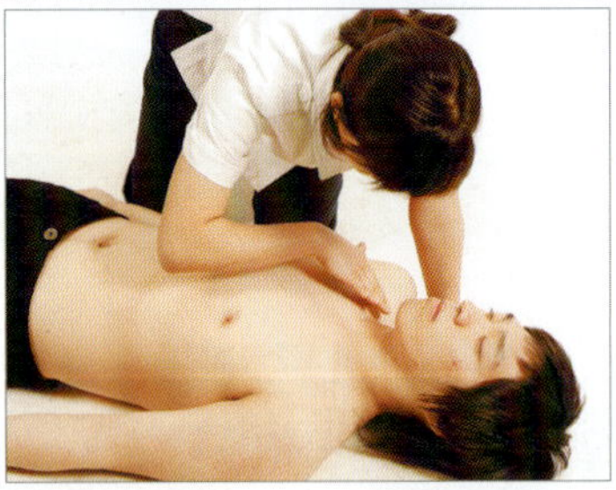

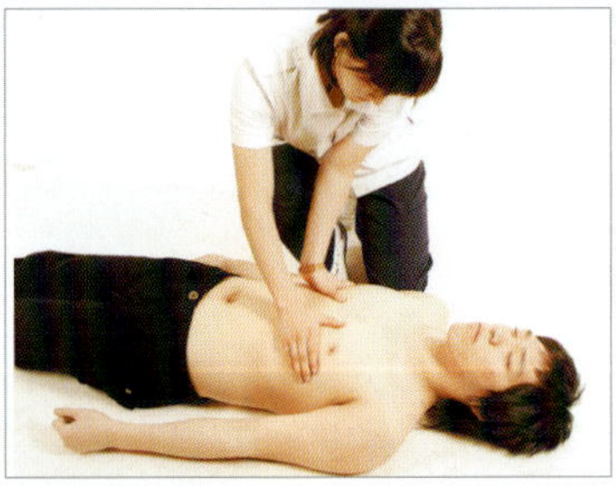

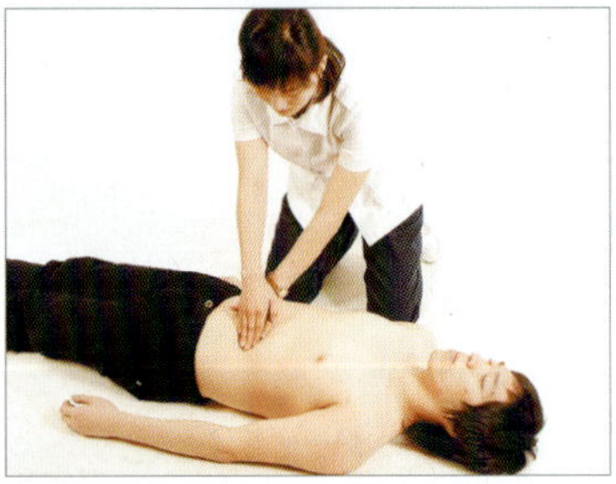

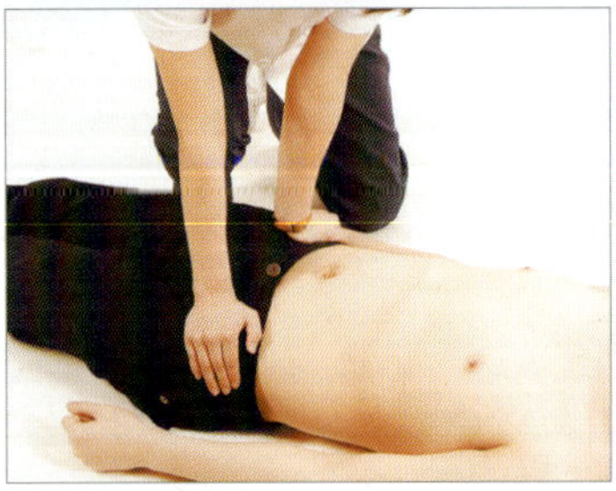

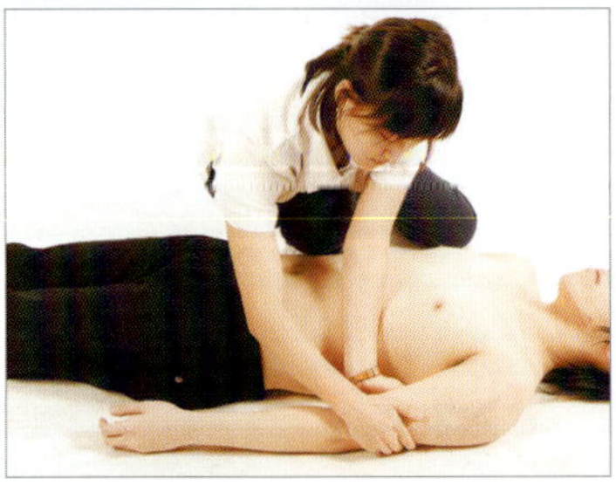

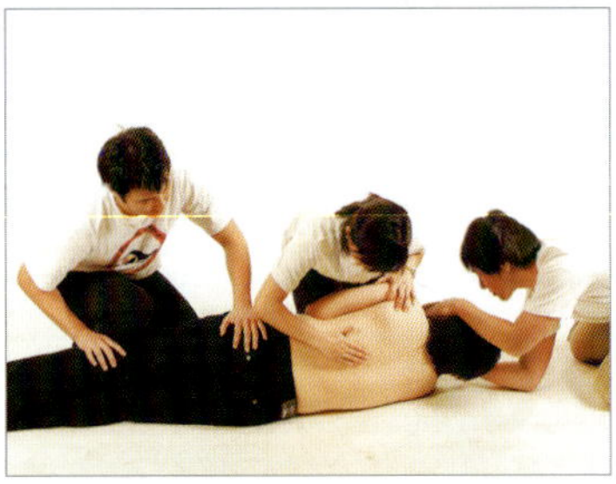

➲ 통나무 굴리기 방법(log-roll method)이란 척추손상이 의심되는 환자에게 시행하며 환자를 하나의 통나무라고 생각하고 척추(경추 포함)를 고정한 상태에서 환자에게 측위를 취해주는 방법이다.

신발 및 바지 제거

신발 제거

신발 끈을 풀거나 잘라낸다. 응급환자의 발목을 잡고 신발을 벗긴다.

양말 제거

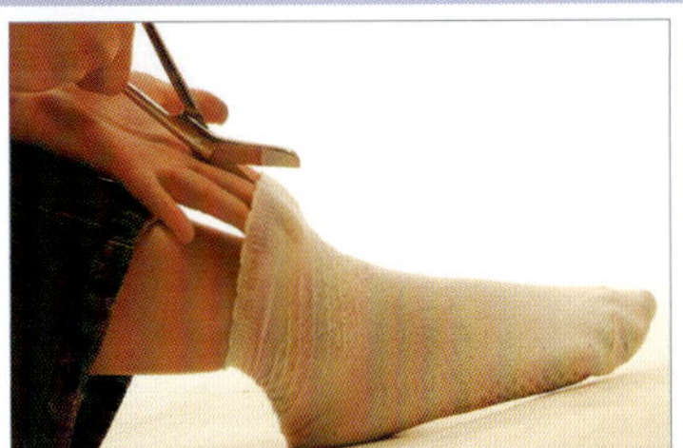

양말을 들어올려 자르거나 양말과 발 사이에 손가락을 넣어 벗긴다.

바지 제거

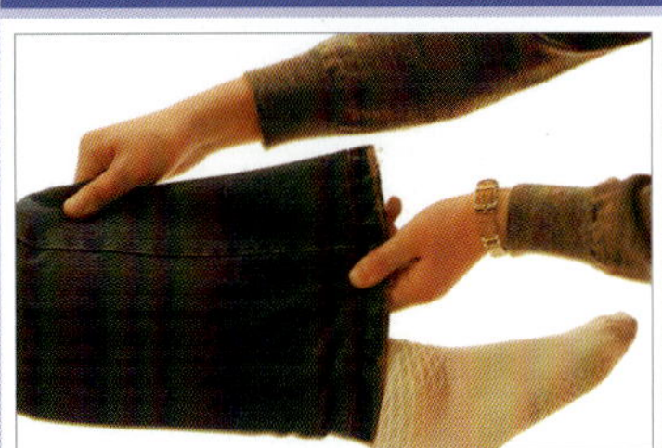

바지와 다리 사이를 모아 잡아서 다친 부위에서 들어 올린 후 자른다.

의류 및 보장구 제거

신체검사를 위해 옷이나 보장구 등을 벗기거나 제거하여 환자 평가를 쉽게할 수 있도록 한다.

겉옷 또는 재킷 제거

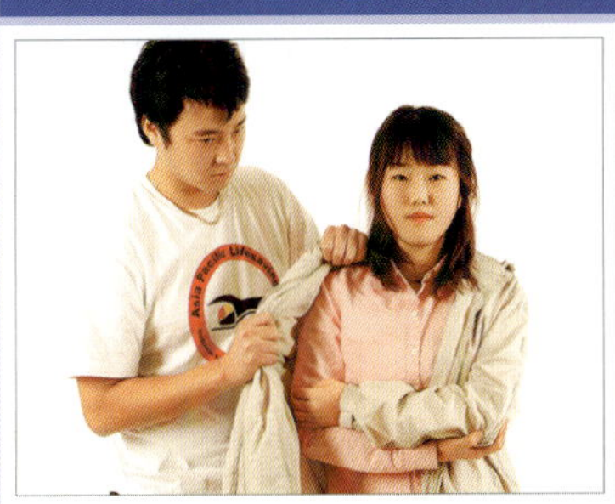

잠바를 양쪽 어깨 밑으로 내리고 다치지 않은 팔의 소매를 벗겨 다친 쪽으로 당긴다. ※ 다친 팔을 받치면서 벗긴다.

상의 제거

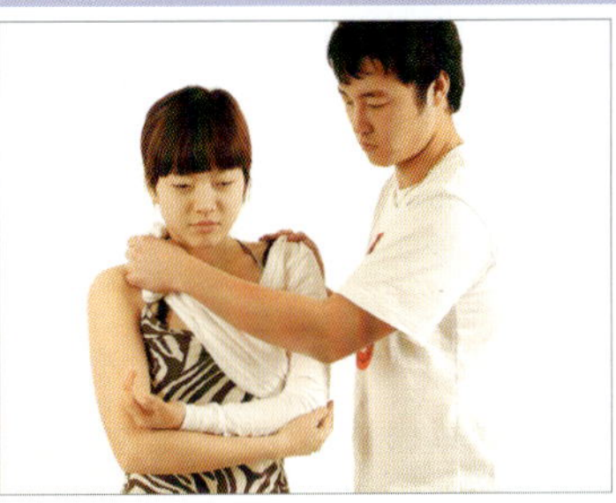

다치지 않은 팔을 굽혀서 먼저 빼내고 옷을 말아 머리 위로 벗긴다.

앞가리개 없는 헬멧

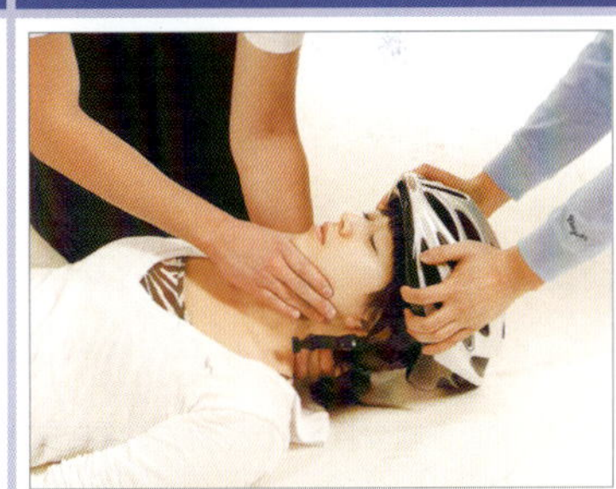

턱 끈을 풀거나 잘라내고 목을 고정시킨 후 조심스럽게 헬멧을 들어서 빼낸다.
※ 상처가 없는 경우 벗기지 않는다.

헬멧 제거

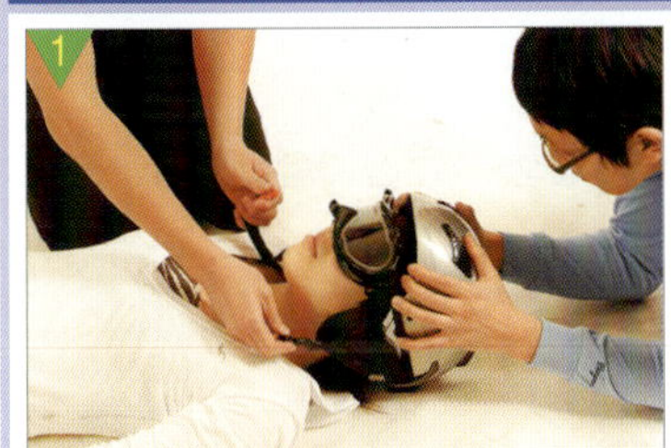

1 머리를 고정한 상태로 턱 끈을 풀거나 잘라낸다.

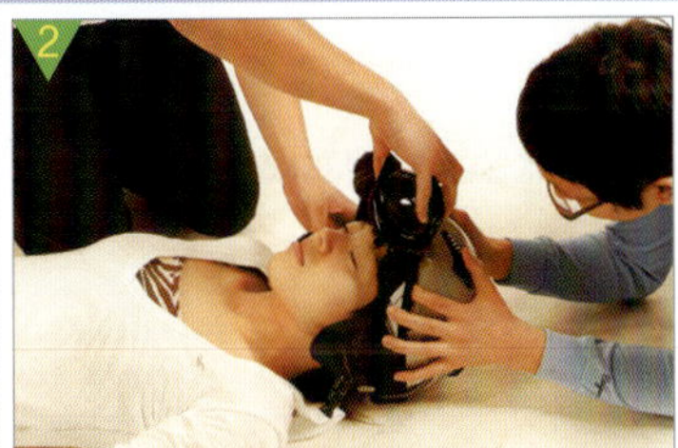

2 제거할 수 있는 장비는 최대한 제거한다.

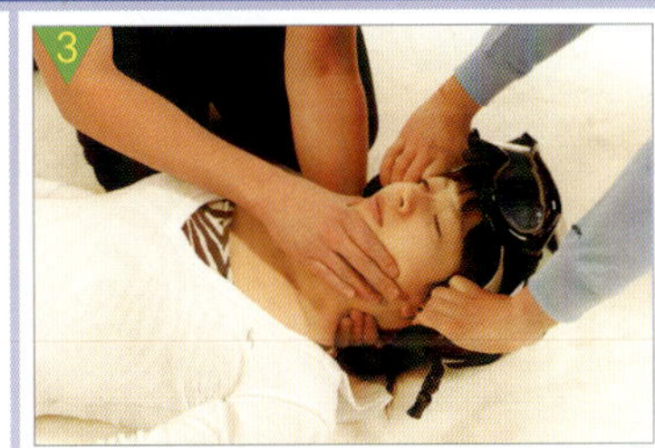

3 목과 턱을 고정시킨 후 나머지 한 사람이 헬멧을 빼낸다.

➲ 기도가 유지되고 호흡이 가능한 경우 헬멧을 벗기지 않는다(경추손상 유발 가능).

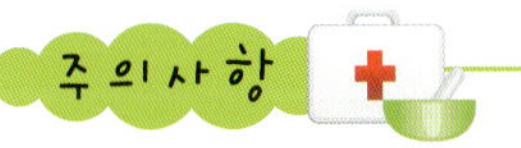

환자 평가 시 주의사항

- 신체검사 시 환자에게 사전에 동의를 구하고 검사방법을 설명한 후 시행한다.
- 척추손상이 의심되면 움직임을 최소화하고 손상의 예방을 위해 고정을 시행한다.
- 환자 평가를 위해 응급처치를 지연시키거나 손상을 악화시켜서는 안 된다.

활력징후(Vital Signs, Vitals, V/S) 평가

활력징후는 생명에 위협을 주는 어떤 변화에 살아있다는 기본적인 징후인 **체온, 맥박, 혈압, 호흡**을 평가하는 것으로 환자의 상태를 사정하는 중요한 지표이다. 이를 통해 대상자의 건강 상태 변화를 발견한다. **사망의 3대 징후로는 ① 심장정지 ② 호흡정지 ③ 동공확대와 대광반사 소실**을 말한다.

▶ 활력징후(vital sign) 정상 수치

체온	체온 : 신체의 염증이나 감염, 체온조절 기능의 문제를 확인한다. □ 성인 정상 체온 : 36.5~37.5℃ (발열상태 / 위험수치) • 구강 정상 체온 : 36~37℃ (37.2℃ 이상 / 39.4℃ 이상) • 직장 정상 체온 : 36.5~37.5℃ (37.2℃ 이상 / 39.4℃ 이상) ☞ 어린이들은 체온이 높으며, 65세 이상은 평균보다 약 0.5℃ 낮다. 체온은 새벽 4~6시가 가장 낮으며, 저녁 6~8시가 가장 높다. 체온이 35℃ 이하일 때 저체온 증상, 38℃ 이상일 때 고체온 증상	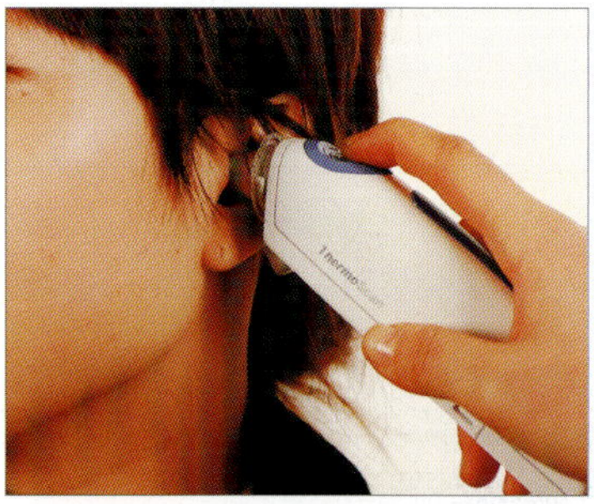
맥박	맥박 : 심장 박동에 의한 동맥의 주기적인 진동의 파동. 심장 박동과 거의 일치하기에 맥박으로 심장 상태 확인 가능. 정상 맥박 : 성인→분당 60~100회, 어린이는 이보다 높다. ☞ 빈맥(빠른 맥박) : 부정맥 자체의 원인도 있지만 심장질환, 정신질환, 갑상선기능항진증, 약물중독 등의 가능성 있음 ☞ 서맥(느린 맥박) : 서맥 부정맥으로 혈액공급 원할하지 못하기에 빈혈, 실신, 기절 증상 가능성 있음	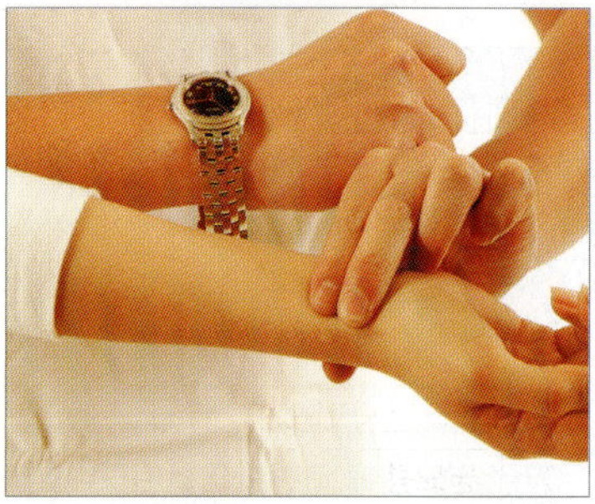
호흡	호흡 : 체내에 산소를 받아들이고 이산화탄소를 배출하는 생명 활동으로 정상호흡으로 성인은 1분에 12~20회 정도 호흡(맥박 4회당 1회의 호흡)을 보임. ☞ 과호흡 : 이 상황이 지속되면 심혈관계나 호흡기 질환, 빈혈, 쇠약, 출혈, 등이 나타나면서 심장마비 등 위험이 초래 ☞ 호흡곤란 : 호흡 리듬 불규칙으로 호흡 증가 및 어려움으로 불편하고 힘듦 등으로 차후 다른 질병 가능성 있음	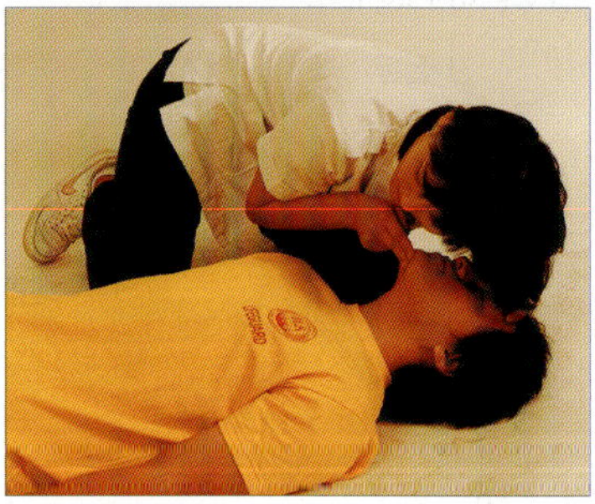
혈압	혈압 : 혈액이 혈관벽을 지나가며 생기는 압력을 말하며 수축기압(최고압)과 이완기압(최저압)으로 구분한다. 정상(성인) : 수축기 120mmHg 미만, 그리고 이완기 80mmHg 미만 [119와 친구(79)하기] ⇒ 정상 혈압 기억법 고혈압 전단계 : 수축기 120~139mmHg 또는 이완기 80~89mmHg 고혈압 : 수축기 140mmHg 이상 / 90mmHg 이상 ☞ 혈압의 변화는 심혈관계의 질환이나 손상을 의미할 수 있음	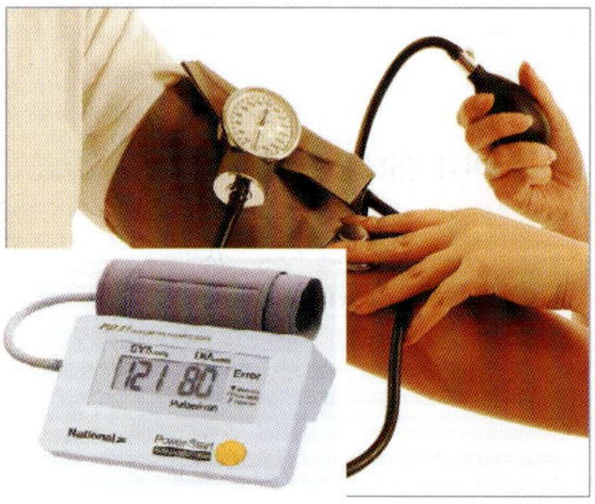

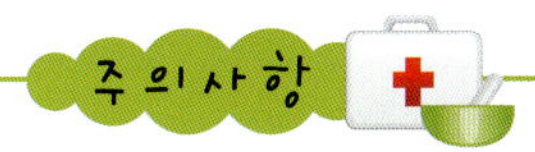

활력징후 평가 시 주의사항

활력징후는 현장에서 최초반응자가 장비나 기구를 가지고 있을 경우에 평가할 수 있다. 기구가 없을 경우에는 주로 임상적 소견 등으로 평가한다. 응급구조사를 포함한 응급의료진은 지체 없이 시행한다.

- 응급환자의 동의를 구한 후 검사방법을 알려준다.
- 응급환자에 불편하지 않도록 가능한 한 편안한 자세로 평가한다.
- 정상범위가 벗어 났다면 더욱 세밀한 관찰이 필요하다.
- 활력징후는 직접적으로 생명과 관계가 되므로 주기적으로 정확하게 측정한다.

Medicine Story

대한민국 2021년 사망원인 순위

총사망자수 317,680명. 사망원인통계 작성(1983년) 이래 최대(사고사 사망 전체 8.7% 차지)

순위	사망원인	사망수	구성비	사망률
1	악성신생물(암)	82,688	26.0	161.1
2	심장 질환	31,569	9.9	61.5
3	폐렴	22,812	7.2	44.4
4	뇌혈관 질환	22,607	7.1	44.0
5	고의적 자해(자살)	13,352	4.2	26.0
6	당뇨병	8,961	2.8	17.5
7	알츠하이머병	7,993	2.5	15.6
8	간 질환	7,129	2.2	13.9
9	폐혈증	6,429	2.0	12.5
10	고혈압성 질환	6,223	2.0	12.1

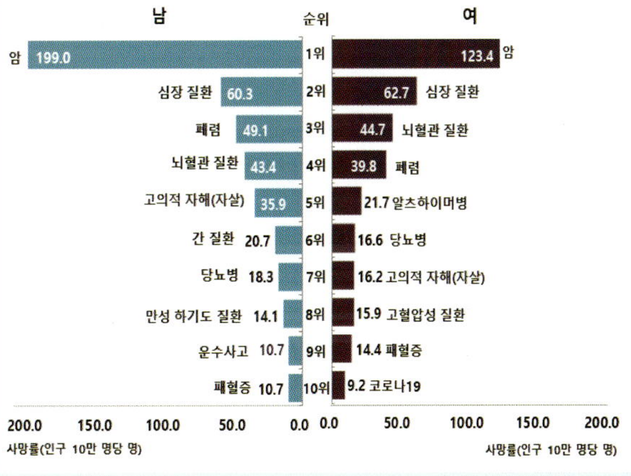

- ○ 2021년 사망자 수는 사망원인통계 작성(1983년) 이래 최대, 조사망률은 1984년(585.2명) 이래 가장 높음.
- ○ 상위 10순위 사망원인은 악성신생물(암), 심장 질환, 폐렴, 뇌혈관 질환, 고의적 자해(자살), 당뇨병, 알츠하이머병, 간 질환, 패혈증, 고혈압성 질환임.
  - – 10대 사인은 전체 사망원인의 66.0%를 차지함.
  - – 3대 사인(암, 심장 질환, 폐렴) 전체 사인의 43.1% 차지, 전년보다 1.7%p 감소함.
- ○ 전년 대비 패혈증은 한 단계 순위 상승하여 9위를 기록함.
  - – 패혈증은 작년 10대 사인에 처음 포함된 이후 순위 상승함.
  - – 알츠하이머병, 패혈증은 10년 전과 비교하여 순위가 크게 상승함.
- ○ 심장 질환은 60세 이상에서 2위이고, 10세 이상에서 5순위 안에 포함됨.

출처 : 2021년 사망원인 통계(통계청, 2022.9.27)

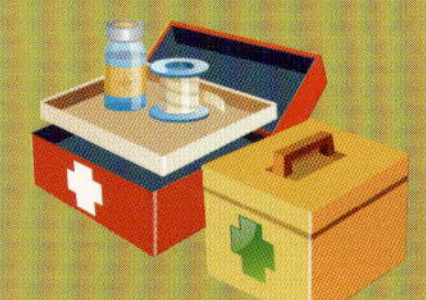

03 심폐소생술

개 요

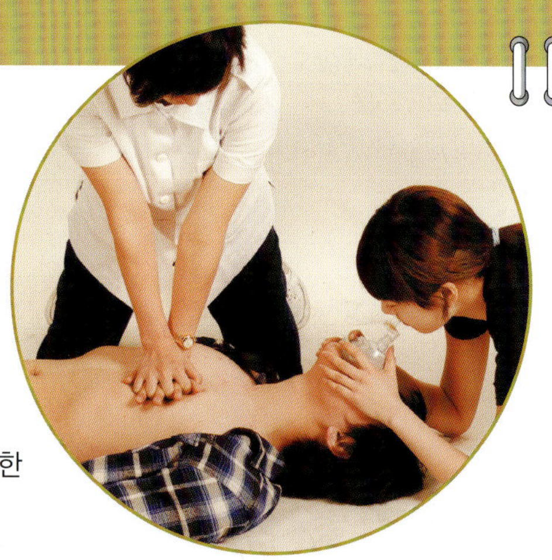

급성심장정지가 발생한 후 4~6분이 경과하면 우리 인체 뇌세포는 산소공급이 이루어지지 않아 다시는 기능을 회복할 수 없는 상태가 된다. 즉시 심폐소생술을 시작하지 않으면 생존하여도 심각한 신경학적 후유증이 발생한다. 우리나라의 심정지 목격자에 의한 심폐소생술시행률은 매우 낮으며 심정지 환자의 생존율도 저조한 실정이다.

2021년 심장질환으로 31.569명이 사망(통계청 2022.9.27)하였다. 생존율은 8.7%이지만 뇌기능 회복률(혼자 일상생활이 가능할 정도)은 5.4%로 선진국에 비해 많이 저조한 편이다. 일반인 심폐소생술은 2008년 1.9%에서 2019년에는 24.7%로 크게 증가하였다. 이는 심정지 환자 발견 시 최초 목격자에 의한 심폐소생술이 매우 중요하다는 것을 교육한 결과이다.

심정지 환자를 실제로 발견한 최초목격자는 당황하지 않고 현장에서 환자 평가에 이어 곧바로 심폐소생술(성인 · 소아 · 영아)을 시행할 수 있어야 한다.

학습 목표

심폐소생술은 급성심장정지 환자의 생존율을 높이기 위한 기술이므로 체험형 실습 교육을 통해 실제 상황에 대처할 수 있는 응급처치 능력을 부여한다.

- 심정지 과정과 원인을 이해하고 설명할 수 있다.
- 생존사슬(chain of survival)의 단계를 설명할 수 있다.
- 심폐소생술(성인 · 소아 · 영아)을 순서에 따라 시행할 수 있다.
- 익수자 심폐소생술을 순서에 따라 시행할 수 있다.
- 감염질환(COVID-19) 및 의심자에게 심폐소생술시 주의사항을 알고 있다.

사 고 사 례

이태원 참사 주 사망 원인은 질식에 의한 심정지, 심폐소생술(인공호흡) 굉장히 중요

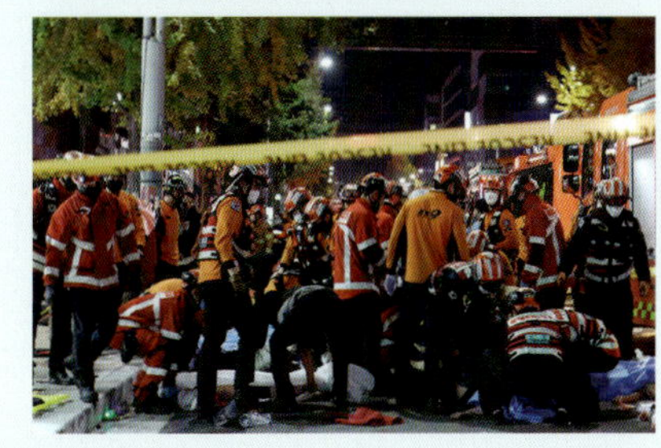

2022년 10월 29일 밤 서울 용산구 이태원동에서 발생한 압사 사고로 156명이 숨지고 172명이 다쳐 모두 328명의 사상자가 발생했다. 사망자 중 여성 98명, 남성 56명(외국인 사망자 14개국 26명)으로 폭 4m 정도의 좁은 길에서 한꺼번에 인파가 뒤엉키자 상대적으로 버티는 힘이 약하고 체격이 작은 여성의 피해가 많았다.

이번 참사는 좁은 골목에 수많은 사람들이 엉켜 넘어지며 도미노처럼 외부 압력에 의해 하중이 누적되고 흉부가 압도적인 압력으로 눌리면서 숨을 쉬지 못해 흉강이 팽창하지 못하여 산소 공급이 중단되어 질식에 의한 저산소성 심정지라는 전문가의 의견이 많았다.

산소 부족으로 인한 산소 농도가 떨어지면 가장 중요한 것은 빠르게 심폐소생술을 시행하는 것이다. 이때 심폐소생술보다 더 필요한 것이 인공호흡을 통한 산소공급으로 환자의 심장 박동이 회복될 때까지 환자의 뇌와 심장에 산소가 전달될 수 있도록 해주어야 한다. 하지만 현장 상황을 보면 이 같은 조치가 힘들었을 것으로 짐작되었다. 또한 압사 사고로 인한 복부팽창은 의사의 증언에 의하면 내부출혈인지 가스인지 확실하지 않지만 산소가 폐 아닌 다른 장기에 과도하게 쌓일 때 발생할 수 있다.

(국제신문, 2022.10.31)

체육시간 실신 학생 응급처치 안한 학교도 배상 책임

학교 체육시간에 발생한 응급환자에 대해 학교가 적절한 조치를 취하지 않았다면 배상 책임을 져야 한다는 대법원 판결이 나왔다. 대법원 2부는 체육시간에 팔굽혀펴기를 하다가 실신, 식물인간 상태가 된 A군의 부모가 학교 운영주체인 경상남도를 상대로 낸 손해배상 청구소송 상고심에서 원고 일부승소 판결한 원심을 확정했다고 11일 밝혔다. 재판부는 판결문에서 "체육교사는 학생이 쓰러져 위급한 상태를 보일 경우 가능한 범위에서 적절한 응급처치를 시행해 생명과 건강에 대한 위험을 제거하거나 최소화할 의무가 있다."고 밝혔다. 재판부는 "체육교사는 사고 학생에 대해 즉시 응급처치를 취하지 않았고 뒤늦게 양호실로 옮긴 과실이 있고 이로 인해 상태가 악화된 것으로 볼 수 있다."고 덧붙였다. 경남지방 한 고등학교 1학년생이던 A군은 체육수업 도중 팔굽혀펴기를 하다가 갑자기 의식을 잃고 쓰러졌다. 체육교사는 A군에 대해 인공호흡 · 심폐소생술을 시행하지 않고 팔다리만 주무르다 A군이 깨어나지 않자 양호실로 옮겼고 양호교사는 A군이 호흡이 없는 것을 확인한 뒤 곧바로 병원으로 옮겼다. 그러나 A군은 급성 심장정지로 인한 뇌손상으로 식물인간 상태가 되었고 가족은 소송을 냈다. 1심은 "교사의 과실이 없다."며 원고 패소 판결했지만 항소심은 "체육교사는 응급처치를 취하고 즉시 병원으로 이송해 상태 악화를 막아야 할 주의 의무가 있다."며 학교측 책임을 20% 인정, 치료비와 위자료 등 9,583만 원을 배상하라고 판결했다.

(경향신문 2008.5.11)

Ⅰ. 심정지(cardiac arrest)

1 심정지(cardiac arrest)의 과정

사망 과정은 심정지가 발생한 이후부터 시작된다. 심정지가 발생한 직후의 상태를 임상적 사망이라 하며, 조직이 비가역적으로 손상되어 회복될 수 없는 상태를 생물학적 사망이라고 한다. 심폐소생술은 환자가 임상적 사망에서 생물학적 사망으로 진행되는 것을 막아주고 순환을 회복시켜주는 과정이다.

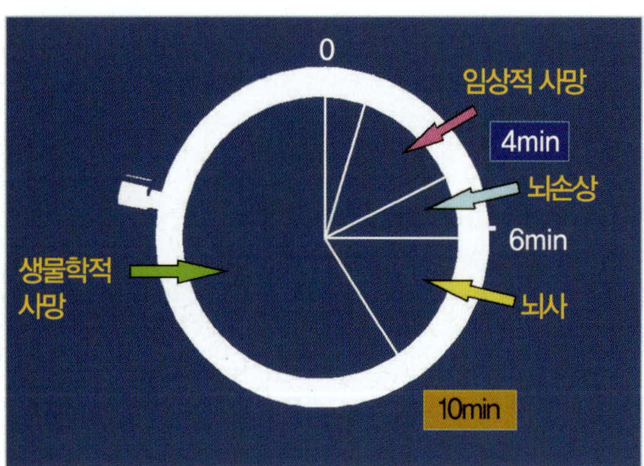

시간으로 본 심정지 환자의 예후

임상적 사망(clinical death)

임상적 사망은 마지막 호흡이나 마지막 심장의 수축으로부터 시작되며, 호흡, 순환 및 두뇌기능이 정지된 상태로 외견상 사망한 것처럼 보이지만, 혈액순환이 회복되면 심정지 전의 중추신경기능을 회복할 수 있는 상태를 말한다.

임상적 사망 기간은 심정지 상태에서 대뇌가 비가역적 손상을 받지 않고 견딜 수 있는 4~6분에 불과하므로, 임상적 사망 상태에서 심폐소생술이 시작되지 않고 4~6분이 경과하면 생물학적 사망으로 전환된다.

임상적 사망의 지속시간은 신체 상태에 따라서도 달라지는데, 만성질환이나 고령 환자의 경우는 심정지후 4~6분 이내에도 생물학적 사망으로 진행될 수 있는 반면, 소아환자나 저체온상태의 환자에서는 상당한 시간이 경과한 후에도 생물학적 사망으로 진행되지 않을 수 있다.

따라서 심정지 시 심폐소생술을 얼마나 오랫동안 시행할 것인가는 환자의 질병상태, 연령, 체온 등을 고려해야 한다.

생물학적 사망 및 뇌사(brain death)

- **생물학적 사망** : 개체 내 대부분의 세포가 비가역적 손상을 받아 다시는 소생될 수 없는 상태로, 심정지 후 4~6분 이상이 경과하여 다시는 기능을 회복할 수 없는 상태를 의미한다.
- **뇌사** : 뇌는 다른 조직보다 쉽게 손상되므로 효과적인 심폐소생술을 시행했음에도 불구하고 다른 장기의 기능이 회복되었어도 뇌기능은 회복되지 않아서 대뇌에 비가역적 손상을 일으킨 것을 의미한다.

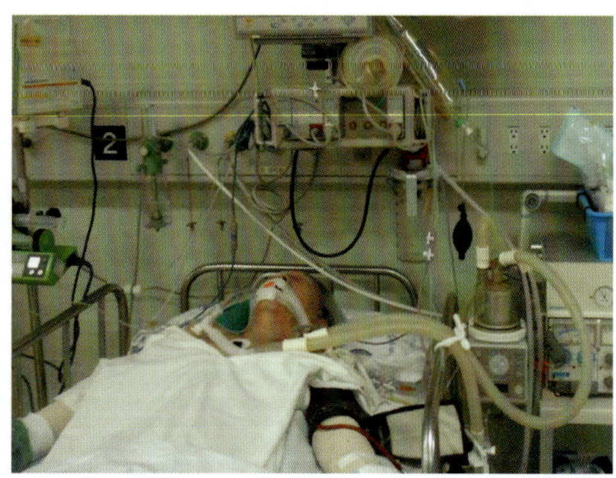

뇌사로 사경을 헤매는 중환자실 환자

Ⅱ. 생존사슬(chain of survival)

1 생존사슬(chain of survival)

심정지 환자의 생존율을 높이기 위해 1992년 미국 심장협회(AHA) 심폐소생술 지침에서 처음으로 병원 전 심정지 환자의 소생을 위하여 일련의 과정인 생존사슬(chain of survival)을 강조하였다.

미국심장협회(AHA)에서 2011년에 생존사슬 4단계에서 5단계 '심정지 후 통합치료'가 추가 변경되었고, 2015년에는 1단계가 '심정지 예방'으로 조기발견이 강조되면서 생존사슬이 변경되었다. 2020년 가이드라인에서는 미국심장협회에서는 6단계로 병원 밖과 병원 내로 구분하여 제공하였다. 한국은 질병관리청에서는 아래의 5단계로 변경 공포하였다.

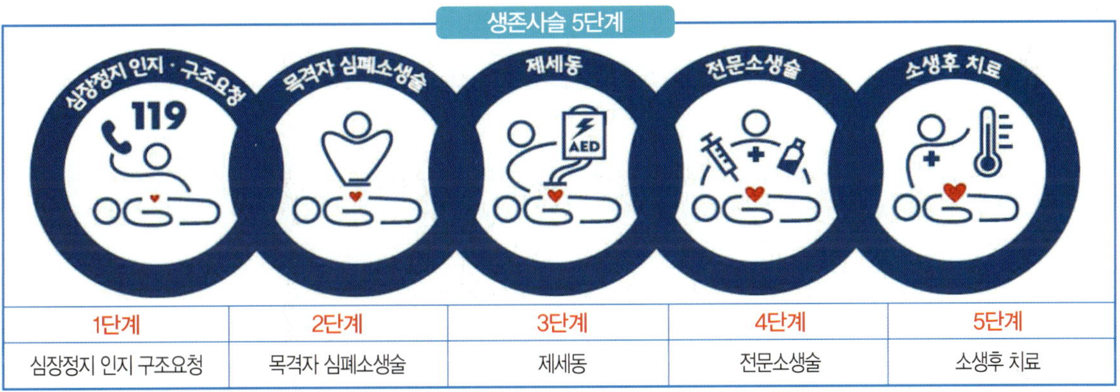

1단계	2단계	3단계	4단계	5단계
심장정지 인지 구조요청	목격자 심폐소생술	제세동	전문소생술	소생후 치료

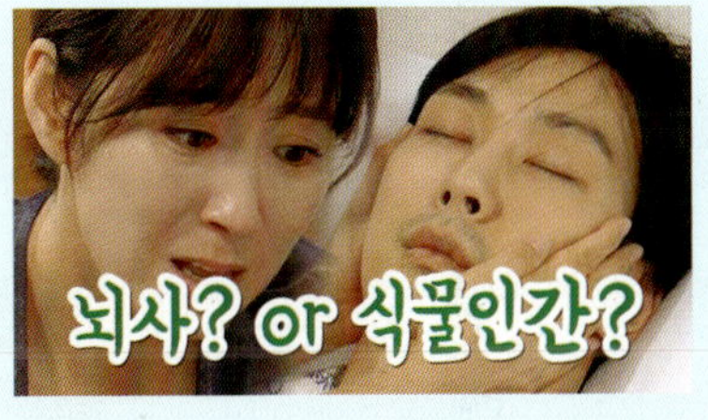

'죽음'이란 뇌 기능이 완전히 상실되면서 심장박동이나 가스(산소와 이산화탄소)교환, 감각기능이 정지되어 호흡이나 혈액순환 등의 기본적인 생명활동이 없는 상태를 말한다. 의학이 발달하면서 뇌 기능이 정지되어도 인공호흡기를 이용하여 폐의 가스교환 및 심장 박동도 자율적으로 유지하게 할 수 있기에 심장 및 장기의 생명 활동을 유지시키는 상태를 '뇌사'라 한다.

'식물인간'은 반사중추 및 뇌간(생명유지 역할을 담당하는 기관으로 대뇌, 소뇌를 제외한 간뇌와 중뇌, 연수 등)은 기능을 제대로 하고 있지만 대뇌, 소뇌의 기능이 상실되어 의식이 없는 상태를 말한다. 몸을 정상으로 움직일 수 없을지라도 인공적인 형태로 영양을 공급받으면서 생명을 유지할수 있다.

	식물인간 상태	뇌사 상태
손상부위	대뇌	뇌 전체(뇌간 포함)
호흡	가능	불가능
순환	가능	불가능
운동	가능	불가능
예후	장기 생존 가능	사망
장기기증	불가능	가능
뇌손상 부위	식물인간 대뇌 일부	뇌사 대뇌+뇌간 손상

뇌사 상태에서는 장기기증이 가능하다. 따라서 'SAVE9'라 한다. 이는 한명의 뇌사자가 최대 9개(심장, 간장, 췌장, 신장 2개, 폐 2개, 각막 2개)의 장기를 9명에게 나누어 주어 새로운 생명을 9(구)할 수 있다는 의미를 담아 매년 9월 9일을 장기기증의 날로 지정하였다.

병원밖 생존사슬 5단계

1 심장정지 인지 · 구조요청(Activation of Emergency Response)

• 심정지 환자의 임상증상(무반응, 무호흡, 비정상호흡)을 확인한 최초 목격자가 즉시 응급의료체계인 119에 신고를 요청하는 단계이다.

☞ 응급전화상담요원의 도움으로 심폐소생술을 지도 받아 시행할 수 있으므로 당황하지 않아도 된다.

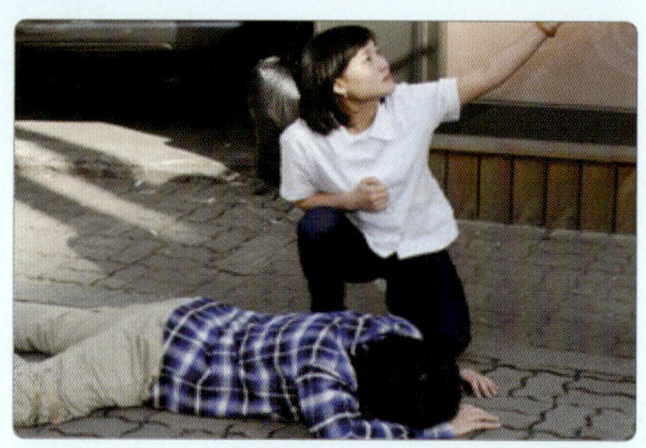

▼

2 목격자 심폐소생술(Bystander CPR)

• 최초 목격자는 지체 없이 심폐소생술을 시행하여 뇌 손상을 지연시키거나 발생하지 않도록 하는 단계이다.

☞ 심정지 환자라고 잘못 판단하여 심폐소생술을 시행하더라도 의학적부작용이 거의 없으므로 최초 목격자인 일반인들에게 특히 적극적으로 권장한다.

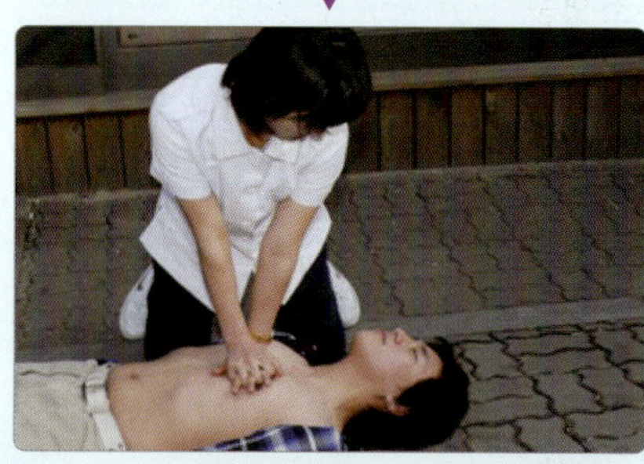

▼

3 제세동(Rapid Defibrillation)

• 심폐소생술 시행 중 제세동기가 도착하면 즉시 1회 제세동 후 가슴압박을 시작으로 음성메세지에 따라 시행하는 단계이다.

☞ 심실세동 환자에게 즉시 제세동을 실시한다. 1분이 지연될 때 마다 생존율은 10%씩 감소한다.

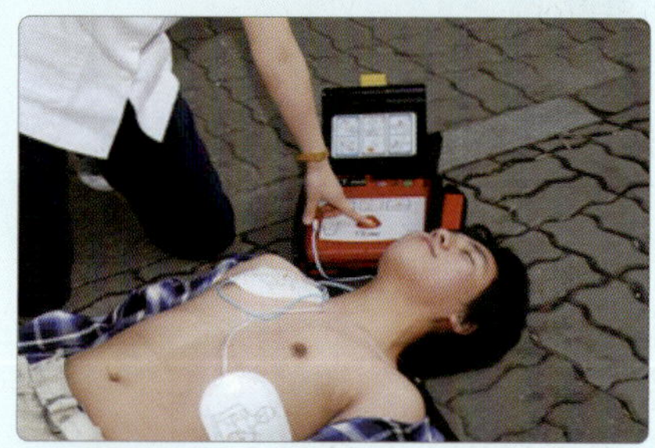

▼

4 전문소생술(Advanced Resuscitation)

• 심장정지 환자를 의료기관으로 이송하여 의료인에 의한 전문소생술과 원인에 따른 관상동맥중재술 등 통합치료를 하는 단계이다.

☞ 의료인에 의한 효과적 전문소생술은 환자의 생존에 가장 큰 영향을 미치기에 신속하게 이송하여 치료하는 것이 중요하다.

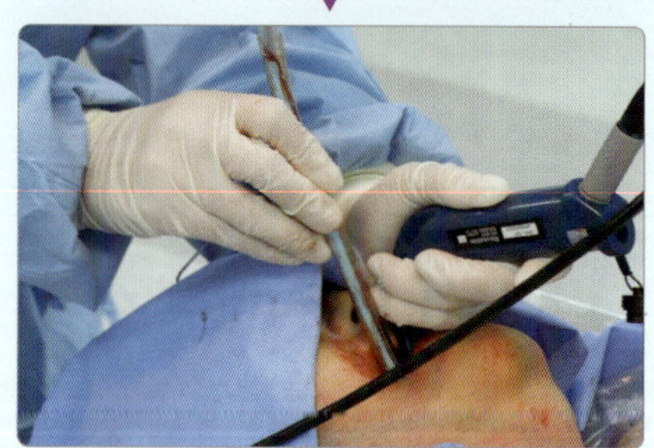

▼

5 소생 후 치료(Post-Cardiac Arrest Care)

• 자발순환이 회복된 심정지 환자에게 일반적 중환자 치료와 함께 급성심근경색에 대한 관상동맥중재술 등을 포함한 통합적 심정지 후 치료를 제공하는 단계이다.

☞ 의료인에 의한 심정지 후 통합처치는 환자의 생존에 가장 큰 영향을 미치기에 적정치료를 받을 수 있는 의료기관으로의 이송이 중요하다.

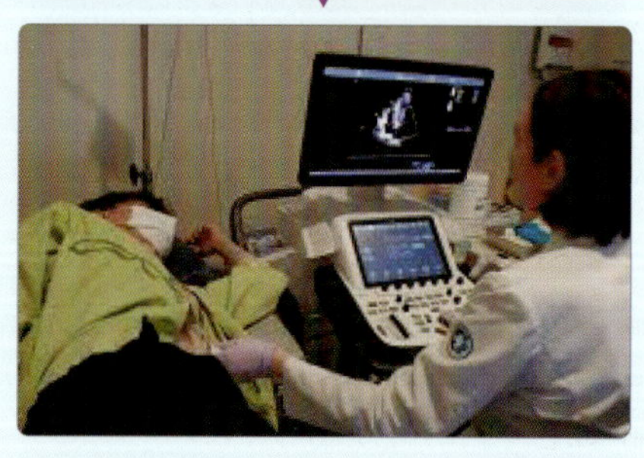

Ⅲ. 심폐소생술

1 심폐소생술 CPR(cardiopulmonary resuscitation) 단계

심폐소생술은 크게 기본소생술(BLS, basic life support)과 전문소생술(ALS, advanced life support), 심정지 후 통합치료 3단계로 구분한다.

기본소생술(BLS)은 사람을 지목하여 신고를 요청하고, 가슴압박과 인공호흡의 C-A-B 순서로 심폐소생술을 시행하는 방법이다. 1997년부터 국제소생연락위원회에서는 기본소생술과 자동제세동기의 개념을 도입하여 제세동의 중요성을 강조하고 있다.

전문소생술(ALS)은 심박동을 회복시키기 위하여 심전도 감시, 심전도에 바탕을 둔 전기적 제세동, 약물투여 및 각종 장비 등을 사용하는 단계이다.

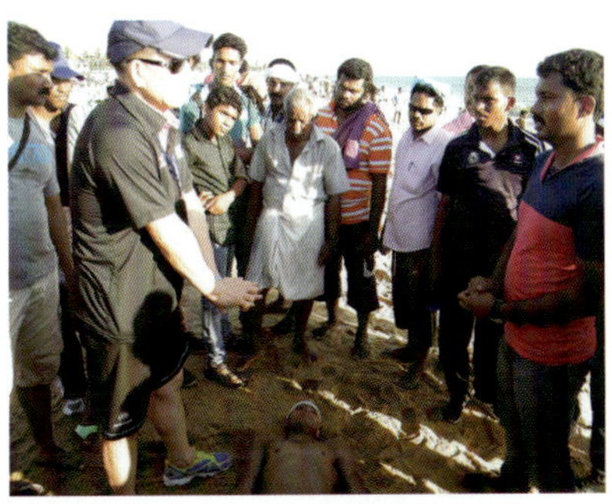
인도에서 가슴 압박 위치를 설명하는 필자

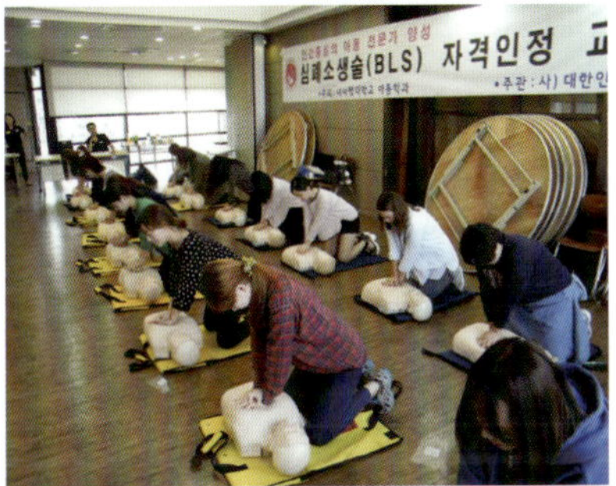

심폐소생술을 교육받는 교육생

심정지 후 통합치료는 심박동이 회복된 후에 재발을 방지하고, 뇌손상을 줄이기 위하여 통합치료를 시행하는 단계이다. 이 단계에서는 저체온치료, 관상동맥조영술을 시행할 수 있으며, 신경학적 진찰, 전기생리학 검사, 신경영상 검사 등 여러 가지 소견을 종합하여 판단할 것을 제안하고 있다.

☞ 기본소생술은 통상 CPR, BLS, 가슴압박술, 심폐소생술이라고 불리어지고 있으나, 일반인들에게 생소하고 의료인들 조차도 심폐소생술이라는 용어를 더 많이 사용하고 있다.

기본소생술(BLS) 단계	전문소생술(ALS) 단계
기본소생술은 심정지 환자를 소생시키기 위한 첫 번째 단계이며, 심정지 발생을 목격한 사람이 즉시 응급의료체계(119)에 알리고, 현장에서 가슴압박과 인공호흡을 시행하여 정지된 혈액 순환 및 호흡기능을 유지시키는 것으로서 간단한 교육과 훈련만으로도 누구나 맨손으로 시행할 수 있는 방법이다. ☞ 전문 응급의료진이 직접 치료할 때까지 생명을 유지시키는 데 절대적으로 필요한 기술이다.	전문 소생술은 심장박동을 회복시키기 위해 전문 기도유지, 약물투여(에피네프린)와 심전도 감시 및 심전도에 바탕을 둔 전기적 제세동 등의 각종 장비를 사용하는 전문적인 치료를 제공하는 단계이다. 전문 외상소생술(advanced trauma life support; ATLS), 전문 심장소생술(advanced cardiac life support; ACLS), 전문 소아소생술(pediatric advanced life support; PALS) 등이 전문 소생술에 포함된다.

심정지 후 통합치료(PLS) 단계
심장박동이 회복된 후 심정지의 재발을 방지하고 뇌 손상을 줄이기 위한 치료를 시행하는 것으로 심정지의 원인을 찾고 환자의 예후에 관해 평가하는 단계이다.

2 심정지(cardiac arrest)

심정지(心停止, cardiac arrest)는 심장이 예고 없이 갑자기 박동을 멈추는 상태를 말한다. 심정지의 주요 원인은 '심실 세동'이라는 부정맥이 원인이다. 이는 심실이 정상적이지 않게 박동함으로 신체로 보내는 혈액의 양이 거의 없거나 매우 적어지기 때문에 몇 분 안에 적절한 처치를 하지 못하면 사망에 이르게 된다. 심정지 발생시 4분 이내에 심폐소생술이 시행되면 생존율이 높아진다.

• 호흡과 가슴압박의 원리

인공 호흡	호흡이 정지되었을 경우 주된 사망원인은 이산화탄소의 과도한 축적과 산소결핍 때문이다. 대기 중의 산소 21% 중 성인의 호기에 의한 산소는 16~17% 정도가 되기 때문에 심정지 환자에게 최소로 필요한 산소를 공급할 수 있다. ☞ 1차 호흡 시 500ml 환기량이 되며 최고 동맥혈산소압 75mmHg 이상 동맥혈산소포화도 90% 이상을 유지할 수 있다.	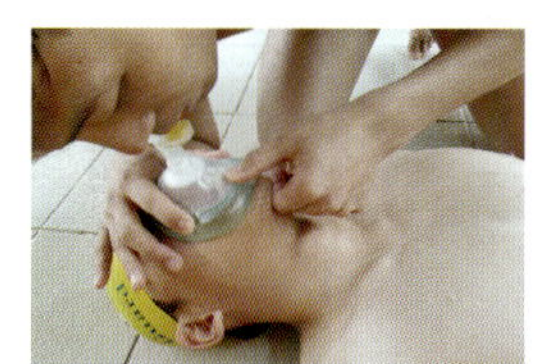
가슴 압박	심정지 환자에게 효과적으로 가슴압박을 시행해도 경동맥 혈류는 정상 상태의 17~28%에 불과하다. 가슴압박을 효과적으로 유지한다면 순환 회복 후에 신경학적 손상을 적게 발생시킬 수 있다. ☞ 효과적인 가슴압박을 위해서는 환자를 딱딱하고 편평한 바닥에 눕혀 빠르고 세게 가슴압박을 시행한다.	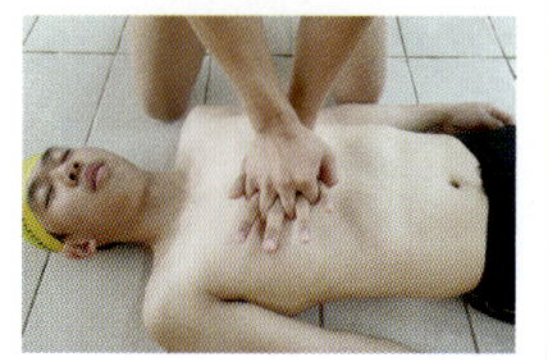

• 인공호흡에 대한 정의 (2020 한국심폐소생술 가이드라인. 67P)

심폐소생술 교육을 받은 적이 없거나, 받았더라도 자신이 없는 경우, 혹은 인공호흡에 대해 거부감을 가진 경우에는 심폐소생술을 시도조차 하지 않는 경우가 많다. 그러나 인공호흡을 하지 않고 가슴압박 만 하더라도 아무것도 하지 않을 때보다 심장정지 환자의 생존율을 높일 수 있다.

2011년 가이드라인부터 심폐소생술 교육을 받은 적이 없거나 심폐소생술에 자신이 없는 일반인은 가슴압박소생술을 하도록 권장하였다. 2015년 가이드라인에서는 일반인은 가슴압박소생술을 시행하도록 권고하고, 인공호흡을 할 수 있는 구조자는 인공호흡이 포함된 심폐소생술을 시행하도록 하였다.

■ 심장나비와 심정지(Heart attack vs Cardiac arrest) 용어 구분

심장마비(심장에 피가 막히는 것)	심정지(심장 오작동으로 박동이 멈추는 것)
▶ Heart attack is when blood flow to the heart is blocked (심장으로 가는 혈류가 막힌 것) ▶ "Circulationl" problem (심장의 역할에서 순환의 문제) ▶ Call EMS to get to ER (119 신고 후 즉시 응급 이송)	▶ Cardiac arrest is when the heart malfunctions and suddenly stops beating unexpectedly (심장 기능부족으로 갑자기 심박이 멈추는 것) ▶ "Electrical" problem (심장의 역할에서 전기적인 문제) ▶ Call EMS, begin CPR with AED (119 신고 후(도착때까지) CPR & AED) 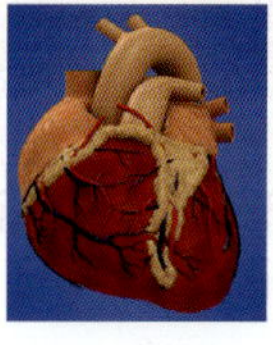

3 심폐소생술의 연령별 구분

항 목	성인(만 8세부터)	소아(만 1세~만 8세 미만)	영아(만 1세 미만까지)
기본소생술 순서	가슴압박(C) – 기도유지(A) – 인공호흡(B)		
응급의료연락(119신고)	반응을 확인하고 반응이 없으면 119 신고(자동제세동기도 요청)		
호흡확인	호흡이 없거나 비정상적인 호흡으로 판단되면 즉시 가슴압박		
가슴압박 위치	가슴뼈 아래쪽 ½ (분당 100–120회)		
가슴압박 깊이	약 5cm	약 4–5cm	약 4cm
가슴압박 : 인공호흡	30 : 2 (소아 · 영아에서 보건 의료인 2인 구조 시 15 : 2)		
가슴압박소생술	심폐소생술 훈련을 받지 않은 일반인이나, 인공호흡을 제공할 의사가 없을 때 사용		
기도유지/인공호흡	머리기울임–턱 들어 올리기/입–입 인공호흡		
이물에 의한 기도폐쇄	성인 · 소아=>등두드리기 5회–복부밀어내기5회(반복) 영아=>등두드리기5회–가슴밀어내기 5회(반복)		
자동제세동기 사용	제세동기가 도착하면 음성지시에 따라 제세동 쇼크를 한 후 즉시 가슴압박 실시		

▶ 맥박의 위치

영아 맥박점: 위팔동맥(brachial artery):상완동맥

팔을 따라 아래로 이어진 동맥으로 윗팔의 중간인 두갈래근과 세갈래근 사이에 위치한다.

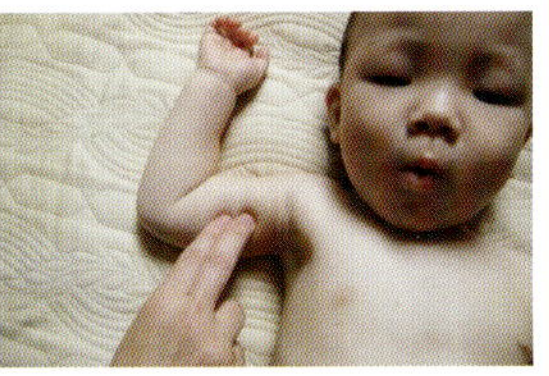

성인 맥박점: 목동맥(carotid artery):경동맥

오른쪽 목동맥은 팔머리동맥에서 오고, 왼쪽 목동맥은 대동맥궁에서 오는 동맥이다.

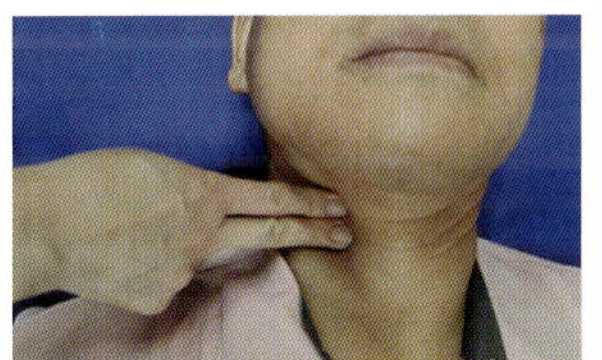

■ 심폐소생술에 사용되는 호흡 보조 기구

포켓마스크(Pocket Mask)

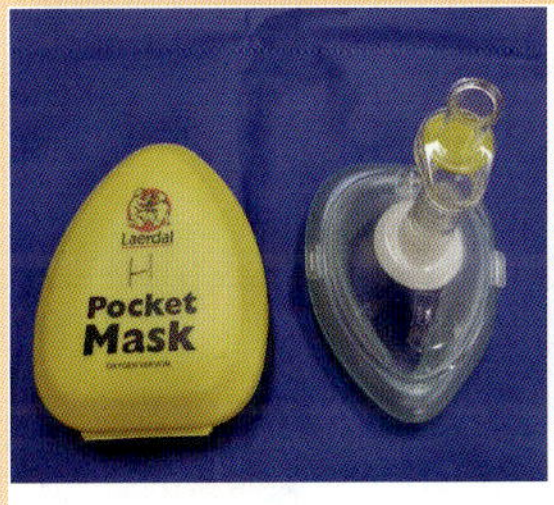

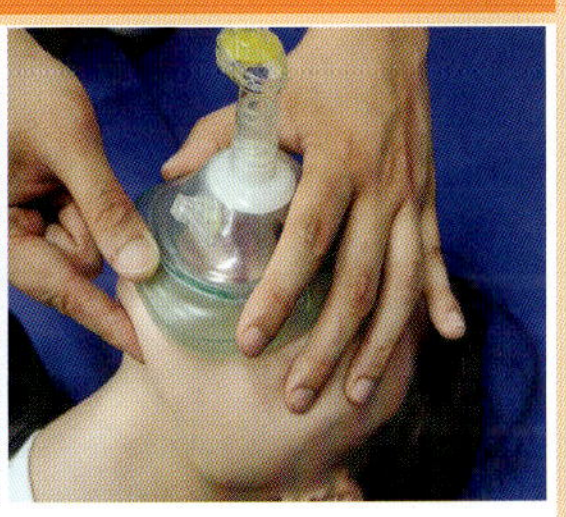

누구나 쉽게 휴대할 수 있으며 얼굴에 밀착하여 인공호흡의 효율성을 높일 수 있고 환자와 직접 접촉(일 방향 원리)하지 않아 감염으로부터 보호를 받을 수 있다.

백마스크(Bag Mask)

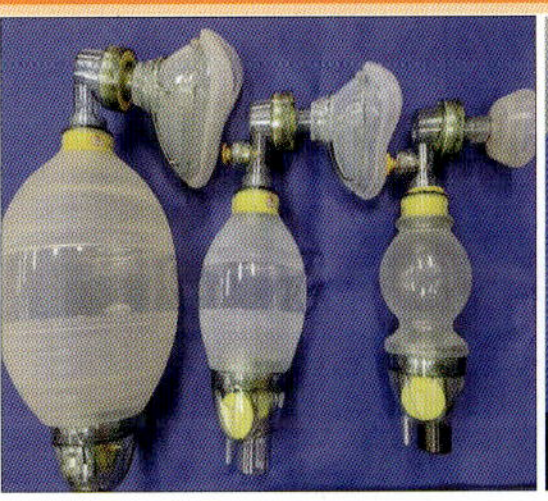

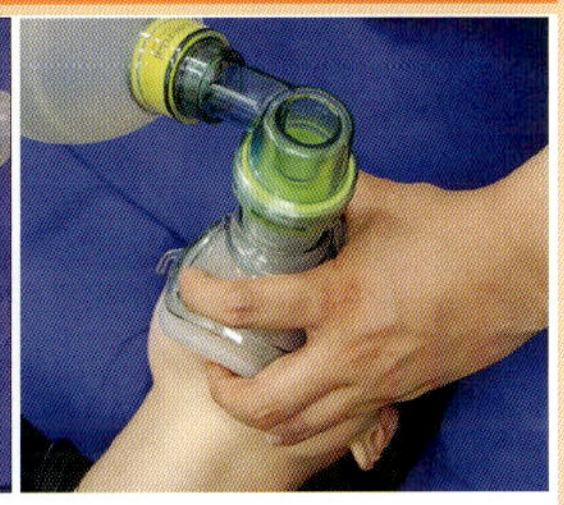

한손으로 마스크를 밀착시키고 또 한손으로 밸브를 사용하며 대기 중 산소를 사용할 수 있으며 산소장비를 연결할 경우에는 고농도의 산소 공급이 가능하다.

4 성인 심폐소생술

가슴압박을 위해 환자를 침대에서 바닥으로 옮기지 않도록 권고한다. 현장에서 회복하지 않는 환자 이송은 지도의사의 직접 지도를 받거나 기본소생술만 가능한 경우에는 6분, 전문소생술일 경우 10분간 심폐소생술 후 이송하도록 권고한다. 연령이 만 8세 이상이거나 체중이 25kg 이상일 때 아래와 같이 성인 심폐소생술을 시행한다.

1 반응 확인(현장안전확인)

- 환자에게 접근 전 현장이 안전한지, 감염 가능성은 없는지 우선 확인한다.
- 환자의 양쪽 어깨를 가볍게 두드리며 "괜찮으세요?"라고 반응을 한다. 반응이 없으면 심정지(심장마비)가능성이 높다.

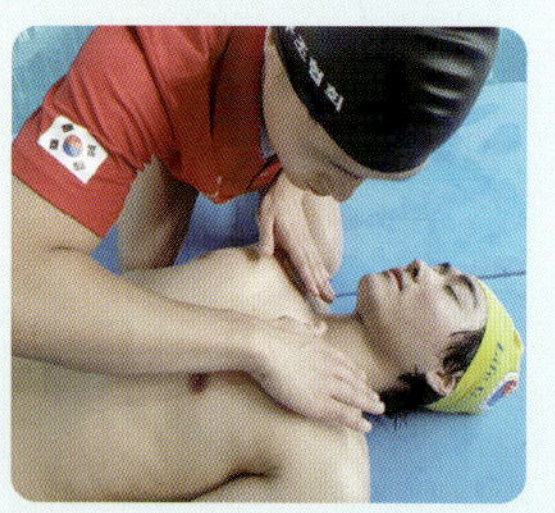

2 119신고(자동심장충격기 요청)

- 심정지 상태를 인지하면 바로 119에 신고한다. 구조자는 발생장소와 상황, 환자의 숫자와 상태, 필요한 도움에 대답할 준비를 함

☞ 신고할 때 스피커 통화가 바람직하고 계속 통화상태 유지

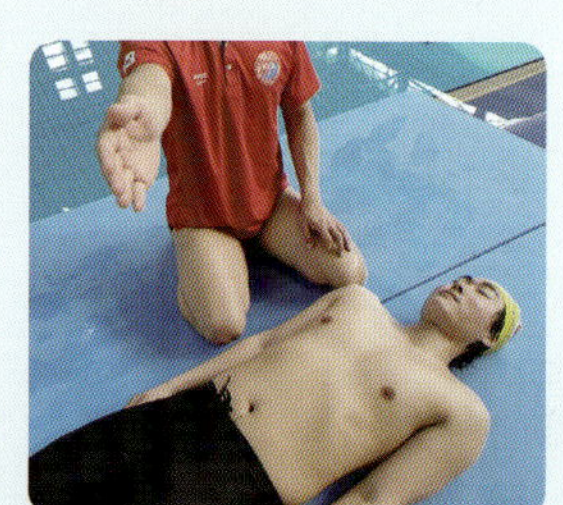

3 호흡확인(의료인 맥박확인)

- 숨을 쉬고 있는지 비정상호흡인지 호흡반응을 확인한다. 일반인은 맥박을 확인하지 않는다. 또한 호흡확인이 어렵기 때문에 119의 도움을 받도록 한다.

☞ 쓰러진 사람의 얼굴과 가슴을 10초 정도 관찰하여 호흡이 있는지를 확인한다. 의식이 없는 사람이 호흡이 없거나 비정상이면 심장마비가 발생한 것으로 판단한다.

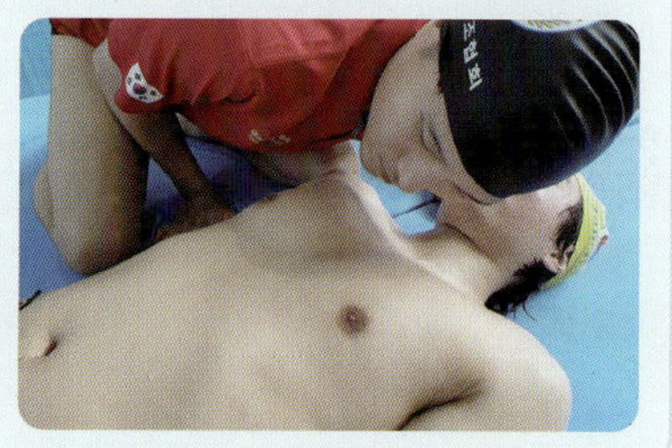

4 가슴압박(30회) ▶ 기도 열기 후 인공호흡(2회)

가슴 압박(30회)

- 위치: 가슴뼈의 아래쪽 1/2
- 깊이: 약 5cm
- 속도: 100~120회(분당)
- 압박: 호흡 ⇒ 30 : 2
- 압박과 이완 비율 ⇒ 50 : 50
- 방법 : 압박점에 한 손을 다른 손에 깍지를 끼고, 팔꿈치를 굽히지 않은 상태로 환자의 몸과 직각을 이루면서 시행

기도유지

- 방법 : 머리 기울임-턱들어올리기

☞ 척추손상 의심되는 외상의 징후가 있다면 머리젖히기를 하지 않고 턱밀어올리기 방법으로 기도 개방

인공 호흡

- 1회 호흡량은 가슴 팽창이 눈으로 관찰 될 정도의 양
- 방법: 1초에 걸쳐 인공호흡을 한다. 가슴압박 동안에 인공호흡이 동시에 이루어지지 않도록 주의하며, 인공호흡을 과도하게 하여 과환기를 유발하지 않도록 한다.

☞ 입-입 인공호흡을 통해 질병이 전염될 위험성은 매우 낮기 때문에 보호기구를 준비하기 위해 인공호흡을 지연시키지 않아야 함

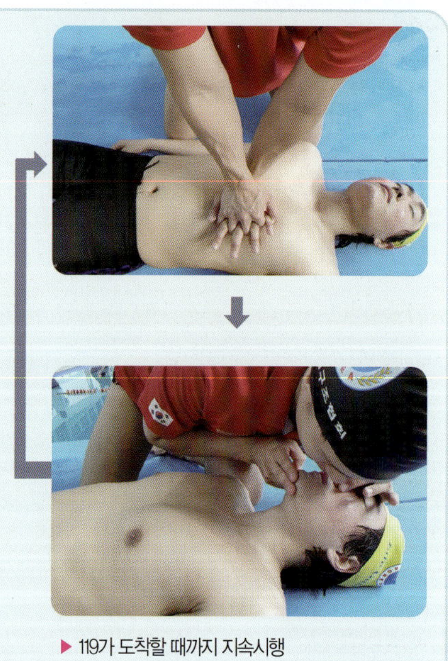

▶ 119가 도착할 때까지 지속시행

출처 : 2020년 한국형 심폐소생술 guideline(질병관리청, 2020.12.8)

5 소아 · 영아 심폐소생술

만 8세 미만을 소아로 정의한다. 영아(infant)는 만 1세 미만을 말하며, 신생아는 4주 미만으로 정의한다.

소아(8세 미만) | 영아(1개월~1세)

1 반응 확인(현장 안전 확인)

- 의식이 없는 아이가 숨을 헐떡이거나 호흡이 없다면 심폐소생술이 필요하다.

☞ 소아는 어깨를 두드리고 영아는 발바닥을 두드리면서 "얘야 괜찮니?"소리치거나 이름을 알면 이름을 부른다.

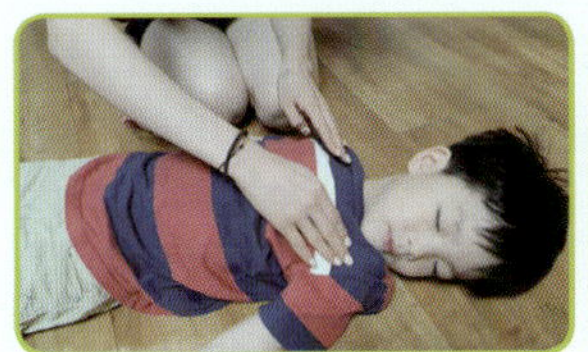

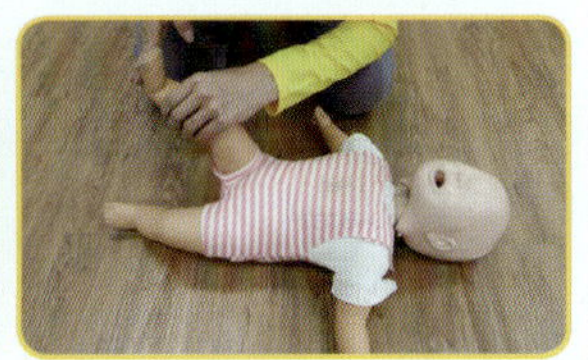

2 119신고(자동심장충격기 요청)

- 자동심장충격기를 가져다 줄 것을 요청한다.

☞ 소아는 심실세동보다 질식성 심정지가 많기에 혼자이거나 휴대전화가 없으면 2분간 먼저 심폐소생술을 실시하고 근처의 자동제세동기를 가져온다. 즉시 돌아와서 심폐소생술을 시작한다.

3 호흡확인(의료인 맥박확인)

- 아이가 반응이 없고 숨을 쉬지 않거나 헐떡이는 숨(심정지호흡)을 쉬고 있는 상태라면 심폐소생술을 시작한다.

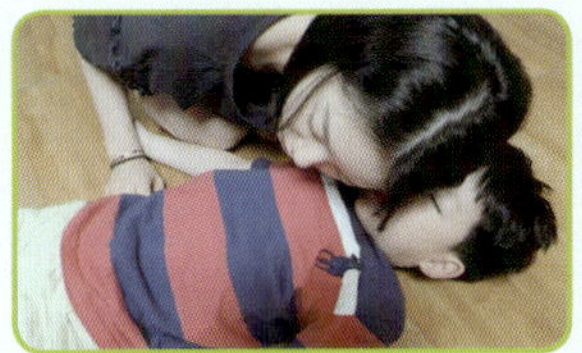

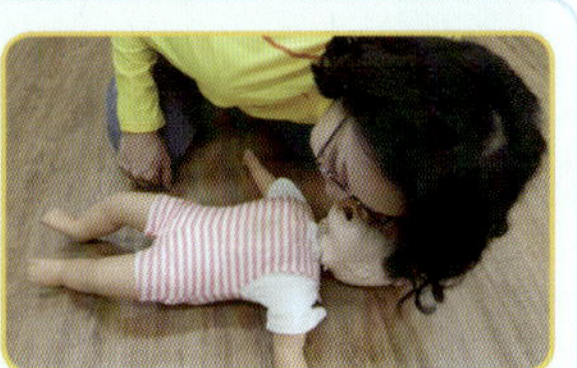

4 가슴압박(30회) ▶ 기도 열기 후 인공호흡(2회)

가슴압박(30회)은 성인과 동일하다

- 위치 : 소아(가슴뼈의 아래쪽 1/2)
  영아(젖꼭지 연결선 바로 아래 가슴뼈)
- 깊이 : 소아 → 약 4~5cm, 영아 → 약 4cm
- 방법 : 소아(한손으로) 영아(2개 손가락)

기도열기

- 방법: 머리기울임-턱들어올리기
  반응이 없는 소아는 혀가 기도를 막을 수 있기에 머리기울임 - 턱들어올리기 방법으로 기도를 연다.

☞ 척추손상 의심되는 외상의 징후가 있다면 머리젖히기를 하지 않고 턱밀어올리기 방법으로 기도개방

인공호흡(2회)

- 인공호흡은 입-입 인공호흡으로 호흡을 불어넣을 때 가슴이 올라오는 것을 확인해야 하며, 각 호흡은 1초에 걸쳐 실시한다.

☞ 2회의 인공호흡 후 즉시 30회 가슴압박을 119 도착 할 때까지 계속 실시한다.

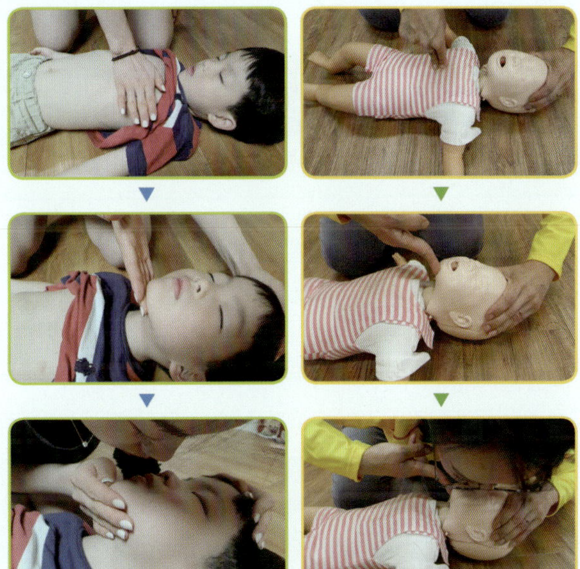

출처 : 2020년 한국형 심폐소생술 guideline(질병관리청, 2020.12.8)

6 익수자 심폐소생술

익수자가 차가운 물에 오랫동안 익수상태에서 소생하거나 의식이 완전히 회복된 경우가 종종 있기 때문에 발견 즉시 빠른 심폐소생술이 필요하다. 익사자의 심정지 원인이 대부분 저산소성이기에 익수에 의한 심정지 환자에게 구조자가 훈련을 받았고 시행 의지가 있는 경우, 인공호흡을 포함한 '표준 심폐소생술(C-A-B)'을 할 것을 제안하였다.

- 익수에 의한 심정지 환자에게 '자동제세동기의 사용'을 고려할 수 있다
- 익수로 심정지가 발생한 경우 적절한 장비를 갖춘 잘 훈련된 수상구조팀이라면 '구명보트 위'에서 심폐소생술을 시행하는 것을 고려할 수 있다.
- 익수로 인한 심정지 환자에게 '물 속에서의 심폐소생술'은 적절한 장비를 갖춘 잘 훈련된 수상구조팀이라면 고려할 수 있다.

C : 가슴압박	A : 기도열기	B : 인공호흡(입-입)
가슴뼈 아래쪽 ½을 압박 30회(15~18초) 후 기도개방 입속 확인. 인공호흡(2회)을 2분 간격으로 교대.	머리기울임-턱들어올리기로 기도 개방. 이때 턱 아래 부위의 연부조직을 깊게 누르면 기도를 막을 수 있기에 주의	평상 시 호흡과 같은 양으로 입을 통해 1초에 걸쳐 2회 실시. 눈으로 환자의 가슴이 부풀어 오르는지 확인.

▶ 익수자에게 표준 심폐소생술을 권장하는 이유?

익수자 심폐소생술은 기존A-B-C(기도개방(airway: A) - (인공호흡(breathing: B) - (가슴압박(compression: C)에서 2020년에는 C-A-B로 지침이 개정되었다.

물에 빠진 익수(drowning) 환자를 물에서 건져낸 후에는 가능한 빨리 표준심폐소생술을 할 것을 권고하였다. 익수환자에게 즉각적인 심폐소생술이 가장 중요한 치료방법이다. 익수자가 무의식 상태로 얕은 물에 있거나 물 밖으로 꺼내어졌을 때 바로 수행하여야 한다.

익수 등 저산소증을 초래하는 질식성 심장 정지 환자는 반드시 인공호흡을 시행하여야 한다.

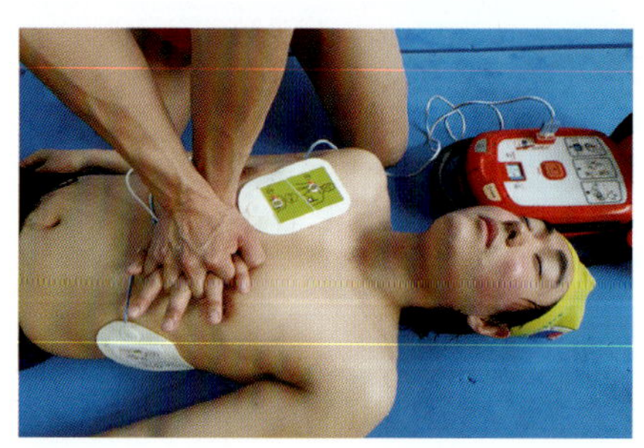

일부 익수 환자는 성문 연축 혹은 호흡중지를 유발하여 물이 흡입되지 않거나 물이 일부 흡입되더라도 빠르게 체내순환으로 흡수되므로, 익수자에게 복부밀어내기(환자에게 손상, 구토와 폐 흡인(as piration) 유발)를 하지 않는다. 심폐소생술 중 익사자가 구토가 발생하면 얼굴을 한 쪽으로 돌려 손가락, 옷, 흡입기를 사용하여 구토물을 제거한다.

■ 일반인 구조자(2020년 한국형) 심폐소생술 순서

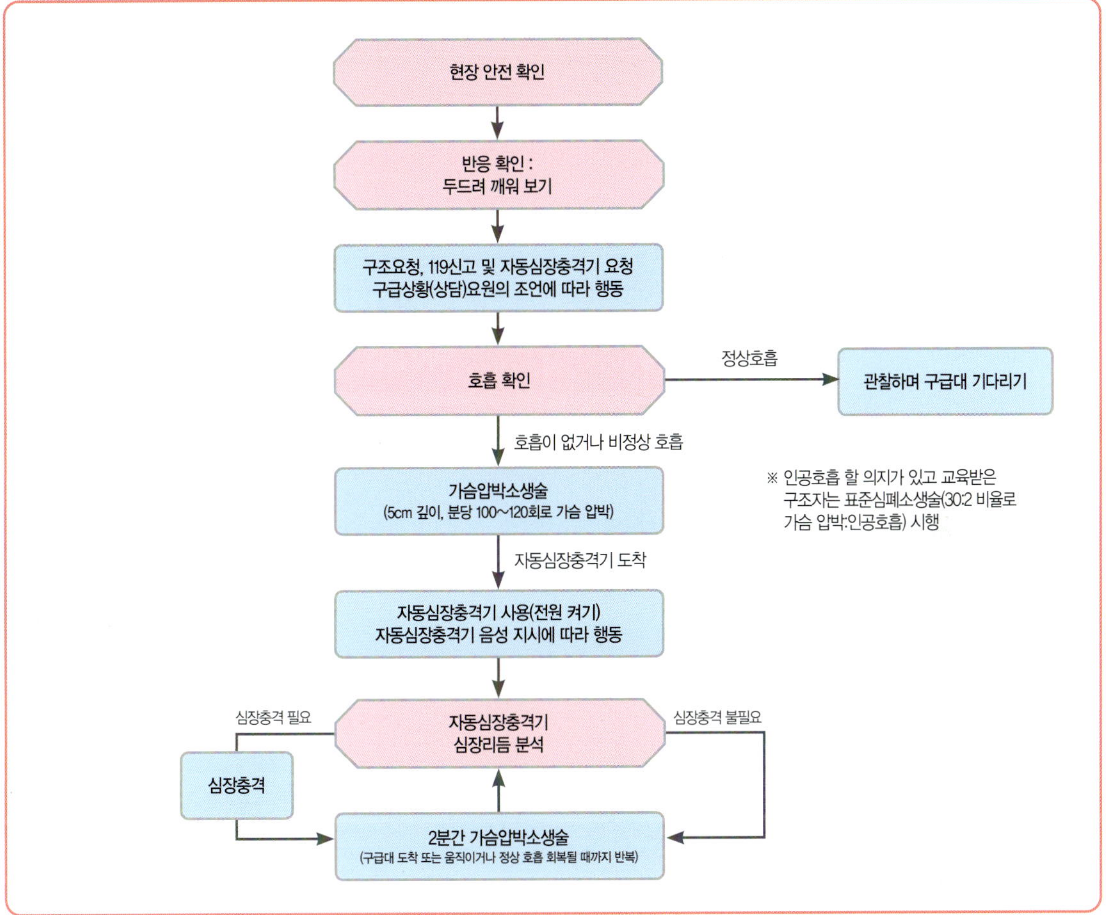

• 고품질 CPR 일관성 유지

• 약 5cm, 100–120회/분, 충분한 이완	• 가슴압박 중단의 최소화
• 가슴뼈 ½아래 중앙	• 리듬확인 및 제세동 후 즉시 압박 시작
• 팔을 펴고, 바닥과 수직으로	• 편평하고 단단한 바닥
• 2분마다 교대 및 리듬확인	• 가슴압박: 인공호흡 = 30:2

• 심폐소생술에서 인공호흡 방법

① 1초에 걸쳐 인공호흡을 한다.
② 가슴 상승이 눈으로 확인될 정도의 일 회 호흡량으로 호흡한다.
③ 2인 구조자 상황에서 전문기도기(기관 튜브, 후두 마스크 기도기 등)가 삽관된 경우에는 6초마다 1회의 인공호흡(10 회/분)을 시행한다.
④ 가슴압박 동안에 인공호흡이 동시에 이루어지지 않도록 주의한다.
⑤ 인공호흡을 과도하게 하여 과환기를 유발하지 않도록 주의한다.

■ 일반인 구조자(2020년 한국형) 심폐소생술 순서 (COVID-19 의심자)

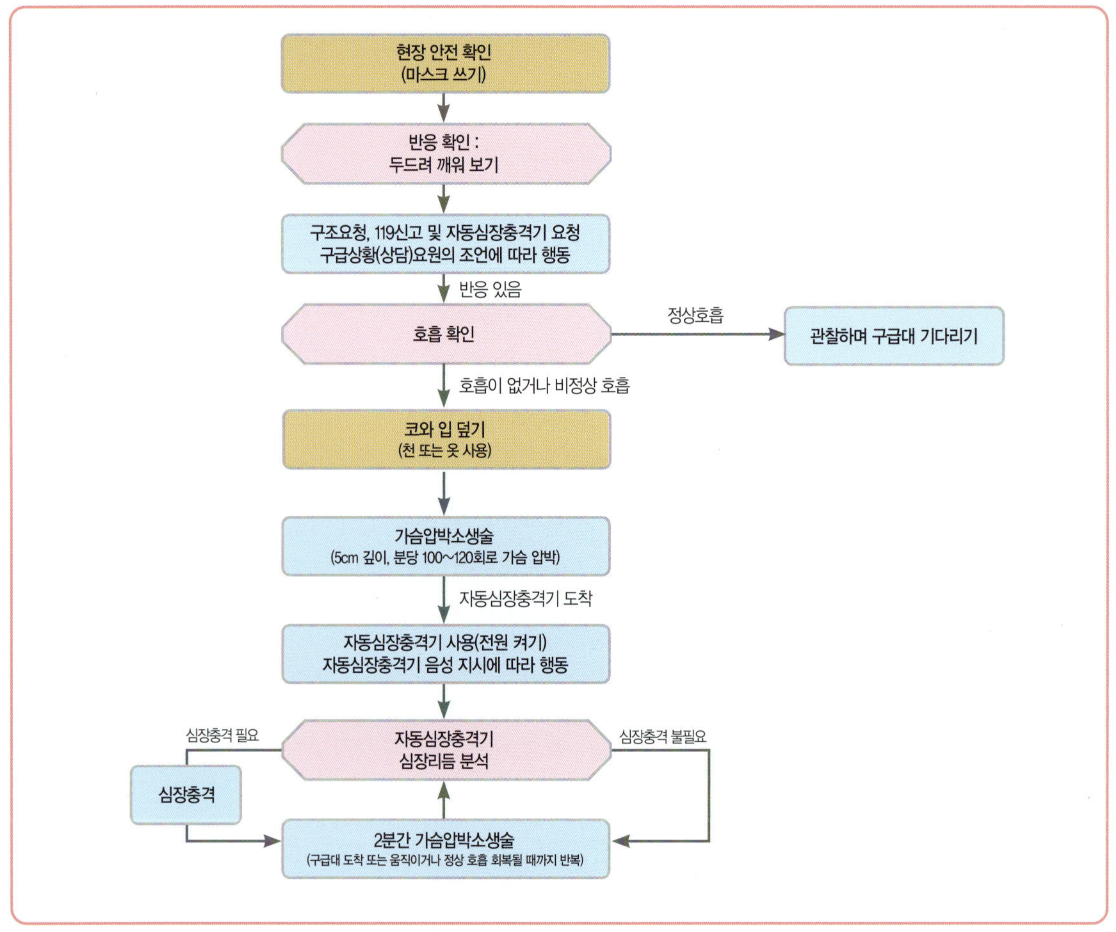

• **코로나19 등 감염질환 유행 시(의심) 준비 및 조치**

실시 전 준비	• 보건용 마스크(KF94 또는 동급)와 장갑 등 개인보호장구 착용 • **환자의 코와 입을 천 또는 수건으로 덮기**(환자 얼굴 가까이 않도록 주의)
실시 중 주의	• 119 신고 및 자동심징충격기 요청 • 스피커폰 통화 상태로 구급상황(상담)요원 조언에 따라 조치 • 여분의 마스크가 있으면 환자에게 사용 • 인공호흡 없이 가슴압박술 실시
실시 후 조치	• 가능한 빨리 비누와 물 또는 손세정제를 이용하여 손 씻기 • 지역 보건소 연락하여, 코로나19 검사 등 보건소 조치사항 이행

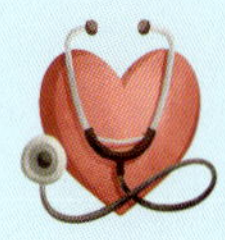

의료인이 아닌 일반 응급처치자도 꼭 알아야 할 의학 상식

▪ 현재 우리나라는 어떤 심폐소생술 지침을 사용하나요?

심폐소생술 지침은 여러 국가에서 제정되어 그 나라 특성에 맞게 사용되고 있다. 이 중 미국심장협회(AHA)와 유럽소생위원회(ERC)가 주도적으로 활동하여 이러한 지침을 통합하기 위해 국제소생연락위원회(ILCOR, International Liaison Committee On Resuscitation)를 발족시켜 1997년 세계 최초로 단일화된 심폐소생술 지침을 만들어 사용하였다. 2000년에는 이 지침을 보완하여 국제적인 표준지침으로 '2000 Guideline for CPR and ECC'를 발표하여 사용하였다. 이후 2005 AHA Guidelines에 이어 2010년 10월에 발표한 2010 AHA 가이드라인의 심폐소생술 지침에 근거한 '2011 한국 심폐소생술 지침'을 사용하였다. 이후 2015년 12월 4일 대한심폐소생술협회에서 "2015 AHA Guidelines"을 우리나라 실정에 맞는 심폐소생술 내용을 발표함으로 2016년부터 이 지침을 사용하게 되었다. 2020년 가이드라인은 국제소생술교류위원회 · 미국심장협회 등에서 발표(2020.10.21)한 자료를 근거로 질병관리청에서 제9차(2020년도)급성심장정지조사심포지움에서 한국형 심폐소생술 guidelines(2020.12.8.), 2020년 한국 심폐소생술 가이드라인(2021.3)의 지침을 사용하고 있다.

▪ 심폐소생술에서 인공호흡이 필요한 경우

심폐소생술에서 인공호흡의 1차 목적은 적절한 산소화를 유지하는 것이며, 2차 목적은 이산화탄소를 제거하는 것이다. 갑작스러운 심실세동 심장정지가 발생한 직후 몇 분 동안, 인공호흡은 가슴압박보다 중요하지 않다. 심장정지가 갑자기 발생한 경우에는 심폐소생술이 시작되기 전 또는 심폐소생술 시작 후 수 분 동안은 동맥혈 내의 산소 함량이 유지되기 때문이다. 심장정지가 지속되거나 심장정지로부터 지나간 시간을 정확히 모르면 인공호흡과 가슴압박이 모두 중요하다. 또한, 익수 등 저산소혈증을 초래하는 질식성 심장정지 환자는 반드시 인공호흡을 시행해야 한다. (2020년 한국심폐소생술 가이드라인, 77P. 질병관리청. 2021.3)

▪ 일반인에게는 의식이 없는 환자의 맥박확인을 하지 않고 바로 가슴압박을 시작하라고 하는데 이유는 무엇인가요?

일반인 15%만이 10초 이내에 맥박 유무를 정확히 판단할 수 있다고 한다. 실제로는 서맥 등으로 맥박이 뛰고 있으나 맥박이 촉지되지 않는다고 판단하는 일반인의 경우가 전체의 45% 정도이며, 또한 맥박이 없는 환자의 10% 정도는 맥박이 있다고 평가한다는 연구 결과가 있다. 일반인의 15%만 10초 이내에 맥박 유무를 정확히 판단할 수 있기 때문에 의식이 없는 환자에게 정상적인 호흡이나 움직임이 없다면 심정지로 판단하고 가슴압박을 신속하게 시행하는 것이 심정지 환자를 소생시키는 데 효과적이기 때문이다. 순환상태가 유지되고 있는 환자 대부분은 호흡, 기침을 하거나 외부 자극에 신체의 움직임을 나타낸다.

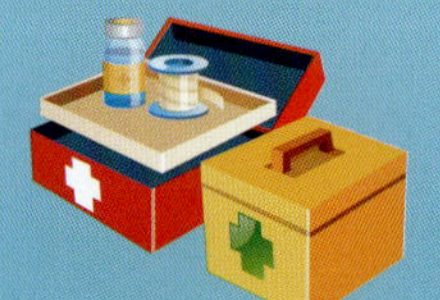

04 자동제세동기 사용과 기도폐쇄 처치

개 요

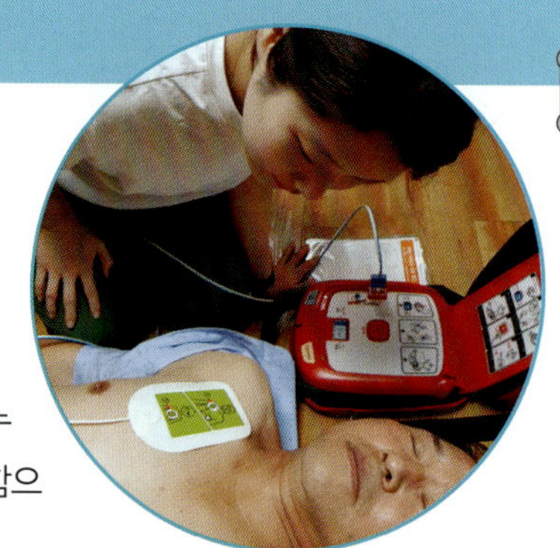

자동제세동기는 응급구조사가 사용하게 되어 있으나 약간만 교육받으면 누구나 사용할 수 있는 안전한 장비로 법적인 조치가 마련되었다. 외국은 병원뿐만 아니라 호텔, 백화점, 경기장, 공항, 항공기, 선박, 터미널 등에 소화기처럼 설치되어 누구나 사용할 수 있도록 하였고 이러한 자동제세동기를 사용함으로써 심장마비 환자의 사망률은 감소될 수 있다.

심장에 발생한 부정맥을 치료하는 방법에는 약물요법과 심장을 자극하는 전기요법이 있다. 심정지의 중요한 요인인 심실세동과 무맥성 심실빈맥의 가장 좋은 치료방법은 자동제세동기를 사용하는 것이다. 응급의료에 관한 법률에서는 구급차 · 철도차량 · 항공기 · 선박 · 다중이용시설 등에 자동제세동기 등 심폐소생술을 행할 수 있는 응급장비를 갖추도록 하고 있으며 또한, 의료인과 응급구조사 이외에 다중이용시설 등에서 안전업무 등을 수행하는 직원에게 구조 및 응급처치에 관한 교육을 받도록 규정함으로써 응급환자의 생명을 구할 수 있도록 하고 있다.

최초반응자는 자동제세동기의 중요성과 원리를 이해하고 심폐소생술과 함께 사용 할 수 있어야 한다. 또한, 기도폐쇄의 증상과 징후를 숙지하여 기도가 폐쇄된 환자에게 적절한 응급처치를 할 수 있어야 한다.

학습 목표

- 자동제세동기의 원리를 설명할 수 있다.
- 제세동이 필요한 부정맥을 설명할 수 있다.
- 자동제세동기를 순서(성인, 소아 · 영아)대로 적용할 수 있다.
- 기도폐쇄의 원인과 그 예방법을 설명할 수 있다.
- 기도폐쇄 응급처치법(성인, 소아, 영아)을 시행할 수 있다.

사고사례

대구시 '심장박동 프로젝트' 첫 사례…아파트 심정지 환자 살려

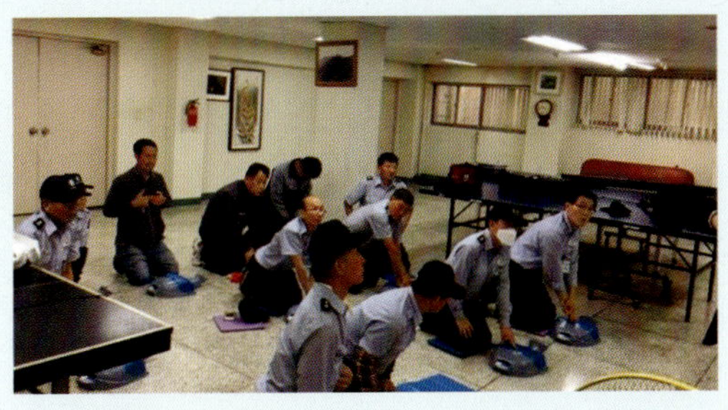

전국에서 처음으로 민 · 관이 손잡고 심정지 환자 발생 시에 골드타임을 확보하기 위한 대구시의 '응답하라! 심장박동 프로젝트' 사업이 첫 소생 사례를 낳았다. 지난달 21일 달성군 관내 한 아파트에서 출근 준비를 해야 할 시간에 아무리 깨워도 일어나지 않는 남편을 이상하다고 여긴 아내가 119에 신고 했다. 신고를 받은 119 종합상황실에서는 심정지 상황을 인지, 해당 아파트로 심정지 상황을 알리는 문자(VMS)를 발송했고, 이내 연락을 받은 관리사무소 직원이 자동심장충격기(AED)를 이용한 응급처치로 시민을 살렸다. 이번 조치는 대구시가 500세대 이상 공동주택에 자동심장충격기 의무 설치에서 착안해 추진한 '응답하라! 심장박동 프로젝트' 사업의 첫 성과다. 대구시는 지난 2016년부터 이번 사업과 관련해 최초 목격자의 응급처치 중요성, 심폐소생술 및 자동심장충격기 사용법 등을 아파트 관리종사자, 주민 리더 등을 대상으로 교육하였고, 이들 가운데 공동주택 관리종사자, 주민 리더 등이 '단디서포터즈'로 활동하고 하였다. 그동안 106건의 심정지 상황에 응답해 준 결실들이 모여 첫 소생의 사례를 만들었다는 게 대구시의 설명이다. 앞선 사례의 주인공은 "우리 아파트 관리사무소 직원이 신속하고 정확한 응급처치가 없었다면, 지금 가족과 함께 누리는 이 평범한 일상의 행복은 없었을 것"이라며 감사의 인사를 전했다. (아시아경제 2020.5.15)

출근하던 소방관, CPR로 심정지 시민 살려…공공장소 AED 활용

출근 중이던 소방공무원이 지하철 승차장에서 심정지로 쓰러진 시민의 목숨을 구하였다. 마포소방서 119구급대원으로 근무하고 있는 송용만 소방관이 지난달 9일 출근을 위해 지하철 2호선 신도림역 승차장으로 향하던 중 앞쪽에서 쓰러진 한 시민을 깨우고 있는 현장을 목격했다. 주변 사람들이 "아저씨 정신 차리세요", "일어나 보세요" 하면서 쓰러진 이에게 계속 말을 걸어도 반응이 없자 뭔가 이상하다는 생각이든 송 소방관은 즉시 호흡과 맥박을 확인하니 환자는 무호흡 · 무맥박 상태였다. 송 소방관은 곧바로 가슴 압박을 시행했다. 역무원에게는 119에 신고하고 동시에 자동심장충격기(AED)도 요청했다. 그리고 계속 지속적으로 가슴 압박을 시행했으나 호흡과 맥박은 여전히 잡히지 않았고, 자동심장충격기를 1회 시행한 후에야 비로소 환자의 호흡과 맥박이 돌아왔다.이처럼 심정지 환자가 발생했을 경우 주변 사람의 신속한 조치가 환자 생존에 결정적인 영향을 미치는 것이다.

(아시아경제 2020.10.16.)

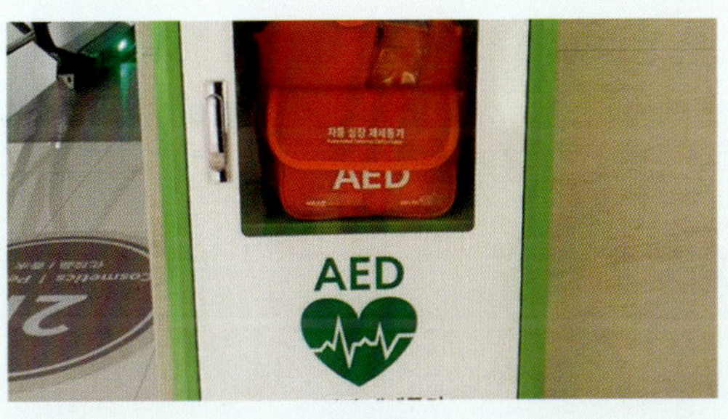

I. 자동제세동기(자동심장충격기)

1 자동제세동기(automated external defibrillator, AED)

심장정지(심정지) 상태에서 4분이 지나면 뇌 손상이 오고 10분 이상이 경과되면 뇌 손상이 심각해지거나 뇌사 상태에 빠지게 된다. 이 상황에서 빠른 심폐소생술이 환자의 생존에 영향을 미친다.

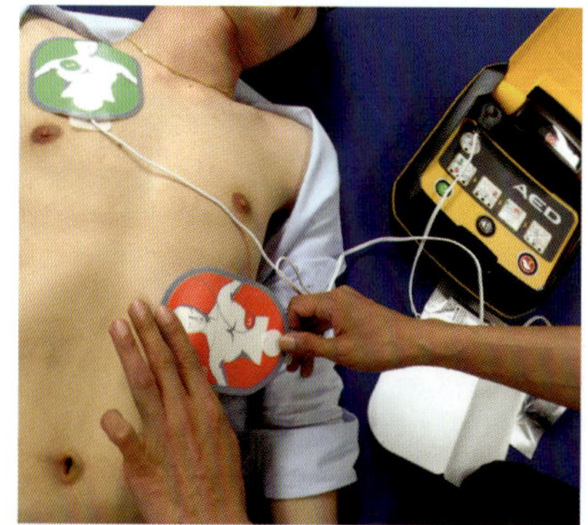

심장 기능이 정지하거나 호흡이 멈추었을 때 심장 리듬을 자동으로 분석하여 필요한 경우 심장박동을 정상화하기 위해 제세동을 시행할 수 있도록 전기 충격을 가하는 의료 장비를 **자동제세동기(자동심장충격기), AED(Automated External Defibrillator)**라 한다.

2 제세동기 종류

부정맥을 자동으로 판독하는 장치가 설치되어 있는지에 따라서 (반)자동제세동기, 자동/수동제세동기, 수동제세동기(paddle)로 구분할 수 있다.

반자동 심장충격기	심장충격기 내부에 일부 부정맥을 판독할 수 있는 장치가 내장되어 있어, 심전도를 분석하고 자동으로 충전시켜 제세동 시행 여부를 알려주는 기능	HR-501 HR-503
자동/수동 심장충격기	자동심장충격기와 수동심장충격기의 기능이 모두 내장되어 있으며, 시술자가 자동심장충격기를 이용할 것인지 혹은 수동심장충격기를 이용할 것인지를 선택하여 제세동을 시행	CU-ER2 CU-ER3
수동심장충격기 (paddle)	제세동을 시행하는 의료인이 심전도 감시화면으로 나타나는 부정맥을 직접 판독하여 제세동 여부와 제세동 에너지를 결정하며, 수동식 극침(paddle)을 사용하여 환자에게 전류를 전달	CU-HD1 ORANGE1

3 자동제세동기 사용 원칙

심정지를 목격 후 즉시 심폐소생술을 시행한 후에 자동제세동기를 사용한다. 자동제세동기 사용은 빠를수록 생존에 영향을 미친다. 자동제세동기 사용 원칙과 중요성은 아래와 같다.

사용 원칙	중요성
BLS = First 'C–A–B–D' ① C: circulation(가슴압박 시행) ② A: airway(기도 개방) ③ B: breathing(인공호흡 시행) ④ D: defibrillation(제세동 시행)	• 갑자기 발생한 성인 심정지의 가장 흔한 초기 리듬은 심실세동이다. • 심실세동의 근본적인 치료방법은 제세동이 유일하다. • 기본 소생술만으로는 심실세동이 정상리듬으로 바뀌기 어렵다. • 제세동까지 걸린 시간이 생존율에 중요한 요소이다. • 심실세동은 수 분 이내에 무수축으로 진행(사망을 의미)된다.

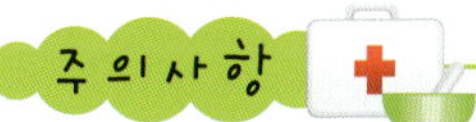

자동제세동기 사용시 주의사항

- 무의식, 무호흡이 확인된 환자에게만 분석을 시작하고 분석버튼을 누르기 전까지 심폐소생술을 시행한다.
- 패드를 붙일 곳에 습기, 털을 제거 후 가운데서 바깥쪽으로 단단히 부착한다.
- 패드 사이 거리는 3~5cm 이상 떨어뜨려야 하고, 작은 소아는 소아용 패드를 가슴 앞면과 뒷면에 부착시킨다.
- 안전을 위해 제세동 사용 중에는 환자에게 접촉 금지, 감전될 수 있는 환경(금속, 물)을 피한다.

다중이용시설에 자동심장충격기 등 심폐소생술을 행할 수 있는 응급장비 설치 의무화

제26조의 4(응급장비의 구비의무가 있는 공동주택 등) ① 법 제47조의2제1항제6호에서 "대통령령으로 정하는 규모"란 500세대를 말한다. ② 법 제47조의2제1항제7호에서 "대통령령으로 정하는 다중이용시설"이란 다음 각 호의 시설을 말한다. 〈개정 2019. 보건복지부〉

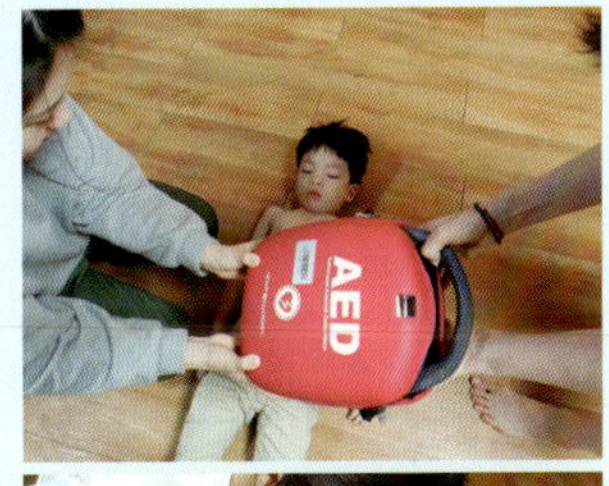

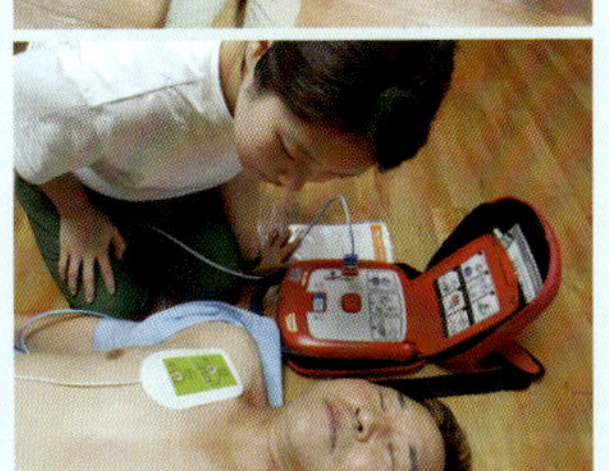

1. 공공보건의료기관
2. 「119구조 · 구급에 관한 법률」 제10조에 따른 구급대에서 운용 중인 구급차
3. 항공운송사업에 사용되는 여객 항공기 및 공항
4. 철도차량 중 객차 / 5. 선박 중 총톤수 20톤 이상인 선박
6. 500세대 이상의 공동주택
7. 철도역사의 대합실 중 일일 평균이용객수가 1만명 이상인 대합실
8. 여객자동차터미널의 대합실 중 일일 평균이용객수가 3천명 이상인 대합실
9. 항만 대합실 중 전년도 일일 평균이용객수가 1천명 이상인 대합실
10. 카지노 시설 중 영업장의 전용면적이 2천제곱미터 이상인 카지노 시설
11. 경마장 / 12. 경주장 / 13. 교도소, 소년교도소 및 구치소, 외국인보호소, 소년원
14. 전문체육시설 중 5천석 이상인 운동장 및 종합운동장
15. 중앙행정기관의 청사 중 보건복지부장관이 정하는 청사
16. 특별시 · 광역시 · 도 또는 특별자치도의 청사 중 보건복지부장관이 정하는 청사

4 자동제세동기(성인) 사용

자동제세동기는 심정지가 목격된 경우 즉시 사용한다. 목격된 심정지 환자는 즉각 자동제세동기를 사용하고 심정지가 목격되지 않은 경우 심폐소생술을 시행한다. 시행 중 제세동기가 도착하면 즉시 사용한다.

1회의 제세동을 실시한 후에 즉시 5cycles의 가슴압박과 인공호흡을 한 후에 심전도 리듬을 분석한다. 심전도 리듬을 분석 후 다시 제세동이 필요하면 제세동을 한 후에 5cycles의 가슴압박과 인공호흡을 119가 도착할 때까지 반복한다.

1

전원 ON

- 현장의 안전을 확인하고 응급의료체계에 구조 요청한 후 응급환자에게 심폐소생술 5cycles (2분간)을 시행한다.

☞ **심폐소생술 동안 자동제세동기가 도착하면 즉시 사용할 수 있도록 준비하고 전원을 켠다.**

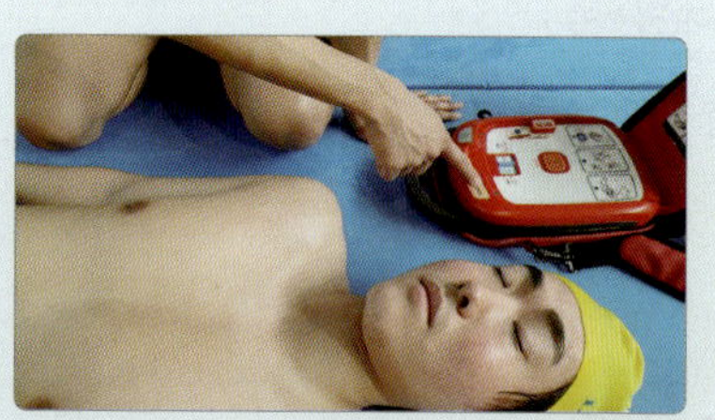

2

패드 부착
(몸에 물기 제거 후 부착)

- 전원을 켜면 "패드를 부착하십시오"라는 음성 및 메시지가 나오고 최초반응자는 안내에 따른다.
- 적절한 크기의 패드를 환자 가슴에 부착한다.
  (우측 쇄골하부와 좌측 유두외측 액와 중앙선상에 부착)

☞ **가슴에 부착한 패드의 커넥터를 제세동기에 연결 후 분석이 진행되면 환자에게 접촉하지 않는다.**

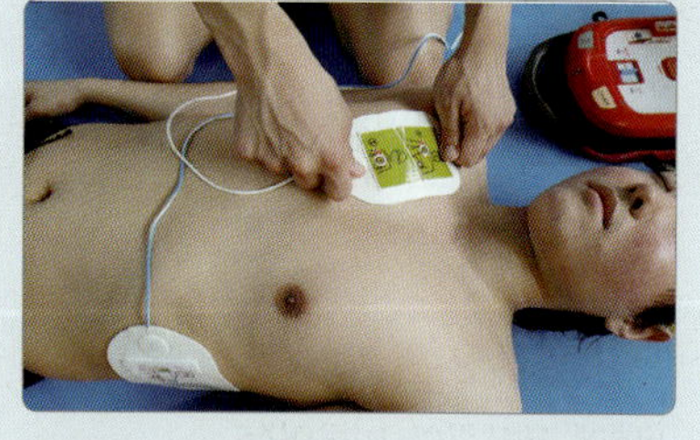

3

심장리듬 분석 및 제세동 시행
(shock버튼)

- 자동(또는 필요시 분석버튼 누름)으로 심전도 분석과정이 끝나면 제세동이 필요할 경우(심실세동 또는 무맥성 심실빈맥) "shock버튼을 누르시오"라는 음성에 따라 shock버튼을 누른다(환자에게서 떨어진다).

☞ **제세동이 필요하지 않으면 맥박을 확인하고 필요시 심폐소생술을 시행한다.**

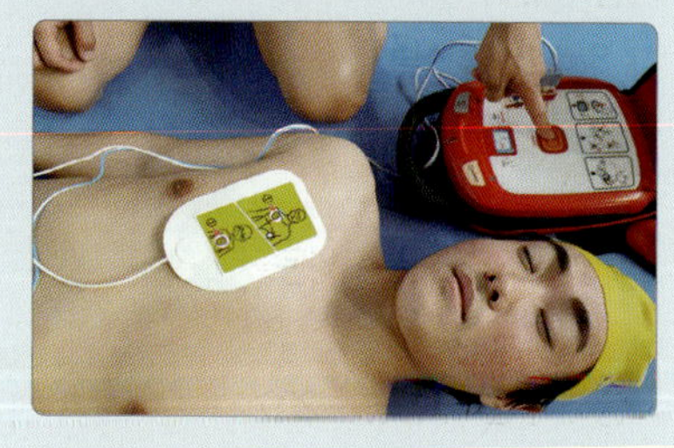

4

즉시 심폐소생술 다시 시행

- 제세동 후 가슴압박을 바로 실시하고 심폐소생술 5 cycles이 끝나면 자동으로 2차 심박동 분석이 시작된다. 제세동이 필요 없으면 2분간 심폐소생술을 시행하고 맥박이 있으면 지침에 따라 행동한다.

☞ **구급차가 도착할 때까지 심폐소생술과 1회의 제세동 과정을 2분마다 반복 시행한다.**

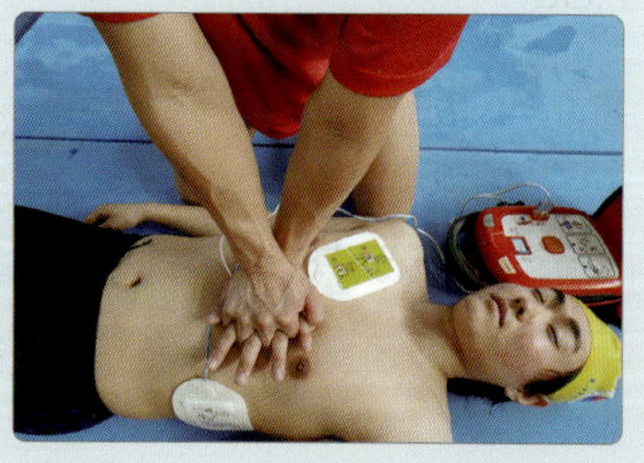

5 자동제세동기(소아 · 영아) 사용

소아용 자동제세동기가 따로 설치되어 있지 않은 현장에서 성인용 자동제세동기를 소아에게 사용하는 경우, 제세동에 의한 심근 손상이 커지겠지만 제세동에 의한 소생이 더 중요하므로 성인용 자동제세동기를 사용한다.

몸집이 작은 소아나 영아에게는 패드가 너무 크기 때문에 가슴에 부착된 패드가 인접하거나 맞닿지 않도록 주의해야 한다. 소아에게 두 개의 패드를 부착하였을 때 너무 가까이 붙을 경우 영아와 같은 방법으로 부착한다.

소아 패드 부착	영아(작은 소아) 패드 부착	
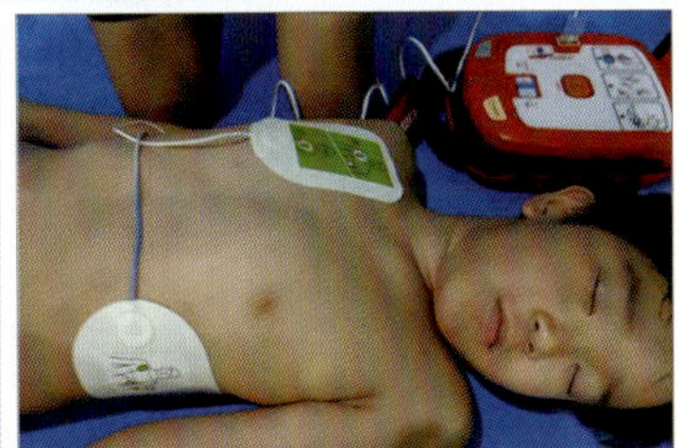	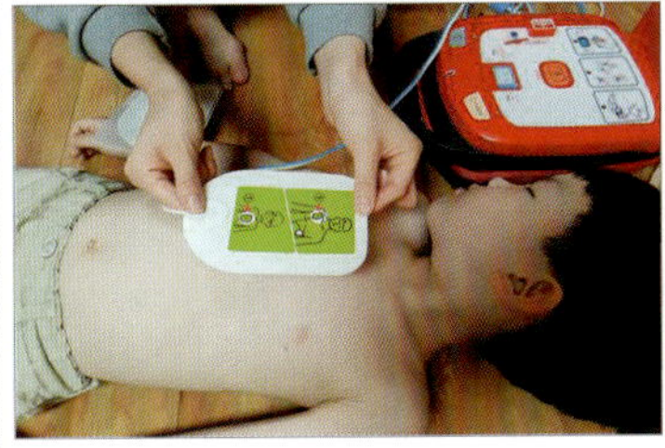	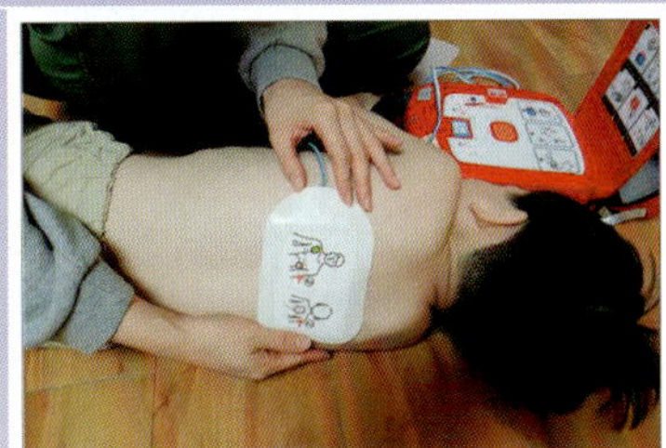
성인과 동일하게 상하에 부착.	오른쪽 패드는 가슴 앞에 부착	왼쪽 패드는 등에 부착.

▶ 2020년 AHA Guidelines의 자동제세동기에 관련된 주요 내용

심장정지 환자의 생존율은 3분에 50%, 7분에 30%, 9–11분에 10%, 12분에 2–5% 감소하는 반면, 심장 정지 발생 후 1분 이내에 제세동이 이루어졌을 때 생존율은 90%까지 달성 가능하다.

만 8세 미만의 소아는 성인에 비해 심정지의 발생 빈도가 적지만 다양한 원인에 의해 심정지가 유발된다. 소아 심정지 환자의 초기 심전도의 5~15%는 심실세동이며 이 경우에는 성인과 마찬가지로 제세동을 해야 한다.

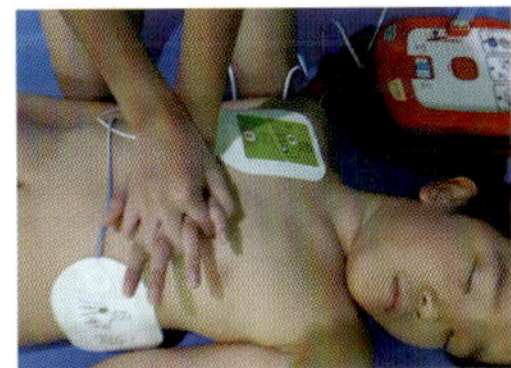
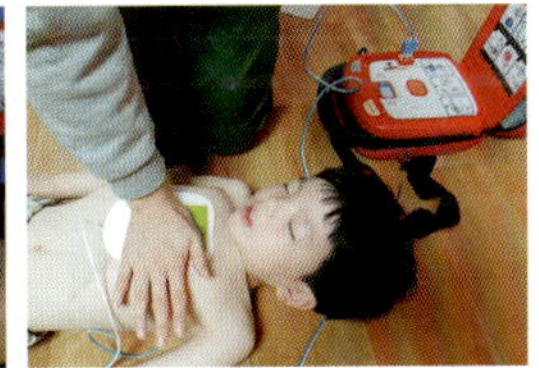

소아 가슴압박은 두 손 사용법과 한 손 사용법이 있다.

소아는 체중과 심장이 작기 때문에 성인보다 적은 에너지를 사용해야 한다. 성인은 200J의 에너지를 사용하나 소아에게는 2J/kg 사용해야 하기에 소아의 제세동의 양은 50J의 에너지를 사용한다.

소아에게는 크기가 작은 소아용 패드를 사용하는데 부착 위치는 성인과 동일하다. 영아에게도 소아용 패드를 사용하는데 하나는 가슴 앞에 하나는 등에 부착한다. 소아가 너무 작을 경우 영아에게 사용하는 것처럼 소아에게도 영아용 패드처럼 붙일수 있다. 이때에는 오른쪽 빗장뼈 아래에 붙이는 패드를 가슴 중앙에, 왼쪽 겨드랑이중앙에 붙이는 패드를 등에 부착한다.

8세 미만의 소아 심정지 환자에게는 성인과 소아용 모드가 있는 경우 소아 제세동 용량으로 변경시킨 뒤 사용하는 것이 바람직하다. 그러나 소아용 패드나 에너지 용량 조절장치가 구비되어 있지 않은 경우 성인용 자동제세동기를 그대로 사용한다. 만 1세 미만의 영아에게도 성인용 제세동기를 사용하여 제세동을 실시한다. 제세동 처치는 빨리 시행할수록 효과적이다.

■ **자동심장충격기 사용** (실제 생존 사례)

당시 상황	당시 사용 제품
• 사고 일시 : 2018. 04. 08(일)15:10분경 • 사고 장소 : 인천광역시 서구 소재 서곶근린축구장 • 사고 환자 : 노ㅇㅇ(72세/남) • 사용 장비 : 주식회사 라디안큐바이오(HR-501 모델) • 당시 상황 : 대한축구협회장기 축구대회에 김포팀으로 참가한 노ㅇ ㅇ(70세/남)가 축구경기 중 의식을 잃고 쓰러짐. 축구장 내 대기하고 있던 보은병원 의료진이 심폐소생술을 실시하면서 자동심장충격기를 요청함. 심장충격을 1번 가한 수 맥박이 돌아왔으며 직후에 바로 119 구급대의 심장충격기를 이용하여 심장리듬 정상임을 확인함. 이후 119구급대에 의해 심곡동 국제성모병원으로 후송됨. 라디안큐바이오의 자 동심장충격기(HR-501)제품에 데이터가 저장되어 있어 현장의 생존 상황을 고스란히 확인할 수 있었음. (아래 시간대별 log data를 분선한 심전도그래프 참고)	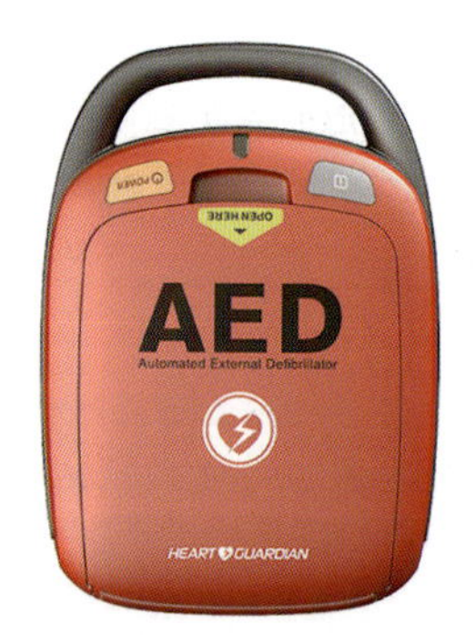 주)라디안큐바이오(HR-501 모델)

● 심전도 심실세동 장면

환자가 의식이 없는 상태에서 가슴압박을 실시한 후 현장에 준비되어 있는 자동제세동기를 사용. 15시 06분 45초에 자동심장충격기 전원을 켜고 패드를 부착하여 심전도 리듬을 확인함. 전기충격이 필요하다는 소견을 보이고 있는 심전도 모습

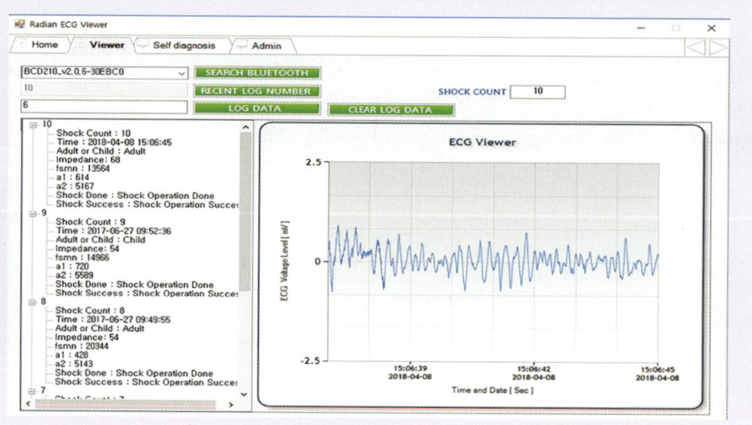

● 심전도 정상리듬 장면

이에 따라 응급처치자가 즉시 가슴압박을 중단하고 전기 충격의 버튼을 누른 후 한번의 충격으로 환자의 의식이 회복됨. 다시 심장충격기 분석 따라 정상 리듬 확인으로 제세동 필요치 않다는 음성 확인함. 이후 바로 119구급대 에게 인계함

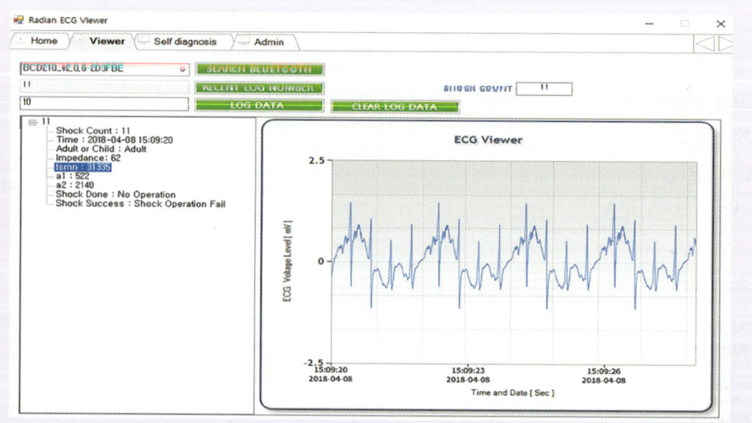

"아파트에 자동제세동기 설치 의무화"로 대중화 시대 도래

"응급의료에 관한 법률 제47조 2항(심폐소생을 위한 응급장비의 구비 등의 의무)에 따라 2012년 8월 5일부터 '500세대 이상의 아파트'에 '자동제세동기(AED) 등 심폐소생술을 할 수 있는 응급장비의 설치가 의무화되었다. 심장질환에 대한 경각심과 관심이 고조되고 있는 가운데, 최근에는 많은 사람들이 이용하는 공공장소에 상시적으로 비치하여 누구라도 지체 없이 자동제 세동기를 환자에게 사용 할 수 있도록 공공보건의료기관, 구급차, 여객항공기 및 공항, 철도객차, 20톤 이상의 선박, 다중이용시설, 대단위 아파트단지 등에 자동제세동기가 설치되어 있다.

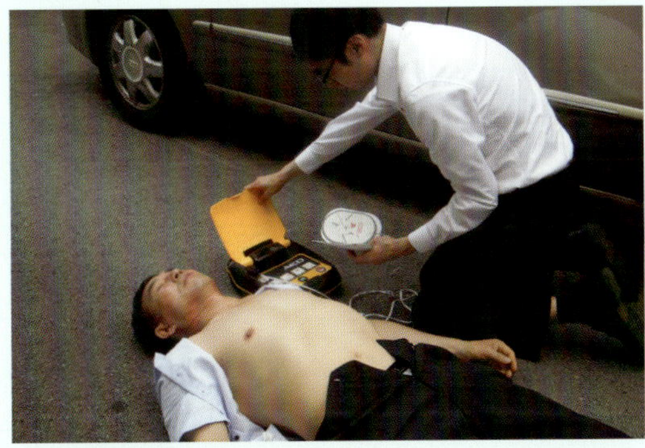

응급현장에서 자동제세동기 사용 장면

심정지의 대부분은 심실세동에 의해 유발되며, 심실세동의 가장 중요한 치료는 전기적 제세동(electrical defibrillation)사용이다. 제세동 성공률은 심실세동 발생 직후부터 1분마다 7~10%씩 감소되므로 현장에서 응급처치자가 쉽게 제세동을 할 수 있도록 설계되었다. 자동제세동기는 자동과 반자동으로 구분되며 우리나라 에서는 대부분 반자동 제세동기가 보급되고 있으며, 최근에는 두 개의 패드가 자동제세동기의 본체에 이미 연결된 형태 (pre-connected)의 자동제세동기가 주로 배치되고 있다. 따라서 요즘의 자동제세동기는 전원을 켠 뒤에 환자의 가슴에 두 개의 패드를 부착만 하면 되기 때문에 누구나 쉽게 사용할 수 있다.

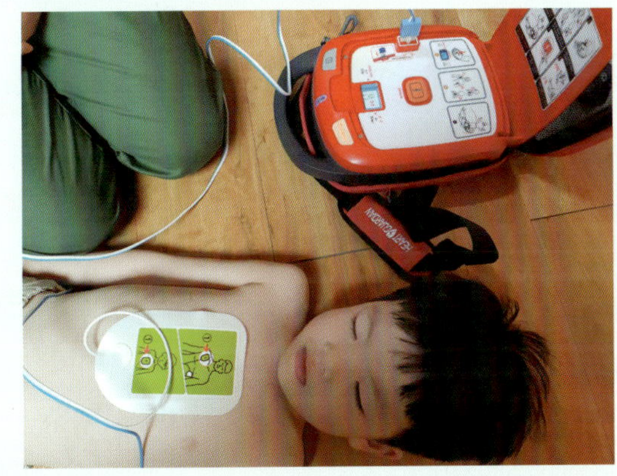

자동제세동기의 사용방법과 원칙은 제조회사마다 거의 비슷하다. 심정지환자에게 심폐소생술을 시행 중 자동제세동기가 도착하면 바로 전원버튼을 누른 후 음성지시에 따라 시행만 하면 된다. 먼저 두 개의 패드를 포장지에 그려져 있는 대로 환자의 가슴에 단단히 부착한다. 자동제세동기가 환자의 심전도를 분석 한 후에 제세동이 필요한 경우라면 '제세동이 필요합니다'라는 음성과 함께 스스로 제세동 에너지를 충전한다. 충전 후에 '제세동 버튼을 누르세요'라는 음성지시가 나오면 지체없이 제세동 버튼을 누르면 심장에 전기충격이 가해진다. 이 후 음성지시에 따라 지체 없이 심폐소생술을 다시 시작한다. 자동제세동기는 2분마다 환자의 심전도를 자동으로 분석하여 제세동의 필요성을 판단하기 때문에 응급처치자는 119 구급대가 현장에 도착 할 때 까지 심폐소생술과 제세동을 반복 실시하면 된다.

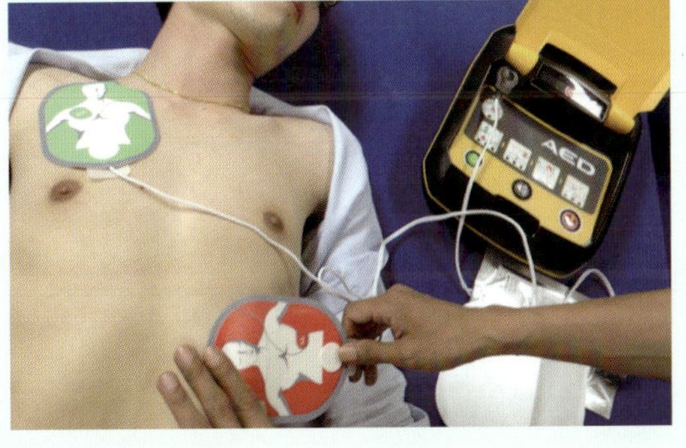

Ⅱ. 기도폐쇄 처치

1 기도폐쇄의 원인

기도폐쇄(airway obstruction)로 의한 호흡곤란은 해부학적 · 물리적인 원인에 의해 기도가 부분적으로 또는 완전히 막혀 호흡할 수 없는 상태를 말한다. 해부학적 폐쇄는 혀나 부풀어 오른 조직과 후두에 의해 기도가 차단될 때 발생한다.

이러한 기도폐쇄는 목의 부상이나 과민성 충격과 같은 의학적 응급상태에서 발생된다. 또 다른 이유는 혀에 의한 것으로 환자가 의식을 잃으면서 혀 및 근육이 이완되어 후두의 뒤쪽을 막아 기도가 차단되는 것이다. 기계적인 폐쇄는 음식물이나 구토물, 혈액, 점액 등의 이물질에 의해서 기도가 차단되는 것을 말한다.

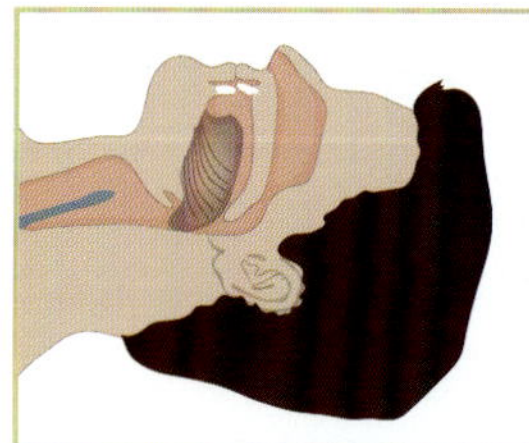

기도폐쇄 원인(혀)

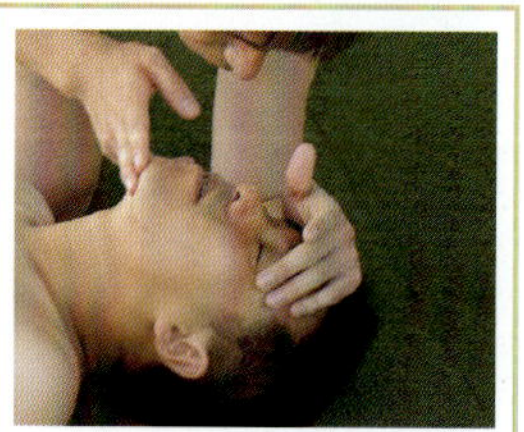

기도개방 모습

Tip 기도폐쇄에서 꼭 알아야 할 사항

- 무의시 환자에게는 혀가 기도폐쇄이 가장 큰 원인을 제공한다.
- 의식이 있고 기침할 수 있는 환자는 가장 먼저 기침을 유도한다.
- 위 내용물의 역류나 구토로 인해 기도폐쇄가 일어날 가능성이 크다.
- 구강 내 출혈로 인한 응고된 혈액 때문에 일어날 수 있다.
- 의치 및 상해 후 손상받은 조직, 치아, 이물질에 의해 기도폐쇄가 일어날 수 있다.

2 기도폐쇄의 확인

갑작스런, 호흡곤란, 경련 등으로 인한 의식 소실의 응급 상황과 기침 또는 숨쉬기 힘든 호흡곤란 증상으로 목을 움켜잡는 징후의 기도폐쇄를 구분하는 것이 환자의 생존을 높이는데 중요하다.

이 때 환자에게 "목에 뭐가 걸렸나요?" 질문에 말을 못하거나 고개를 끄덕이면 심각한 상태의 기도폐쇄로 판단하여야 한다.

3 기도폐쇄의 증상

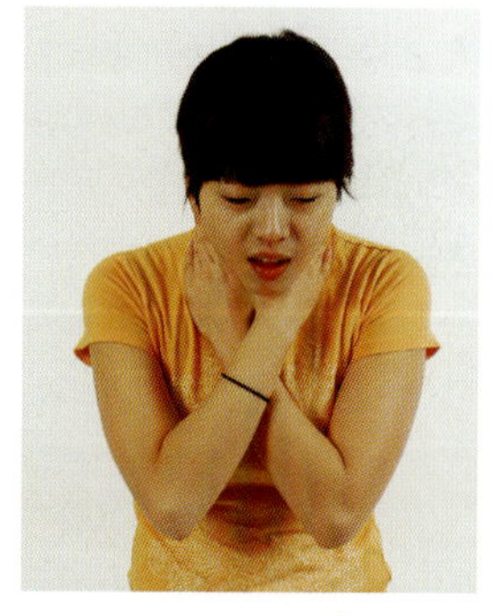

일반적으로 한 손이나 양손으로 목을 조르는 듯한 자세(V-sign)를 취하고, 기침을 하려고 하거나, 호흡 시 목 부위에서 심한 이상음(천명음)이 들리게 된다. 기도폐쇄가 점점 진행될수록 환자는 기침이나 말을 할 수 없게 되며 결국 의식을 잃게 된다.

주요 증상으로는 다음과 같다.

- 갑자기 기침을 하면서 괴로운 표정을 한다.
- 호흡 시 이상음이 들리며 의식이 점점 둔해진다.
- 흉부에 호흡 운동이 보이지만 공기의 흐름은 적거나 곧 멈추어 버린다.
- 얼굴 등에 청색증이 나타나고 공기를 불어 넣어도 들어가지 않는다.

4 기도폐쇄 처치 방법

환자가 가벼운 기도폐쇄 증상(기침 정도)을 보이면, 자발적인 기침과 숨을 쉬기 위한 노력을 방해하지 않도록 한다.

- 그러나 이물에 의한 기도폐쇄 환자가 말을 하지 못하거나 스스로 기침을 효과적으로 하지 못하는 환자에게 우선적인 처치로 '등 두드리기 5회'를 실시한다.
- '등 두드리기 5회'가 효과적이지 못할 때 '복부 밀어내기 5회'를 실시한다. 스스로 말을 하거나, 이물질이 나올 때까지 '등 두드리기 5회, 복부 밀어내기 5회'를 반복한다.
- 구조자는 환자의 입 안에 이물질이 보이는 경우에만 손가락으로 제거할 것을 권고한다.
- 이물에 의한 기도폐쇄로 발생한 병원 밖 심정지 환자에서 적절한 경험이 있는 사람의 경우 마질 겸자를 이용한 이물 제거를 고려할 것을 권고한다.

심각한 기도폐쇄의 징후를 보이면 즉시 119에 연락을 한 후 '등 두드리기 5회'를 연속 실시한다.

이물이 제거되지 않으면 '복부 밀어내기 5회'를 실시한다. 환자가 의식을 잃으면 바닥에 눕히고 즉시 심폐소생술을 시행한다.

임신, 고도비만 등으로 인해 복부를 감싸 안을 수 없는 경우에는 '가슴 밀어내기 5회'를 실시한다. 환자가 의식을 잃으면 환자를 바닥에 눕히고 즉시 심폐소생술을 시행한다.

▶ 기도폐쇄 처치 방법

복부 밀어내기 (Heimlich maneuver)	가슴 밀어내기 (chest thrust)	이물질 제거용 포셉 (foreign body remove forceps)
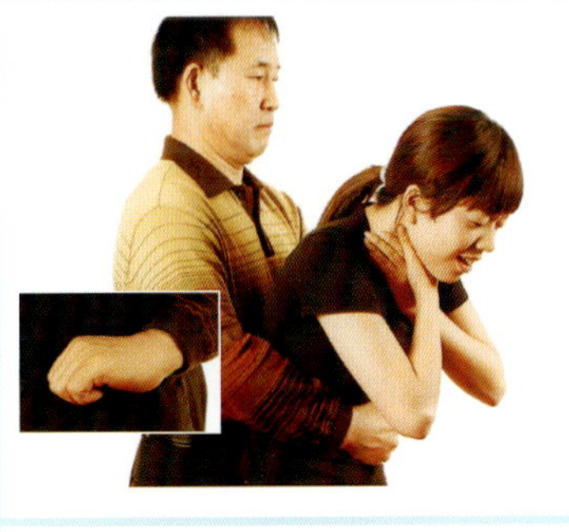	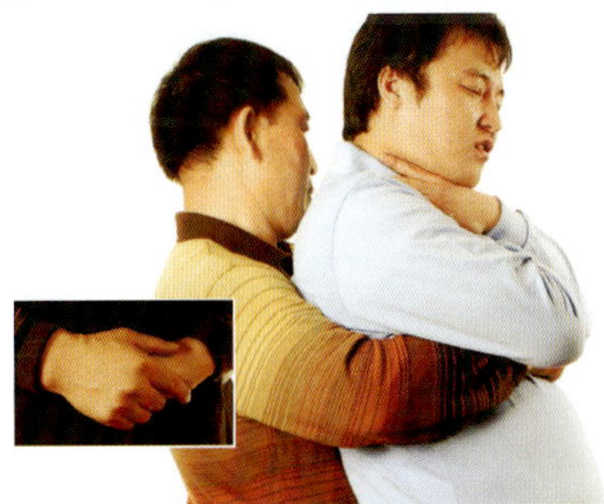	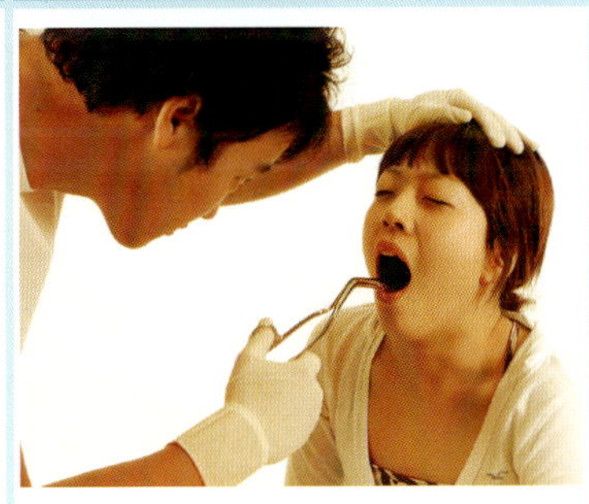
환자를 뒤에서 안고 환자의 상복부에 주먹 쥔 손을 대고 다른 손으로 주먹을 감싼 후 복부를 후상방으로 강하게 밀어올린다.	임산부, 복부비만자에게 가슴압박은 불가하기에 손을 환자의 상복부가 아닌 가슴에 두고, 압박을 후상방 아닌 후방으로 압박한다.	훈련을 받은 응급의료종사자는 환자의 입안에 이물질이 육안으로 보이는 경우에만 이물 제거 포셉 장비를 사용한다.

환자가 의식을 잃으면 바닥에 눕히고 즉시 가슴압박의 심폐소생술을 시행하는데 인공호흡을 할 때 마다 입을 벌리고 입 안을 확인하여 이물질이 보이면 턱과 혀를 동시에 한 손으로 쥐고 들어 올리면서 손가락을 이용하여 훑어내기 방법(finger sweep)으로 제거한다. 이물질이 보이지 않을 때 손가락을 목구멍에 넣지 않도록 한다.

성인 기도폐쇄 처치

완전한 기도폐쇄는 숨을 쉴 수 없으며, 말하거나 기침을 할 수 없다. 공기가 폐로 들어가지 못하기 때문에 곧바로 산소결핍 증상이 나타난다. 이러한 경우는 즉시 응급처치가 시행되어야 한다. 가벼운 증상(기침)이 보이면 자발적인 기침을 유도한다. 심각한 기도폐쇄 징후를 보이며 효과적인 기침을 하지 못하면 즉시 '등 두드리기 5회'를 연속 실시한다.

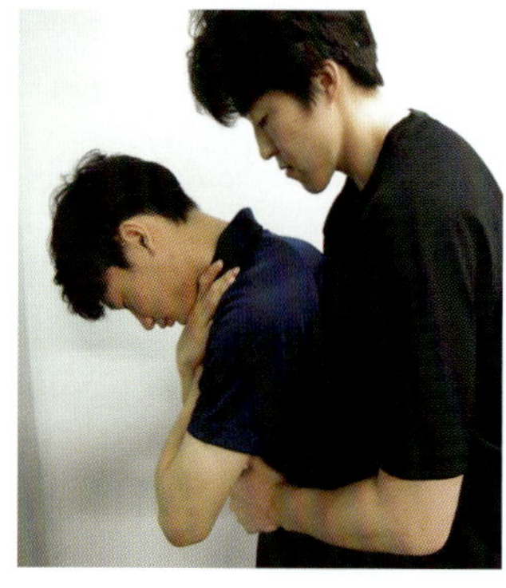

효과적이지 못하면 '복부 밀어내기 5회'를 실시한다. 임신부와 고도비만 환자는 '복부 밀어내기' 대신 '가슴 밀어내기'를 실시한다.

의식 있는 성인 기도폐쇄 처치

① 등 두드리기 5회 실시한다.

"목에 뭐가 걸렸나요?" 질문에 말을 못하거나 고개를 끄덕이면 기도폐쇄를 의심하면서 등 두드리기 5회 실시

② 복부 밀어내기 5회 실시한다.

증상이 호전되지 않으면 환자 뒤에서 가슴을 환자 등에 밀착한다. 배꼽위치를 찾아서 한쪽 주먹을 환자의 명치 배꼽 중앙에 대고 나머지 한 손으로 주먹을 감싸 쥐고 복부 밀어내기를 연속 5회 실시한다.

③ 등 두드리기 5회/복부 밀어내기 5회 반복 실시한다.

이물질이 나오거나, 기도폐쇄 징후가 해소되거나, 의식을 잃을 때 까지 이동작을 반복한다. 환자가 의식을 잃으면 즉시 심폐소생술을 실시한다.

의식 없는 성인 기도폐쇄 처치

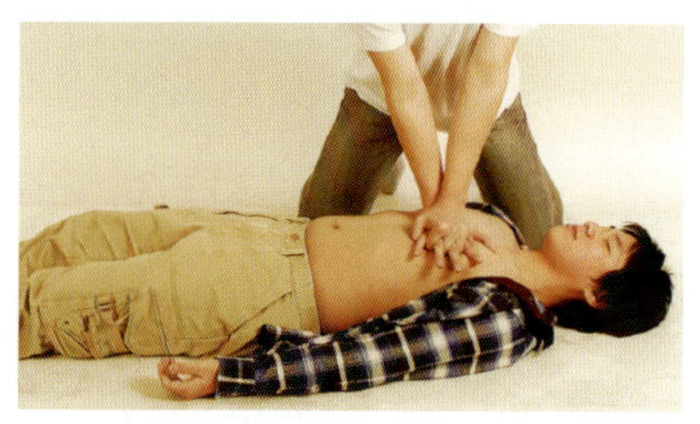

① 환자를 바닥에 눕혀 즉시 가슴압박을 실시한다.

② 기도개방 후 이물질 확인 후 인공호흡 실시한다.

인공호흡을 위해 기도개방 시 입안의 이물질을 확인, 이물질이 보이면 손가락을 이용 훑어내기 방법으로 제거한다. 인공호흡 때마다 입안의 이물질이 보이지 않으면 계속 심폐소생술을 실시한다.

▶ 증상에 따른 응급처치

구 분	증 상	응급처치
호흡 곤란	느리거나 빠른 호흡 헐떡이며 쌕쌕거림	응급의료체계에 구조요청 (처치 목표 : 환자가 호흡하기 편한 상태로 유지)
호흡 정지	호흡을 하지 못함	응급의료체계에 구조요청 (처치 목표 : 인공호흡 시행)
의식 있는 부분 기도폐쇄	기침을 심하게 함 말은 하지만 숨소리 거침	기도폐쇄가 계속되면 응급의료체계에 구조요청 (처치 목표 : 이물질 배출을 위하여 기침 계속 격려)
의식 있는 완전 기도폐쇄	스스로 기침 하지 못함 말을 못하고 호흡도 못함	응급의료체계에 구조요청 (등 두드리기 5회/복부 밀어내기 5회 ⇒ 반복)

소아 기도폐쇄 처치

기도 폐쇄가 경미한 상태에서 심한 상태로 진행하게 되면, 스스로 기침을 할 수 없거나 소리를 내지 못하게 된다. 1세 이상의 소아의 경우 기도폐쇄가 심하다고 판단되면 등 두르기 5회 후 복부 밀어내기 5회를 반복한다. 이물이 나올 때까지, 말을 할 수 있을 때까지, 또는 의식이 없어질 때까지 시행한다. 소아의 기도폐쇄 원인은 동전, 핫도그, 캔디, 땅콩, 포도 등과 같은 음식물이나 물체 등이 있다.

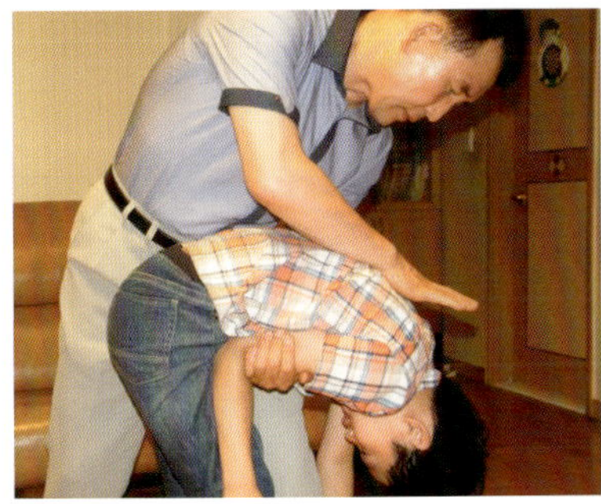

의식 있는 소아 기도폐쇄 처치

① **등 두드리기 5회 실시한다.**

"목에 뭐가 걸렸나요?" 질문에 말을 못하거나 고개를 끄덕이면 기도폐쇄를 의심하면서 등 두드리기 5회 실시

② **복부 밀어내기 5회 실시한다.**

증상이 호전되지 않으면
환자 뒤에서 성인 내용과 동일하게 실시

③ **등 두드리기 5회/복부 밀어내기 5회 반복 실시한다.**

성인과 동일하게 실시

☞ 아이가 체구가 작거나 안는 것이 더 쉬울 때 무릎에 아이 가슴을 위치(맨위 사진 참조)하고 등 두드리기 5회와 복부 밀어내기 5회를 반복 실시한다.

의식 없는 소아 기도폐쇄 처치

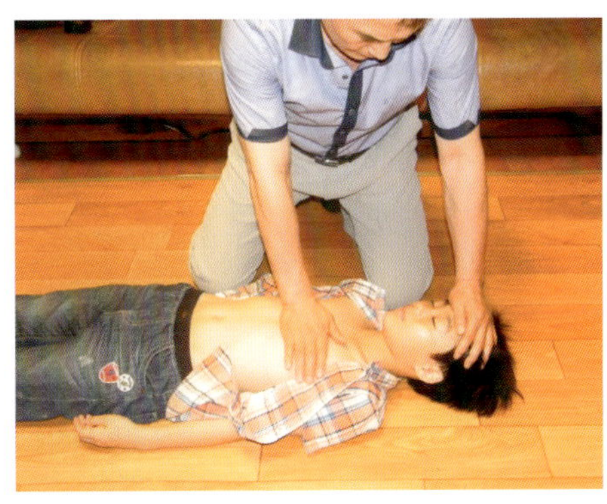

① **환자를 바닥에 눕혀 즉시 가슴압박을 실시한다.**

② **기도개방 후 이물질 확인 후 인공호흡 실시한다.**

인공호흡을 위해 기도개방 시 입안의 이물질을 확인하여 이물질이 보이면 손가락을 이용 훑어내기 방법으로 제거한다. 인공호흡 때마다 입안의 이물질이 보이지 않으면 계속 심폐소생술을 실시한다.

☞ 경험이 있을 경우 마질겸자를 이용한 이물질 제거를 권고한다.

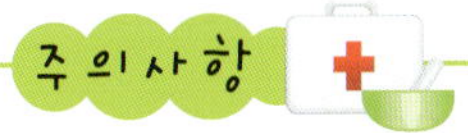

기도폐쇄 처치 시 주의사항

- 기도폐쇄로 기침을 스스로 하지 못할 경우 '등 두드리기 5회, 복부 밀어내기 5회'를 시행한다.
- 영아는 복부 외상의 위험성 때문에 '등 두드리기 5회와 가슴 밀어내기 5회'를 병행 시행한다.
- 임산부나 비만인 사람의 기도폐쇄 시에는 '복부 밀어내기' 대신 '가슴 밀어내기'를 시행한다.
- 기도폐쇄 처치 도중 의식이 소실되면 환자를 바닥에 눕히고 심폐소생술(인공호흡시 입안 이물질 확인)을 시행한다.

영아 기도폐쇄 처치

영아 심정지의 주원인은 호흡부전, 영아돌연사 증후군 등이다. 영아는 신속한 기도폐쇄 확인이 생존율을 높이는 요인이다. 아이가 기침을 하거나 울음소리를 내는 경우는 기도가 부분적으로 폐쇄된 상태를 의미한다.

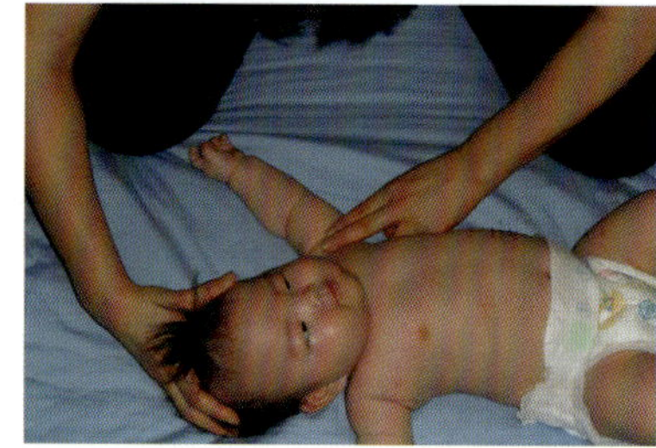

기도폐쇄가 진행되어 영아가 기침, 울음소리를 내지 못하고 얼굴을 포함하여 파랗게(청색증) 변하는 경우 기도가 완전히 폐쇄된 상태를 의미한다. 이때 즉시 119에 신고한 다음 기도폐쇄 처치를 시행한다.

의식있는 영아 기도폐쇄 처치

기도폐쇄 확인 : 기침소리, 청색증, 숨쉬기 힘든 호흡 관련 증상이나 징후가 있으면 즉시 기도폐쇄 처치를 한다.

① 등 두드리기 5회 실시 : 영아를 한팔에 지지 영아의 얼굴을 가슴보다 낮게 아래로 향한 다음 한쪽 팔로 영아를 지지하고 견갑골 사이를 5회 내려친다.

② 가슴 밀어내기 5회 실시 : 두팔로 영아를 들어올려 한쪽 팔로 영아의 등을 지지하고 영아의 목 뒤 부분을 잡는다. 머리를 가슴보다 아래로 한 다음 양쪽 젖꼭지 연결선 아래 중앙 부분을 두 손가락으로 5회 압박한다.

③ 등 두드리기 5회와 가슴 밀어내기 5회를 계속 반복 시행한다.

의식없는 영아 기도폐쇄 처치

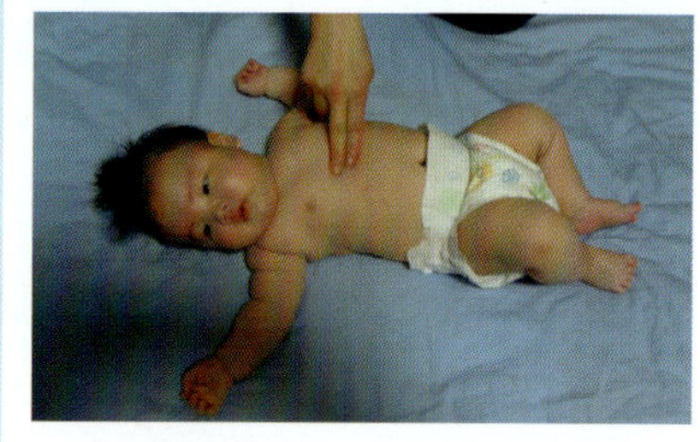

① 의식이 소실되면 즉시 바닥에 눕혀 가슴압박을 실시한다.

② 인공호흡하기 위해 기도 개방 할 때 입안의 이물질을 확인하고 보이면 손가락을 이용 훑어내기 방법으로 제거한다. 인공호흡 때마다 입안의 이물질을 확인한다.

☞ 경험이 있을 경우 마질겸자를 이용한 이물 제거를 권고한다.

영아는 만 1세미만(12개월 미만)을 지칭하며, 소아는 만1세부터 만 8세까지 말한다. 1세 미만의 영아는 갈비뼈가 상복부 장기를 충분히 보호하지 못하고 간이 상대적으로 크기 때문에 복부 밀어내기 방법을 사용할 경우 내부 장기 손상의 위험이 높아 복부 밀어내기는 시행하지 않고 등 두드리기 5회와 가슴 밀어내기 5회를 이물이 나올 때까지 반복 시행한다.

이물질 흡인에 의한 사망의 90% 이상은 5세 미만에서 발생하며, 이중 65% 이상이 영아에서 발생한다. 영아의 질식에서 흔한 원인은 액체 성분이고, 소아에서는 풍선, 작은 물건, 음식물(핫도그, 사탕,콩, 포도) 등이 기도 폐쇄의 주요 원인이다.

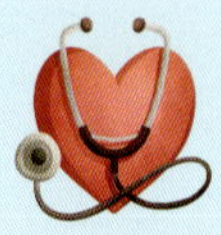

의료인이 아닌 일반 응급처치자도 꼭 알아야 할 의학 상식

■ 심폐소생술을 시행할 때 제세동기를 빠르게 사용하라고 강조하는 이유는 무엇인가요?

심정지(cardiac arrest)의 대부분을 차지하고 있는 것은 심실세동(ventricular fibrillation, VF)이며, 심실세동의 가장 좋은 치료가 제세동기(defibrillator)를 사용하는 것이다. 그러므로 최초목격자인 일반인에 의한 자동제세동기(AED) 사용은 빠르게 사용될수록 소생률이 증가하기 때문에 현장에 있는 일반인의 빠른 자동제세동기 사용은 소생률 증가에 매우 중요한 의미를 가지고 있다.

■ 의료인이 아닌 일반인도 제세동 사용이 가능한가요?

심장은 전기활동에 의해 뛰기 때문에 자동제세동기(AED)의 전기충격을 2만 회 이상 시행한 결과 부작용이 없다는 연구결과가 있다. 순환 회복에 중요한 요소 중 하나는 심실세동에서 제세동까지의 시간이므로, 이러한 시간을 단축하기 위해 선진국에서는 오래전부터 공공장소에 이를 구비하여 기본교육만 이수하면 누구나 사용할 수 있도록 하였다. 우리나라에서도 법을 개정하여 자동제세동기의 사용범위를 넓히려고 노력한 결과, 자동제세동기 사용 교육을 이수한 일반인도 자동제세동기 사용이 가능하도록 법이 개정(응급의료에 관한 법률 제47조의 2)되었다.

■ 2020년 한국형 심폐소생술에서 기침이 효과적이지 못할 때 등두드리기를 권장하였다. 왜?

복부밀어내기(하임리히법)는 흉부 내 압력을 증가시켜 이물질을 배출하는 방법이다. 기도폐쇄 환자인 경우에는 기침을 유도하는 방법이 가장 효과적이다. 이를 위해 기침이 효과적이지 못할 때 등을 두드리는 방법은 흉부 내 압력을 증가시키는 데 도움이 되기 때문이다. 이렇게 실시하여도 이물질이 나오지 않으면 그 때 복부밀어내기(손이 검상돌기나 늑골을 접촉할 때 복강 내 장기 손상 우려)를 권고하였다. 또한 경험이 많을 경우 기구(마질겸자, 포셉)를 사용할 것까지 권고하였다.

■ 혼자 있을 때 기도가 폐쇄되어 기침을 하여도 이물질이 배출되지 않으면 어떻게 해야 하나요?

의자나 난간을 이용하여 스스로 복부 밀어내기(하임리히법)를 시행하도록 한다. 의자 모서리에 복부를 밀착시킨 후 주먹을 복부 중앙에 두고 다른 한 손으로는 주먹을 감싼 채로 상체를 의자 쪽으로 향하여 기침과 함께 몇차례 압박해서 스스로 복부 밀어내기를 시행한다. 제거되지 않으면 의식을 잃기 전에 밖으로 나간다.

■ 음식물이 기관으로 들어가지 않는 이유는 무엇인가요?

공기, 음식물, 물은 입에서 인두까지는 동일한 장소를 이용해 체내로 흡수되지만, 음식물이나 물이 인두에 도달하면 연하반사(swallowing reflex)가 시작되어 기관 개구부를 차단하는 합리적인 기구가 작동하기 때문에 음식물이나 물은 기관으로 들어가지 않게 된다. 음식물이나 물을 마실 때에 목젖이 인두 뒤쪽에 달라붙어 있어 코로 들어가지 않도록 하며, 또한 후두덮개(epiglottis)가 기울어져 있어 기관을 막아 음식물이나 물을 식도로 인도한다.

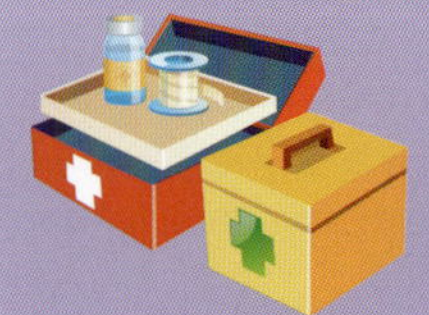

05 근골격계 손상 (부목 사용법)

개 요

전체 사망 중 질병 이외의 외부요인에 의한 사망이 차지하는 비중은 8.2%(26,147명)로 사고에 의한 사망이 거의 10%대이다. 이중 자살(25.7명), 운수사고(7.7명), 추락사고(5.2명) 순으로 나타났다.(통계청,2022,9,27) 사망의 외인은 남자의 사망률(69.5명)이 여자(32.5명)보다 2.2배 높았고 사망률 성비는 익사사고(3.3배), 운수사고(3.0배), 중독사고(2.7배) 순으로 남자가 높았다. 응급상황에서의 외상 중 근골격계 손상 및 척추 손상이 전체 환자의 약 80%를 차지하며 대다수 외부의 물리적 충격을 흡수하지 못하여 근육과 골격이 손상된다.

근골격계는 근육계와 골격계를 합한 용어로 인체는 근골격계에 의해 유지된다. 근육을 골격에 결합시키는 것이 인대이며 골격과 골격이 접합하는 곳은 관절이라는 구조로 형성한다. 근력은 30대 초반 내지 40세부터 약화되고, 건과 인대의 탄력 또한 30세부터 약화되기 시작한다. 뼈의 강도는 50세부터 약화되는데 노인들에게서는 각종 질환들과 혼재되어 골절이 더욱 쉽게 일어나게 된다.

근골격계 손상은 직접적으로 환자의 생명과는 연관되지 않는 경우가 많으나, 적절한 처치를 하지 않으면 사고 후에 큰 장애를 남길 수 있다. 최초반응자는 골절, 탈구, 염좌 등의 손상을 바르게 인식하고 근골격계의 구조를 잘 이해하며 적절한 응급처치를 숙지하여야 한다.

학습 목표

- 근골격계의 해부 · 생리학적 구조에 대하여 설명할 수 있다.
- 골절과 탈구, 염좌의 증상과 징후에 대해 설명할 수 있다.
- 근골격계 손상 시 응급처치 방법과 주의사항을 설명할 수 있다.
- 부목고정의 일반적인 원칙에 대하여 설명할 수 있다.
- 골절의 증상을 이해하고 응급처치를 할 수 있다.
- 기본적인 부목을 사용할 수 있다.

1 근골격계의 해부 생리학

근육(muscle)

근육은 신체운동을 유도하는 구조물의 한 형태로, 600개 이상의 근육으로 구성되어 있으며 근육의 기능에 따라 골격근, 평활근, 심근으로 나뉜다.

골격계(skeletal system)

신체의 골격계는 206개의 뼈로 구성되어 있으며 10대 후반에 접어들면 골격의 성장은 멈춘다. 이 기간 후에는 외형상 변화가 거의 없다. 골격계의 기능은 다음과 같다.

- 신체의 외형을 형성하고 운동(동작)을 유도
- 중요한 내부 장기를 보호하고 적혈구 생성
- 칼슘, 인 등의 무기질 저장소 역할

뼈의 형태에 따라서 긴뼈(장골)과 짧은뼈(단골), 납작뼈(편평골)과 불규칙뼈(불규칙골)로 분류하며 자세한 설명은 아래 표와 같다.

- 머리뼈(두정골, 두개골, parietal bone): 뇌가 들어있는 뇌두개의 뒤쪽 위를 덮고 있는 사각형의 편평한 뼈이다.
- 목뼈(경추, cervical vertebra): 척주 중 머리뼈와 등뼈 사이의 부분으로 목 부분을 형성하는 뼈 구조물이며 사람은 7개의 척추뼈로 구성되어 있다.
- 어깨뼈(견갑골, scapula): 어깨뼈는 등의 위쪽에 있는 한 쌍의 뼈로, 몸통의 뒤쪽과 팔을 연결하는 역삼각형 모양의 넓적한 뼈이다.
- 위팔뼈(상완골, humerus): 어깨뼈와 아래팔뼈인 노뼈와 자뼈를 연결하는 뼈이다. 몸쪽 위팔뼈, 위팔뼈몸통, 먼쪽 위팔뼈로 구분할 수 있다.
- 노뼈(요골, radius): 손바닥을 앞으로 향한 자세에서 아래팔에 있는 2개의 뼈 중 바깥쪽의 뼈이다.
- 자뼈(척골, ulna): 아래팔의 안쪽에 위치하며 삼각 기둥 형태로 생긴 긴 뼈이다.

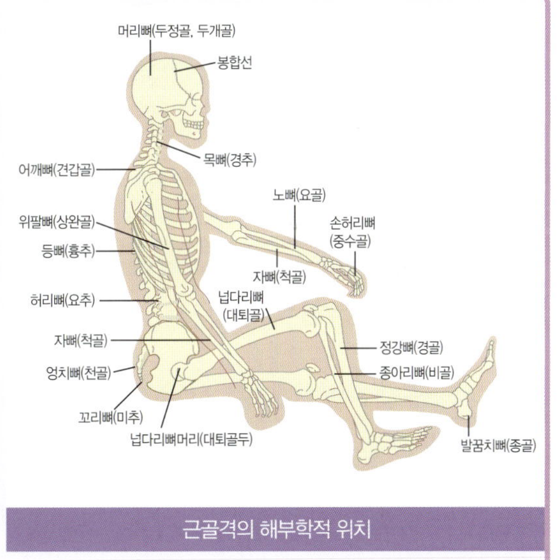

근골격의 해부학적 위치

▶ 골격의 분류

분류	설명	예
긴뼈(장골, long bone)	길고 양끝 또는 한쪽 끝에 관절부가 있는 뼈	넙다리뼈, 정강뼈, 종아리뼈, 위팔뼈, 자뼈, 노뼈 등
짧은뼈(단골, short bone)	짧고 어느 정도 불규칙하게 생긴 뼈	손목뼈, 발목뼈
납작뼈(편평골, flat bone)	납작한 뼈	머리뼈, 갈비뼈, 어깨뼈
불규칙뼈 (불규칙골, irregular bone)	2가지 이상의 혼합형이거나 기타 복잡하게 생긴 뼈	척추뼈, 나비뼈, 벌집뼈, 엉치뼈, 꼬리뼈, 아래턱뼈

관절(joint)

2개의 뼈가 접하는 곳에 형성된다. 대부분의 관절에서는 운동이 가능하며 일부 골격에서는 관절이 서로 결합하여 견고하고 운동이 불가능한 골성 구조를 이룬다(두개골 등).

관절은 머리뼈, 척추뼈(목뼈 7개, 등뼈 12개, 허리뼈 5개, 엉치뼈 5개, 꼬리뼈 4~5개 총 33개의 척추뼈로 구성), 가슴우리(갈비뼈 12쌍, 등뼈 12개, 복장뼈 1개), 상지, 골반, 하지, 건, 인대, 연골로 구분한다.

▶ 관절의 유형

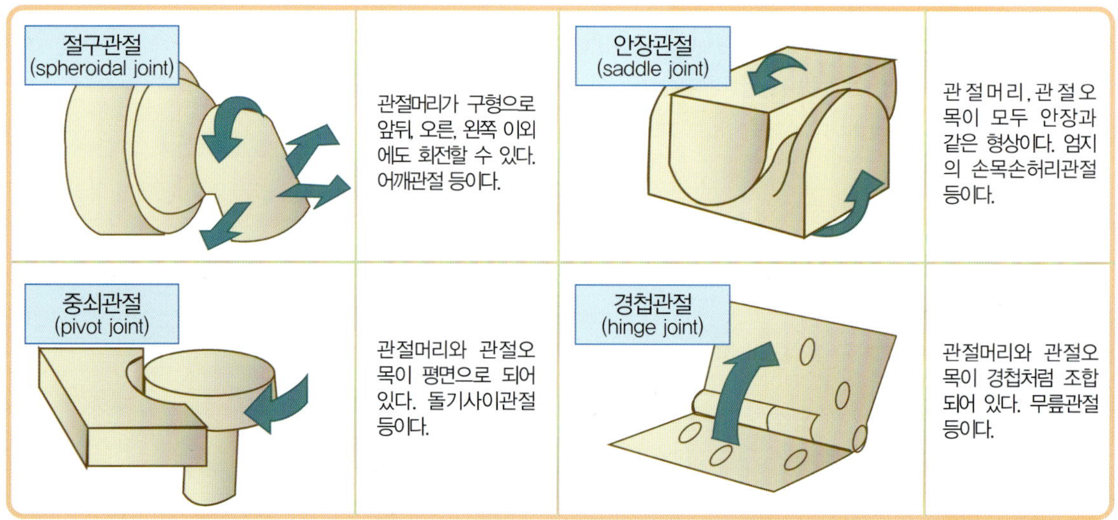

2 근골격계 손상의 유형

골절의 분류는 해부학적인 부위(골단, 골간단, 골간부, 관절 내, 또는 근위부, 간부, 원위부 등), 골절의 정도(완전, 불완전 등), 골절의 방향(횡상, 사상, 나선상, 종상 등), 개방창 동반 여부(개방성, 폐쇄성), 골절편의 수(단순 또는 선상, 분쇄, 분절 등), 골절의 안정성(안정성, 불안정성), 그리고 골절편의 전위 여부 등을 기준으로 한다.

- **근골격계**

강도가 약한 자극을 한 부위에 집중 반복적인 충격이 가해져 발생하는 골절을 '피로골절'이라 한다. 이러한 경우 자신이 피로골절 임에도 골절된 상태조차 자각하지 못한 채 단순 통증으로 판단 계속 시간을 끌면 질환을 더 악화시키기도 한다. 근육에 느껴지는 통증과 함께 부기, 압통 등이 동반되면 피로골절 의심해야 한다. 주로 점프 동작이나 급격한 방향 전환 등으로 인해 발목과 발가락 사이의 발 허리뼈(중족골), 특히 제 2, 3 중족골에 흔히 나타날 수 있으며, 정강이뼈와 그 외측에 평행으로 잇는 가늘고 긴 뼈인 비골에도 피로골절이 많이 발생한다. 초보 골퍼들의 잘못된 스윙 등으로 인한 갈비뼈와 경추 제일 아랫부분인 융추 등에도 주로 발병하기도 한다. 아픈 부위를 눌렀을 때 통증이 매우 심해지는 경우 모든 운동을 중단하고 병원을 내원하여 전문의의 진료와 함께 골 스캔, CT, MRI 등의 정밀 검사를 받아보는 것이 좋다.

 골절(fracture)

골절이란 뼈가 부러지거나 금이 가는 것으로 교통사고, 추락사고 등이 주요 원인이며 폐쇄성 골절과 개방성 골절로 구분한다.

폐쇄성 골절 (closed fracture)	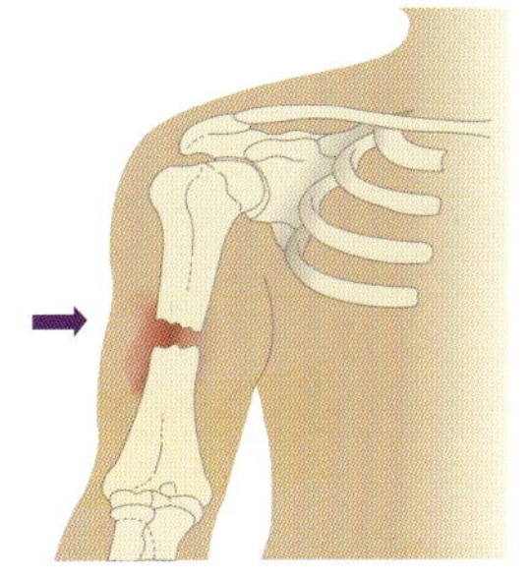	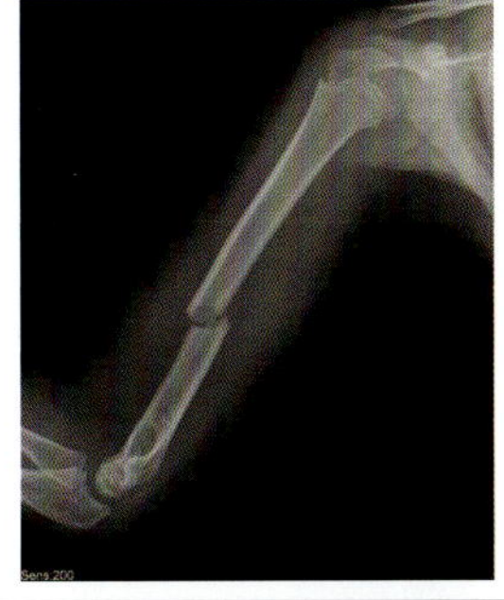	피부가 손상되지 않고 골절 부위 근처에 전혀 상처가 없는 것으로, 대부분 골절은 단순 골절이지만 주의 깊게 다루지 않으면 개방성 골절로 발전할 수 있다.
개방성 골절 (open fracture)	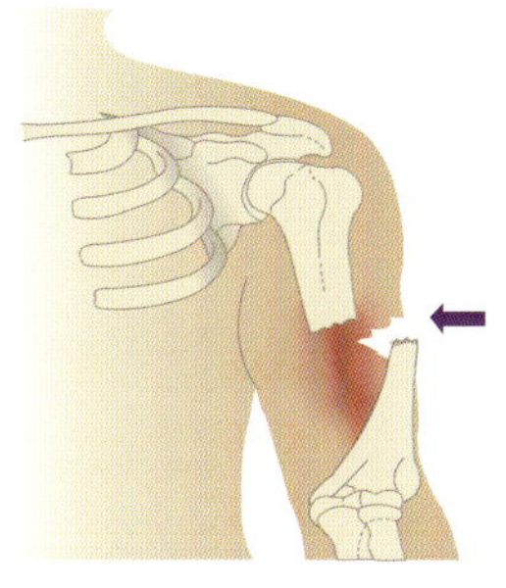	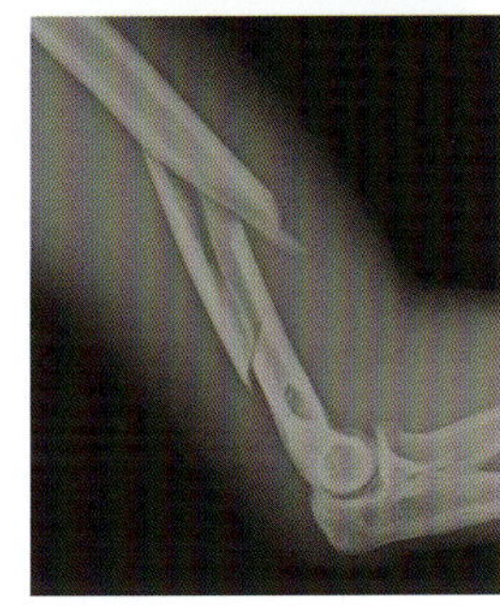	뼈가 밖으로 나오거나 피부가 찢겨진 골절로, 뼈 끝이 피부 밖으로 나오면서 상처가 심해진다. 대부분의 경우 혈관이 손상되고 심한 출혈이 동반된다(골절부위에 창상이 있으면 개방성 골절로 판단).

개방성 골절은 폐쇄성 골절보다 출혈이 많으며, 외부환경의 오염물이 골절부위로 침투되므로 골절부위의 감염률이 높다.

골절이란 손상 정도와 양상에 따라 단순골절에서부터 여러 골절편을 형성하는 분쇄골절에 이르기까지 다양하다. 또한 이러한 손상은 관절면을 포함해서 골표면의 어디든지 나타날 수 있다.

▶ 골절 종류

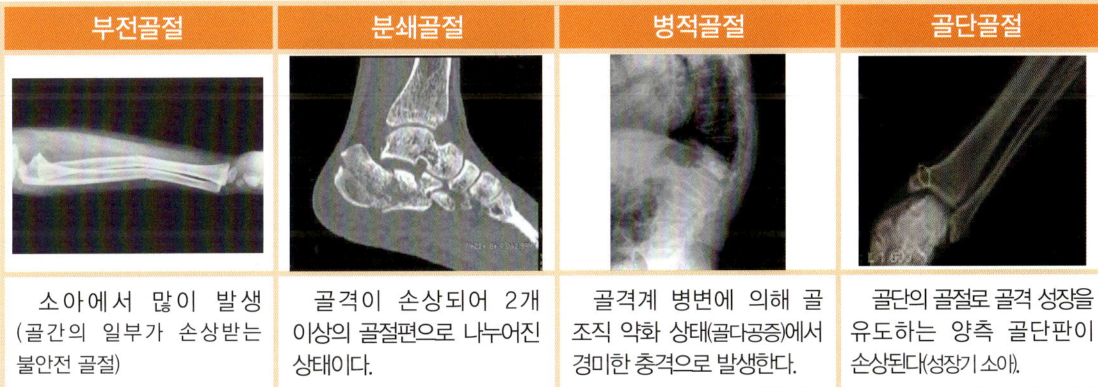

부전골절	분쇄골절	병적골절	골단골절
소아에서 많이 발생(골간의 일부가 손상받는 불안전 골절)	골격이 손상되어 2개 이상의 골절편으로 나누어진 상태이다.	골격계 병변에 의해 골조직 약화 상태(골다공증)에서 경미한 충격으로 발생한다.	골단의 골절로 골격 성장을 유도하는 양측 골단판이 손상된다(성장기 소아).

소아의 골격이 성인보다 더욱 유연하므로 같은 외부의 충격이 가해져도 성인보다 골절 발생률이 낮다. 그러나 매우 활동적이므로 외부 충격에 노출될 기회가 많아 골절 발생률은 높다.

골절의 증상은 통증, 압통 등으로 골절된 부위의 신체 부분을 쓸 수 없게 되기 때문에 부어오르거나 피부의 변색 등과 같은 다양한 증상과 징후들이 아래와 같이 나타난다.

▶ **골절 증상**

- **압통**: 손상 부위를 누르면 심한 통증을 호소

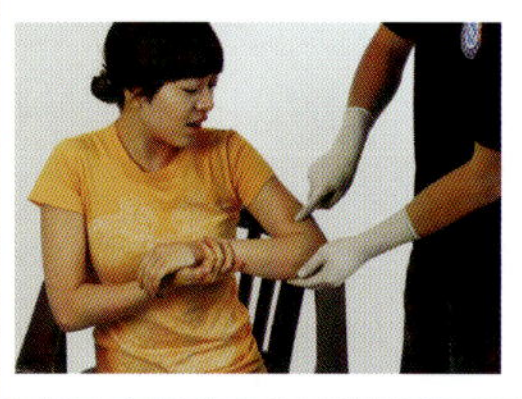

- **변형**: 다친 쪽과 정상 쪽으로 비교를 통해 확인

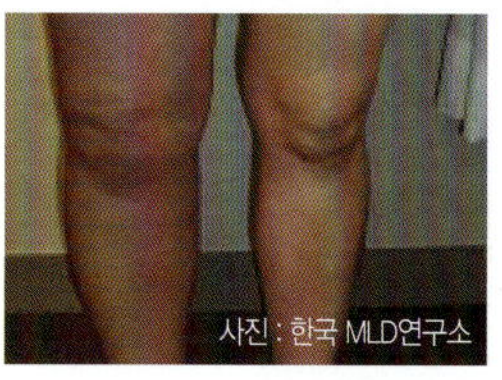

사진 : 한국 MLD연구소

- **반상출혈**: 조직 안에서 나온 혈액이 표면에서 자색으로 보이는 것

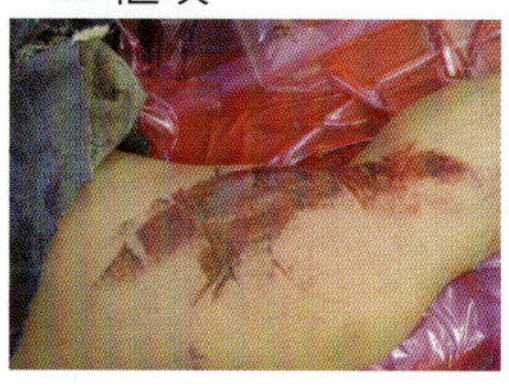

- **부종**: 손상부위가 부어있다.

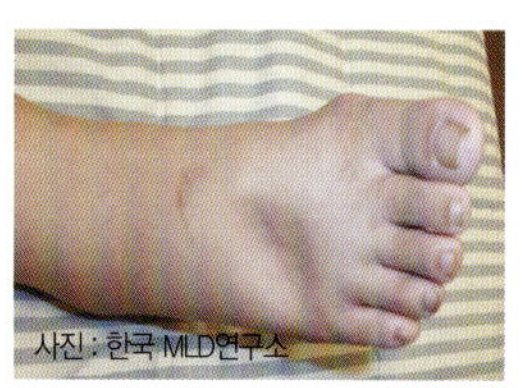

사진 : 한국 MLD연구소

- **운동 제한**: 손상 부위를 움직일 수 없다(방어자세 취함).

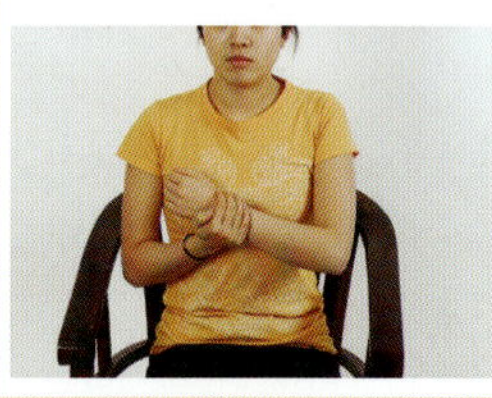

- **노출된 골편**: 손상된 피부에서 골격이 관찰된다(개방성 골절 시).

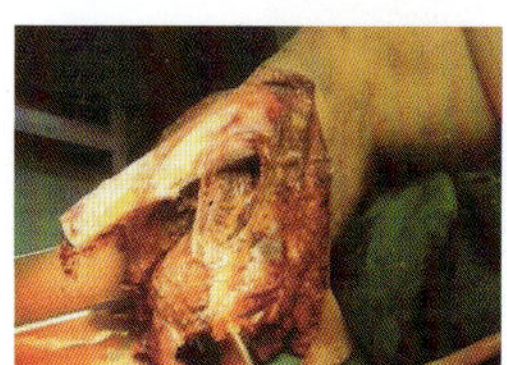

- 가성운동 : 관절이 아닌 부위에서 굴절, 회전 등이 발생한다.
- 뼈마찰음 : 뼈가 움직일 때마다 소리가 난다

☞ 모든 골절에서 이런 증상이 나타나는 것은 아니다. 골절이 의심될 경우에는 항상 골절로 간주하고 처치하며, 함부로 눌러보거나 꺾어 보지 않는다

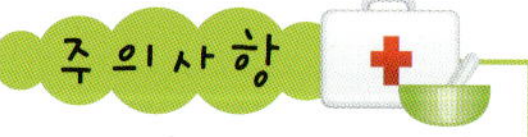

골절 응급처치

- 환자의 전반적인 상태를 평가(ABC's)한다. 이때 환자를 함부로 조작하거나 옮기지 않는다.
  - 뼈 끝의 신경, 혈관, 근육 손상에 주의한다.
- 손상부위를 검진(보고, 만지기)하기 위해 부상 부위의 옷을 제거한다.
- 출혈 시 직접 압박하고 부목으로 고정한다.
- 지속적으로 관찰
  - 원위부의 맥박, 운동, 감각, 모세혈관 재충혈을 지속적으로 관찰(PMS 평가; pulse, motor, sense)한다.
- 가성운동 : 관절이 아닌 부위에서 굴절, 회전 등이 발생한다.
- **뼈비빔소리/뼈마찰음**(부러진 느낌이나 소리) : 뼈가 움직일 때마다 소리가 난다(다치는 순간 소리를 듣기도 함).

☞ 골절에는 몇 가지 공통된 증상이 있지만 모든 골절에서 이런 증상이 나타나는 것은 아니다. 골절이 의심될 경우에는 항상 골절로 간주하고 처치하며, 함부로 눌러보거나 꺾어 보지 않는다.

주의사항

골절 환자의 응급처치 시 주의사항

- 현장이 위험하지 않는 한 환자를 옮기지 않는다.
- 손상이 의심되면 반드시 고정하고 뼈를 맞추려 하지 않는다.
- 개방성 골절로 인해 피부 밖으로 튀어나온 뼈 끝은 다시 넣지 않도록 하며 감염에 주의한다.
- 손상 원위부의 순환, 감각, 운동기능(PMS)을 검사한다(고정 전 · 후).
- 부목은 가볍고 단단하며 신체의 폭과 비슷하고 한 관절 넘는 긴 길이를 사용한다.

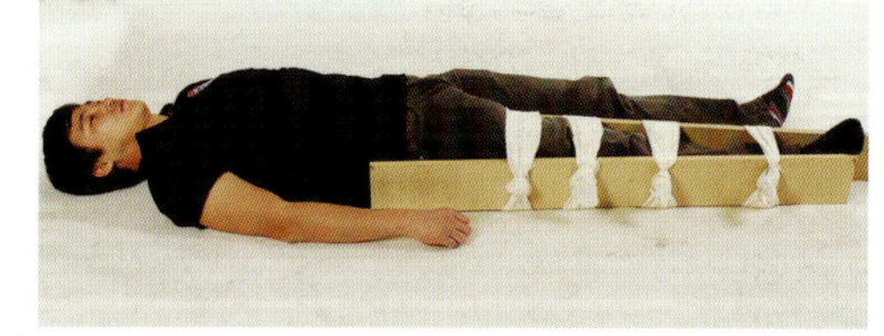

 탈구(dislocation)

관절의 뼈가 제자리에서 벗어난 상태를 말한다. 탈구가 되면 뼈를 연결하는 인대 및 관절 주위의 혈관, 건, 근육 및 신경 역시 손상을 입을 수 있다.

탈구된 관절은 주로 돌출되거나 움푹 들어간 양상을 보이며 정상적인 둥근 외형이 소실되어 있다. 신경 및 혈관 손상이 동반될 수 있다.

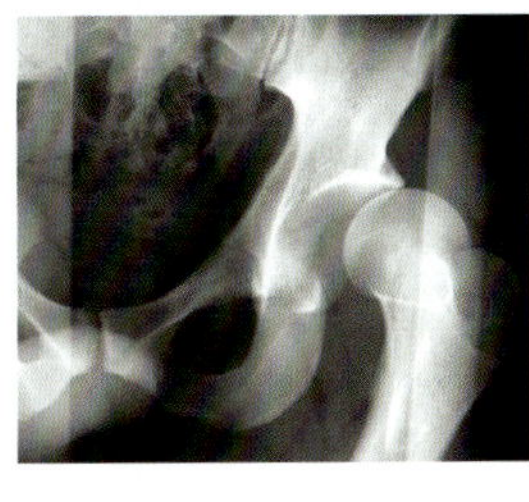

고관절탈구 X-ray 사진

증상과 징후

흔히 타박을 당하거나 넘어졌을 때, 심한 근육운동을 할 때 탈구된다.

주로 수지관절, 견관절, 주관절, 고관절, 족관절 등에서 자주 일어난다.

매우 통증이 심하고 관절의 모양이 변하면서 붓기 때문에 일반적인 관절운동이 불완전하게 되며, 심한 통증을 동반한다.

탈구 시 응급처치

- 냉찜질을 해준다.
- 편안한 자세를 취하고 탈구부위를 움직이지 않게 부목으로 고정한다.
- 슬관절, 고관절 탈구는 베개나 윗도리를 접어서 부상 당한 다리의 무릎 밑에 괴어 준다.

☞ 시간이 지날수록 신경과 혈관 손상의 가능성이 커지기 때문에 의료진의 신속한 도수정복이 필요하다. 정복을 시도하기 전에 반드시 방사선검사로 탈구의 방향을 확인한다.

주의사항

탈구 환자의 응급처치 시 주의사항

- 관절(무릎, 팔꿈치, 발목 부위)에서 10cm 내에 있는 골절은 탈구에 준해서 처치한다.
- 환자가 가장 편안함을 느끼는 상태(대부분 발견한 상태)로 고정한다.
- 모세혈관 재충혈이 2초 이상일 경우 즉시 이송한다.
- 무리한 정복을 시도하지 않으며 응급의료진의 도움을 요청한다.

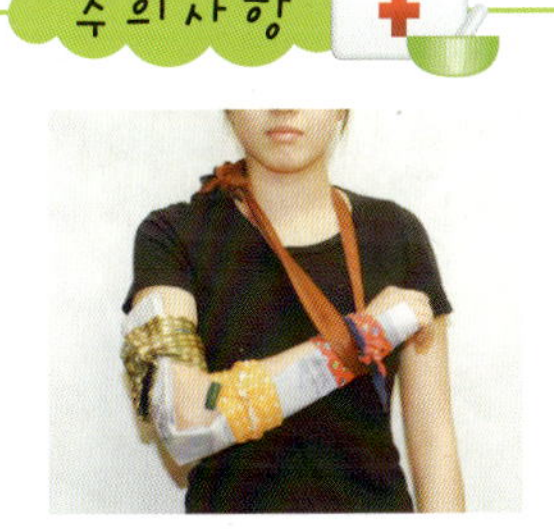

Tip

골절 시 신속한 응급 처치가 중요한 이유

- **골절 응급 처치시 가장 먼저 시행할 것**은 골절 부위의 부목 고정이다. 골절된 뼈끝은 매우 날카로우므로 부러진 부위에 근육, 혈관, 신경 등의 연부 조직에 2차 손상을 주기 때문이다. 또한, 부목 고정으로 쇼크(shock)를 예방하고 환자 이송과 방사선 촬영을 쉽게 할 수 있기 때문이다.
- **골절 시 손상 정도, 환자 나이에 따라 골절 치료 기간으로** 넓적다리관절 골절의 경우 신생아는 3주, 8세 8주, 12세 12주, 성인은 약 20주 정도의 유합 기간이 필요하다. 성인 기준으로 손가락뼈 2주, 손목뼈 6~10주, 팔뼈 8~12주, 허벅지 뼈 16~20주, 다리뼈 12~16주, 발목뼈 6~10주, 발가락뼈 4~6주 정도이다. 재활 과정에 따라 1개월 이상의 추가 기간이 필요할 수도 있다.
- **응급 수술이 필요한 골절**은 혈관 손상을 동반한 골절, 구획 증후군이 발생한 경우, 척추 골절로 인한 신경 손상이 악화하는 경우이다.

5 염좌(sprain)

염좌는 과도한 운동이나 심한 근육 활동 혹은 무거운 물체나 부상자를 들거나 이동할 때 발생한다. 손상과 동시에 통증을 느끼면서 손상부위가 아프고 붓기 시작한다. 피부색은 변하지 않으나 곧바로 통증이 그치는 가벼운 정도에서부터 인대가 절단되는 심한 경우도 있으며, 보통 염좌와 골절을 구별하기 어려운 경우가 많다.

증상과 징후

- 손상 부위를 누르면 통증(압통)을 호소한다.
- 부종과 반상출혈이 생긴다.
- 통증으로 인한 움직임의 장애가 발생한다.
- 다치지 않은 쪽과 비교했을 때 변형이 있다.
- 골절과는 달리 마찰음은 없다.

염좌 시 응급처치

- 기도 및 호흡과 순환을 확인한다.
- 손상의 치료에서 초기 응급처치법으로는 RICE(안-냉-압-올) 방법이 있다. 손상이 발생할 시에는 더 이상의 추가 손상을 막고 손상의 범위를 최소화하기 위하여 다음의 응급처치를 시행한다.

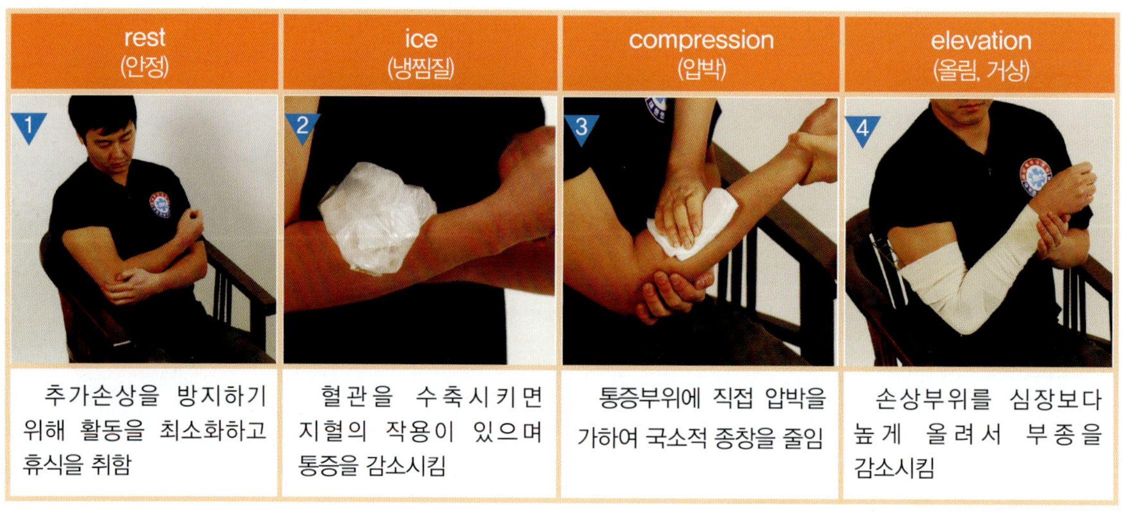

rest (안정)	ice (냉찜질)	compression (압박)	elevation (올림, 거상)
1	2	3	4
추가손상을 방지하기 위해 활동을 최소화하고 휴식을 취함	혈관을 수축시키면 지혈의 작용이 있으며 통증을 감소시킴	통증부위에 직접 압박을 가하여 국소적 종창을 줄임	손상부위를 심장보다 높게 올려서 부종을 감소시킴

주의사항

염좌 환자의 응급처치(ice pack) 시 주의사항

냉찜질은 손상 부위의 혈류 감소로 부종을 예방하고 염증을 감소시키는 데 효과적이다.

- 30분 정도 사용하고 재사용할 때에는 1시간이 지난 후 적용한다.
- 무릎 뒤와 같은 관절부에는 사용하지 않는다.
- 순환기 질병, 과거 동상 부위 등은 사용하지 않는다.
- 너무 빨리 중단하게 되면 효과가 없을 수 있다.

부목고정(splinting)

골절, 탈구, 염좌 시 응급처치는 기도, 호흡 및 순환을 확인한 후에 지혈을 한다. 그리고 소독을 하고 압박붕대를 감은 후 적절한 부목을 선택하여 고정한다.

부목고정이 필요한 이유	부목고정의 일반적인 원칙
• 부러진 뼈에 의해 생길 수 있는 추가적인 손상(근육, 척수, 신경, 혈관의 손상 등)을 방지한다. • 폐쇄성 골절이 개방성 골절로 악화되는 것을 방지한다. • 부러진 뼈에 의한 피부의 열상을 방지한다. • 뼈에 의해서 혈관이 압박되어 골절 원위부의 혈액순환이 차단되는 것을 방지한다. • 손상부위의 과도한 출혈을 방지하고 통증을 완화시킨다.	• 현장에서 발견한 즉시 부목으로 고정한다. • 골절 부위를 포함한 근위부와 원위부의 관절을 모두 고정한다. • 신체와 접하는 부목 접착면에는 솜이나 패드를 대고 고정한다. 부목은 너무 단단하게 적용시키지 않는다. • 굽힐 수 있는 팔의 골절 시 삼각건법으로 팔을 지지한다. • 골절이 의심될 때에는 부목을 이용하여 고정한다.

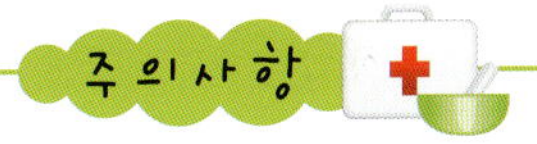

부목 사용 시 주의사항

• 반드시 부목을 댄 후 부상자를 운반하고 부러진 뼈를 맞추려고 하지 않는다.
• 골절된 뼈와 양쪽 관절이 움직이지 않게 주의하고 이송 전에 충격에 대한 응급처치를 한다.
• 부목을 댄 원위부의 혈액순환을 자주 체크하여 이상이 있는 경우 붕대를 약간 느슨하게 한다.
• 부목을 댄 후에도 골절 원위부에서 맥박 및 감각, 운동기능을 주기적으로 확인한다.

부목의 종류

최초의 부목은 나무 부목이었다. 사용의 불편함과 접거나 굽혀 사용하지 못하는 나무 부목의 단점을 보완한 철사 부목 또는 공기 부목을 사용하다가 최근에는 알루미늄 부목에 이어 진공 부목으로 발전하였다.

▶ **경성 부목**

나무 부목

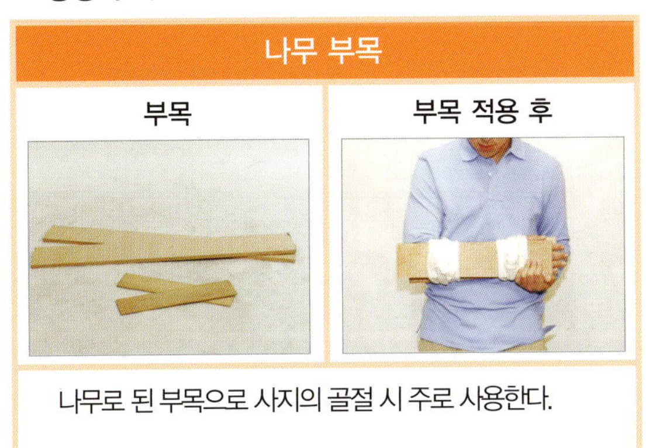

나무로 된 부목으로 사지의 골절 시 주로 사용한다.

철사 부목

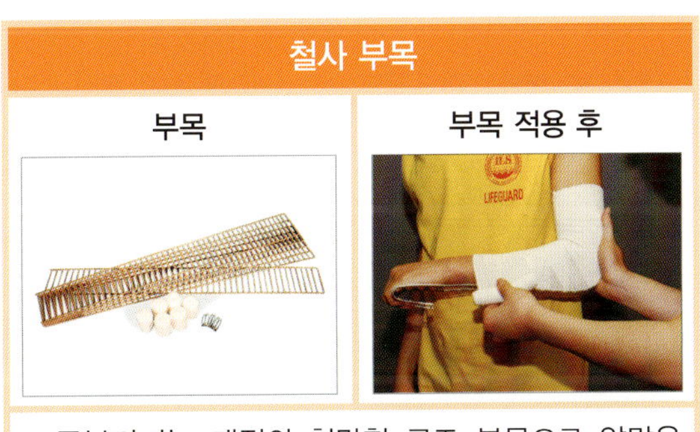

구부러지는 재질의 철망형 구조 부목으로 알맞은 모양으로 변형 후 사용한다.

▶ 연성 부목

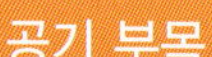

공기 부목	
부목	부목 적용 후
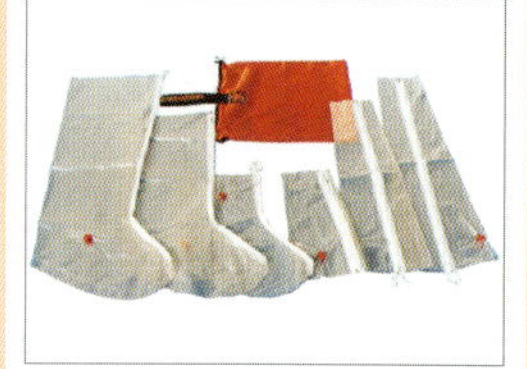	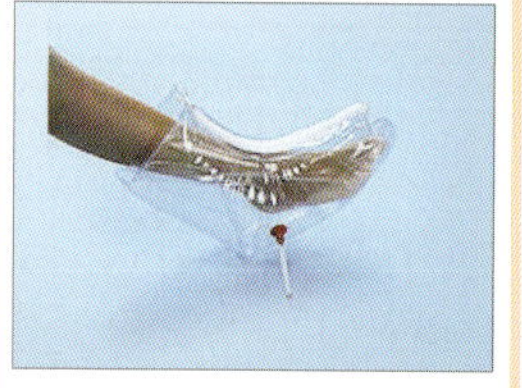
사지 고정 시 쓰이고 압박지혈의 효과가 있다.	

알루미늄 부목	
부목	부목 적용 후
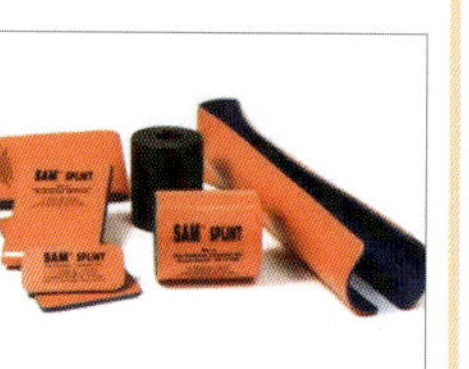 	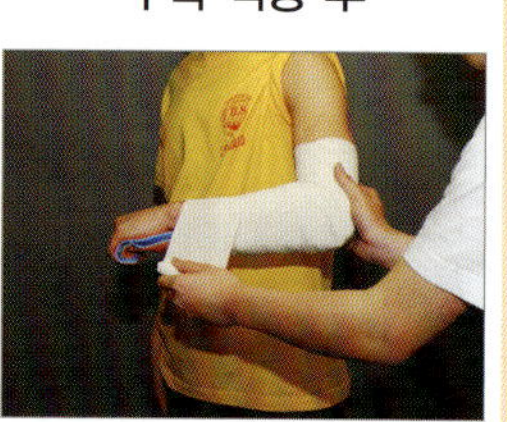
다양한 크기가 있으며 필요한 모양으로 쉽게 변형 가능하다. 손가락이나 사지에 주로 사용한다.	

진공 부목(팔다리)	
부목	부목 적용 후
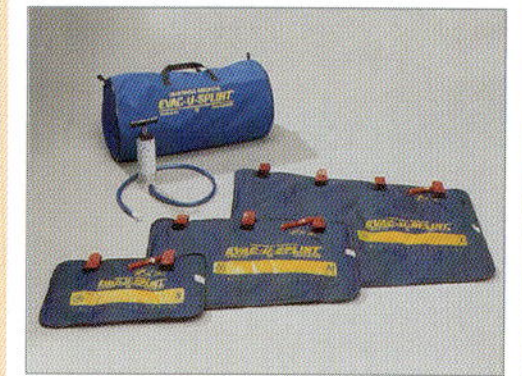	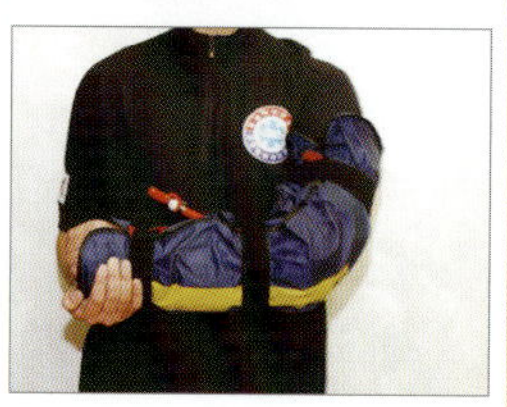
지혈 효과는 적으나 사지를 발견된 상태 그대로 고정 가능하다.	

진공 부목(전신)	
부목	부목 적용 후
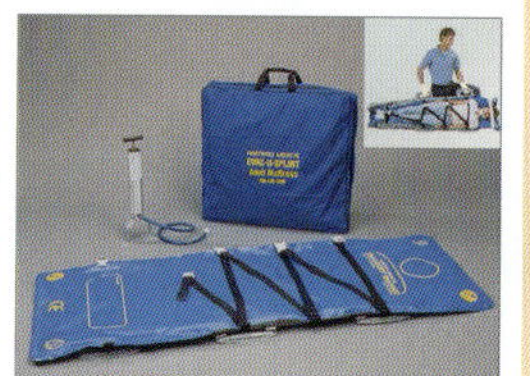	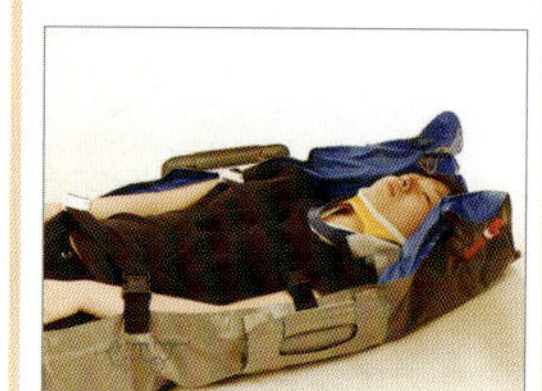
완전한 척추고정의 효과는 없으나 전신을 발견한 상태 그대로 고정할 수 있다.	

▶ 경추 · 척추 부목

경추 부목	
부목	부목 적용 후
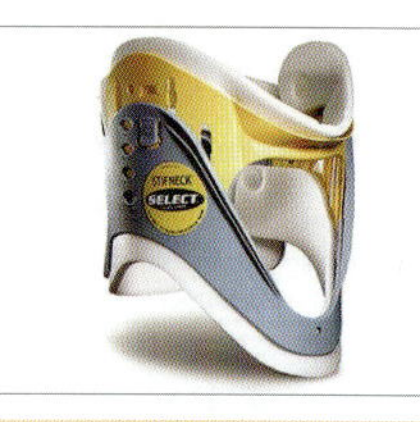	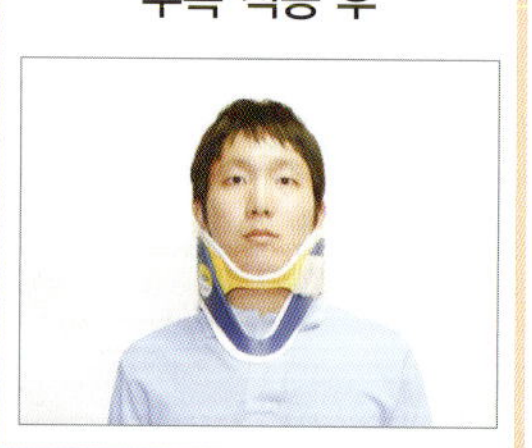
의식이 없거나 경추손상이 예상되는 모든 환자에게 적용한다(사용 후 손으로 계속 고정해주어야 함).	

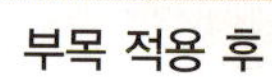

긴 척추고정판	
부목	부목 적용 후
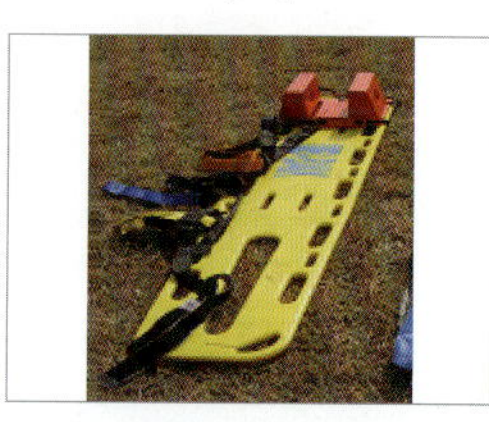	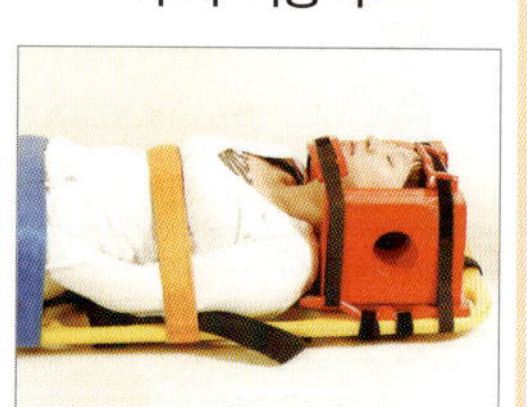
주로 환자를 들것에 옮길 때 이용하며 통나무굴리기 법(log-rolling)을 사용한다.	

▶ 기타 부목

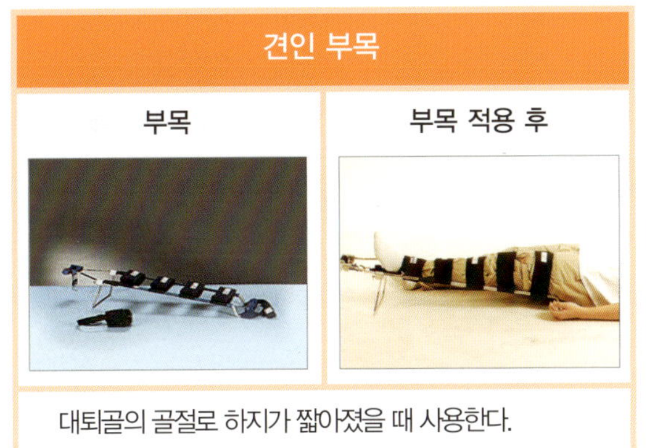

견인 부목

부목	부목 적용 후

대퇴골의 골절로 하지가 짧아졌을 때 사용한다.

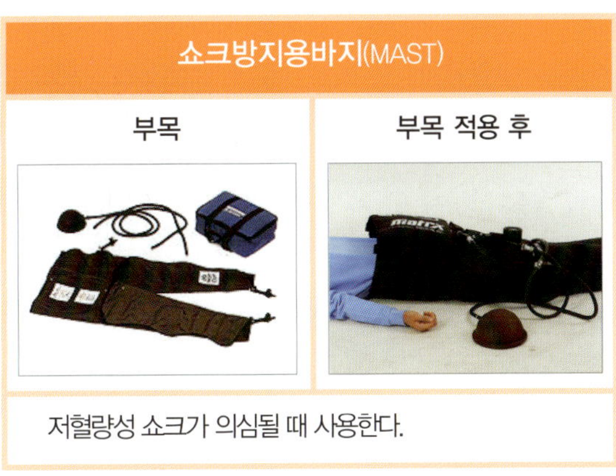

쇼크방지용바지(MAST)

부목	부목 적용 후

저혈량성 쇼크가 의심될 때 사용한다.

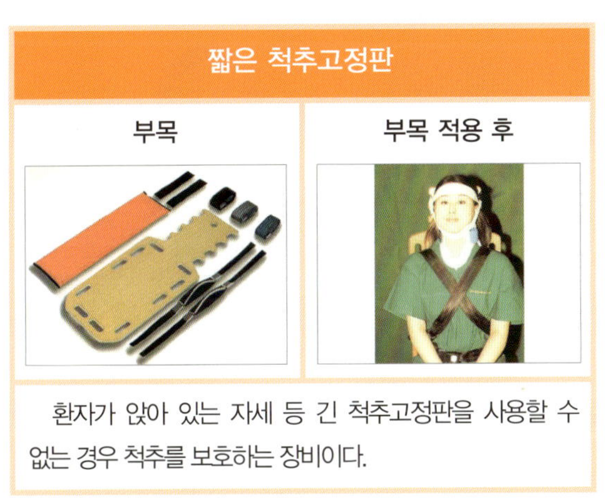

짧은 척추고정판

부목	부목 적용 후

환자가 앉아 있는 자세 등 긴 척추고정판을 사용할 수 없는 경우 척추를 보호하는 장비이다.

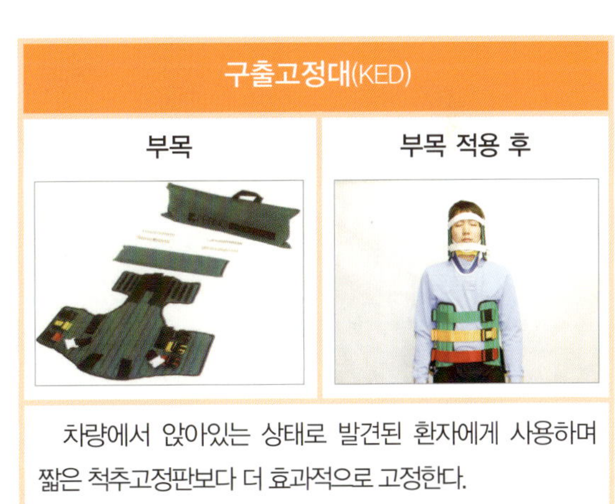

구출고정대(KED)

부목	부목 적용 후

차량에서 앉아있는 상태로 발견된 환자에게 사용하며 짧은 척추고정판보다 더 효과적으로 고정한다.

▶ 손가락 부목

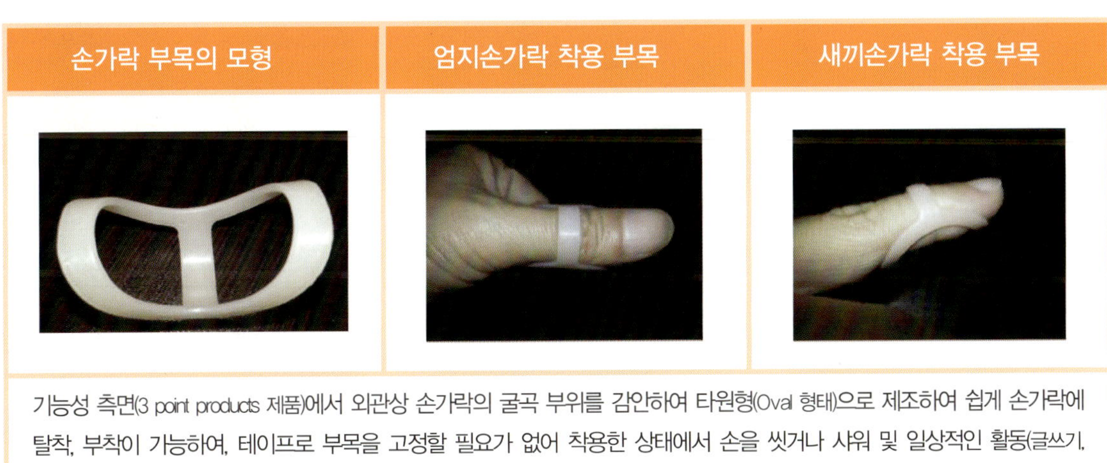

손가락 부목의 모형	엄지손가락 착용 부목	새끼손가락 착용 부목

기능성 측면(3 point products 제품)에서 외관상 손가락의 굴곡 부위를 감안하여 타원형(Oval 형태)으로 제조하여 쉽게 손가락에 탈착, 부착이 가능하여, 테이프로 부목을 고정할 필요가 없어 착용한 상태에서 손을 씻거나 샤워 및 일상적인 활동(글쓰기, 타이핑, 가벼운 운동)이 가능한 부목임

▶ 생활 용품 부목

자기 자신이 입고 있는 옷이나 용품을 가지고 부목으로 대용한다. 추가적으로 주변에 있는 생활소품을 활용하여 현장 부목으로 사용한다.

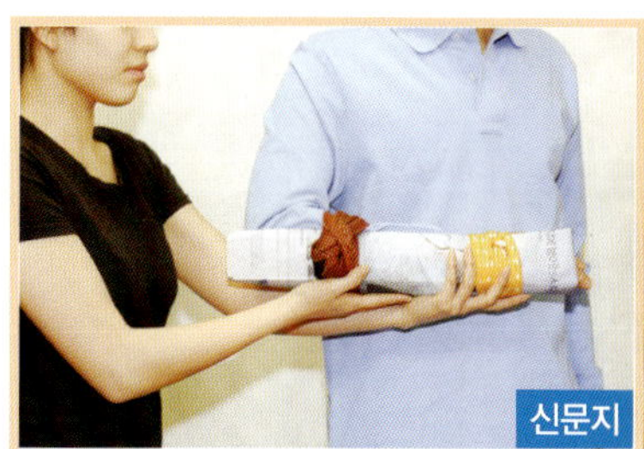

두껍게 접어 사용

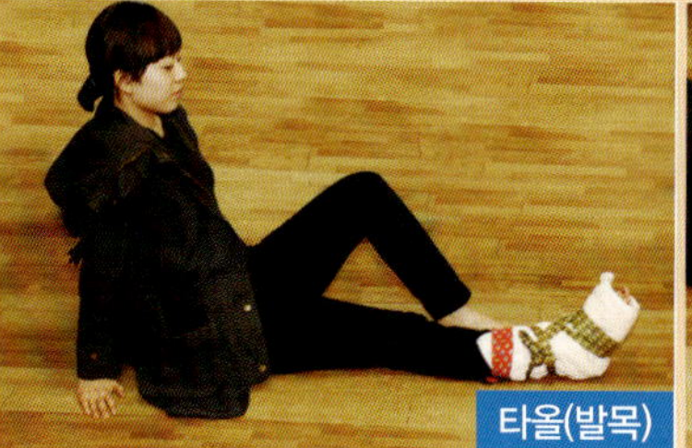

여러 장 겹쳐서 사용

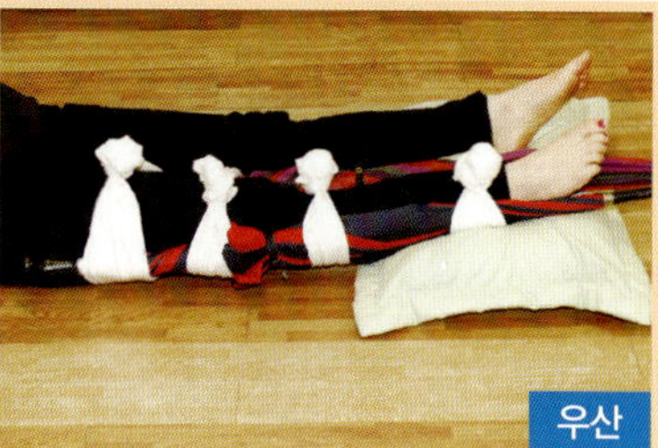

우산 2개로 상처부위 고정

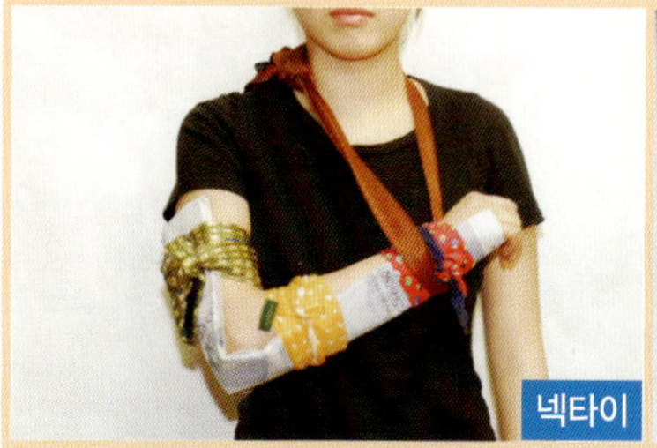

상처부위를 신문지로 고정 후 넥타이로 묶음

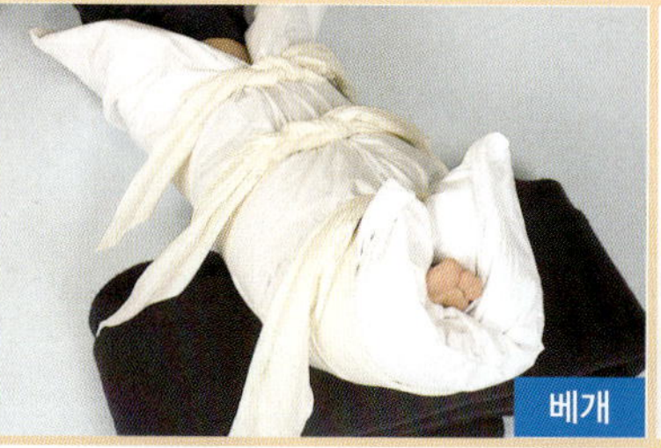

손상부위를 고정(탈구 시 유용)

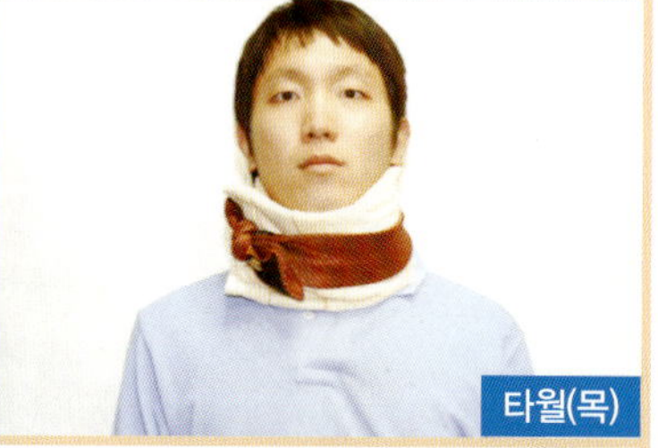

겹쳐서 적당한 두께로 만든 후 사용

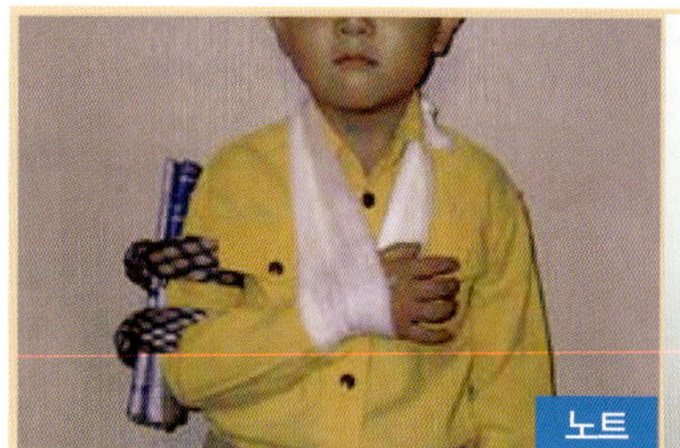

노트를 반 접어 2개를 겹친 후 지지대로 사용

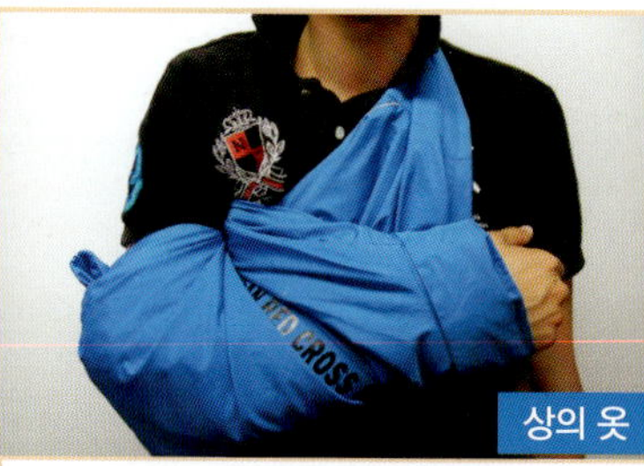

다친 팔을 얹고 옷의 팔부분을 목 뒤로 묶어 삼각건처럼 사용

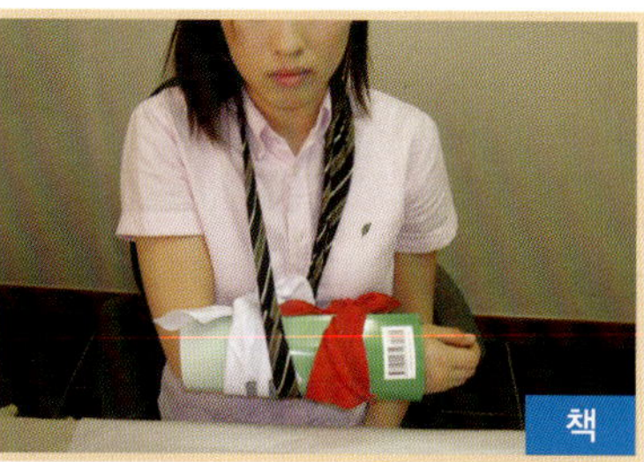

적당히 두꺼운 책으로 상처부위를 말아서 고정

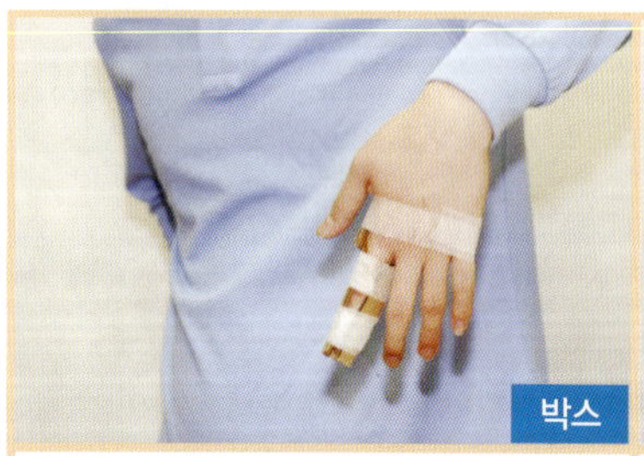

알맞은 크기와 모양으로 오려서 사용

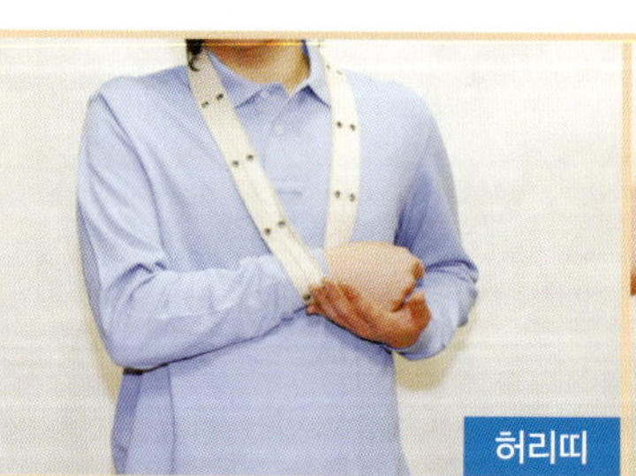

허리띠를 고정 끈으로 사용

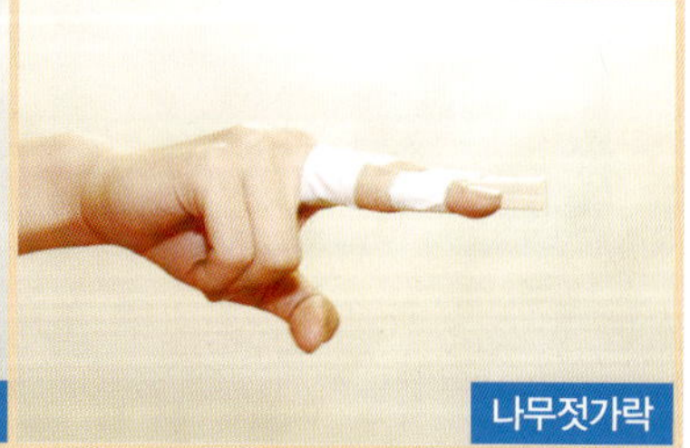

손가락 양쪽에 젓가락을 대고 반창고를 붙여 사용

부목 처치

▶ 쇄골(빗장뼈)골절 처치

• **증상**: 소아에서 발생하는 가장 흔한 골절로 대부분 부러진 뼈가 피부 위로 만져진다. 다친 팔을 위로 들지 못하고 어깨가 밑으로 처져 있다. 상완골두(위팔뼈머리)가 어깨 앞으로 나오기도 하며 다치지 않은 어깨와 비대칭적이다.

해부학적 위치	손상된 부위의 사진	x-ray
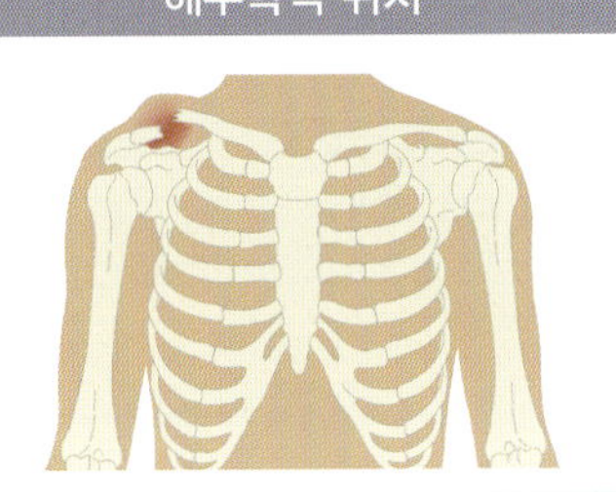	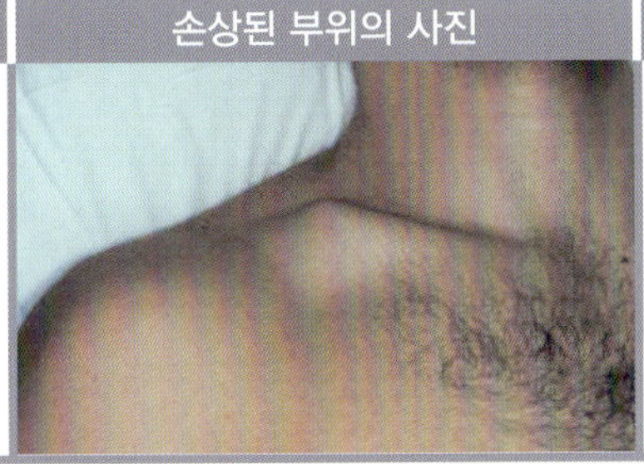	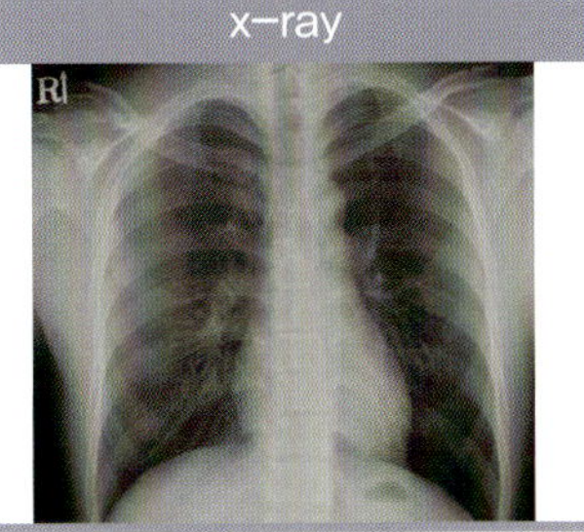

• **처치**: 다친 쪽의 손을 팔꿈치보다 약간 높게 하여 반대쪽 어깨에 대고 사각건으로 묶은 후 팔 전체를 몸에 붙게 삼각건으로 묶는다.

1 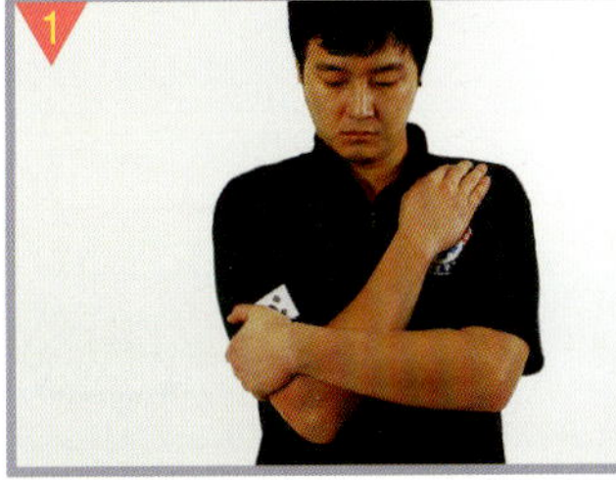	2 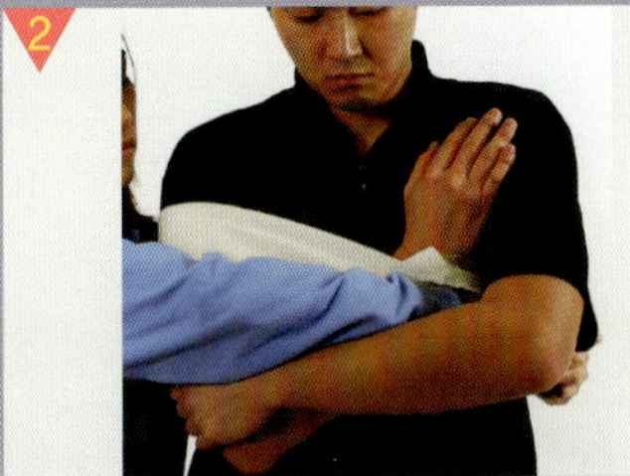	3 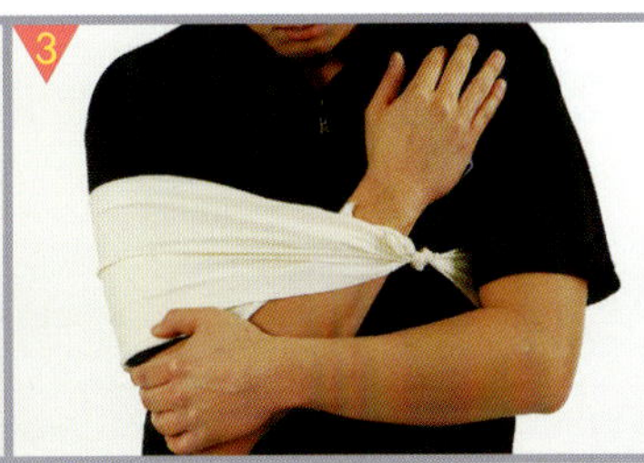

▶ 늑골(갈비뼈)골절 처치

• **증상**: 기침, 심호흡 시 심한 통증으로 호흡곤란을 느낀다. 늑골이 폐를 찔렀을 경우 기흉이나 혈흉이 유발될 수 있으며 기침 시 선홍색 피가 객담에 섞여 나온다.

해부학적 위치	손상된 부위의 사진	x-ray
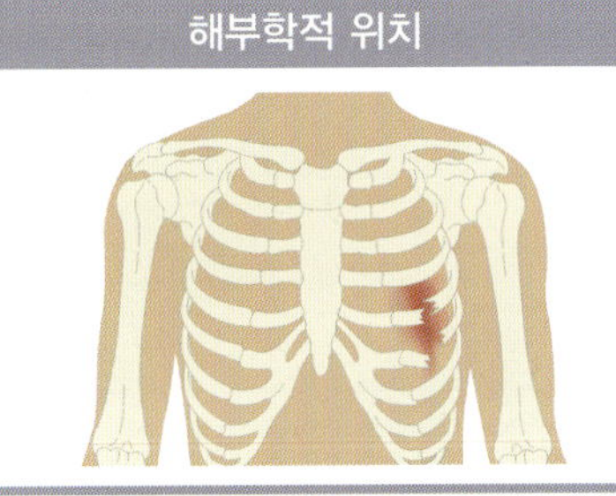	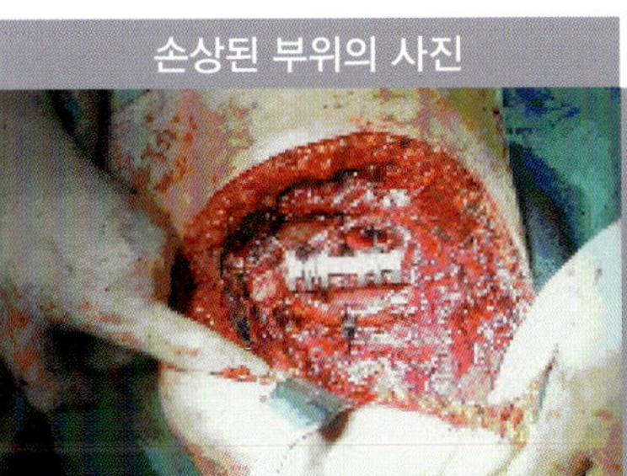	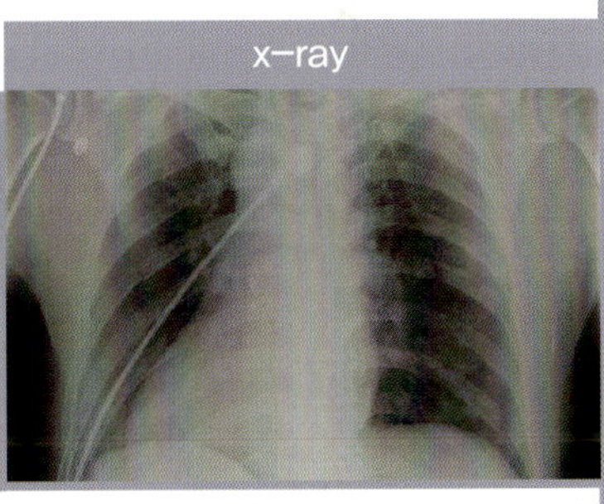

• **처치**: 상처부위를 드레싱(dressing)하고, 담요나 베개로 가슴을 고정한다[다발성 늑골골절로 인한 동요가슴(flail chest) 발생 시 모래주머니, 패드 등으로 고정].

1 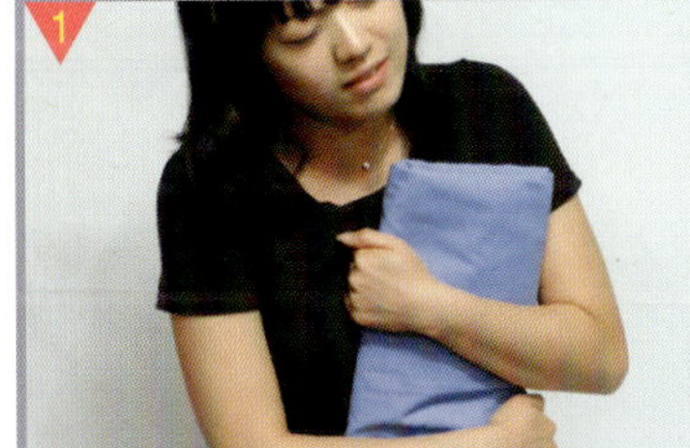	2 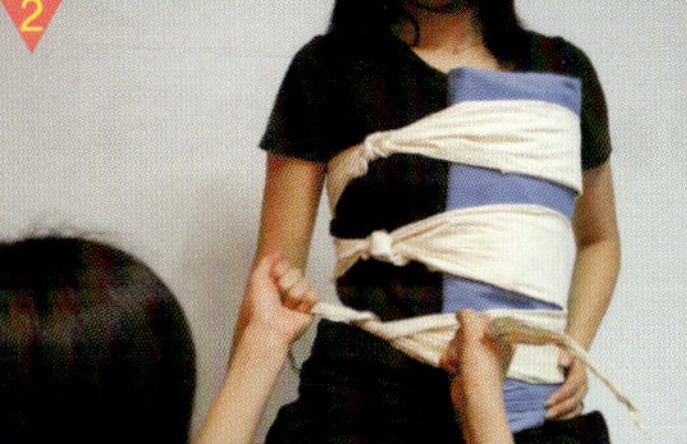	3 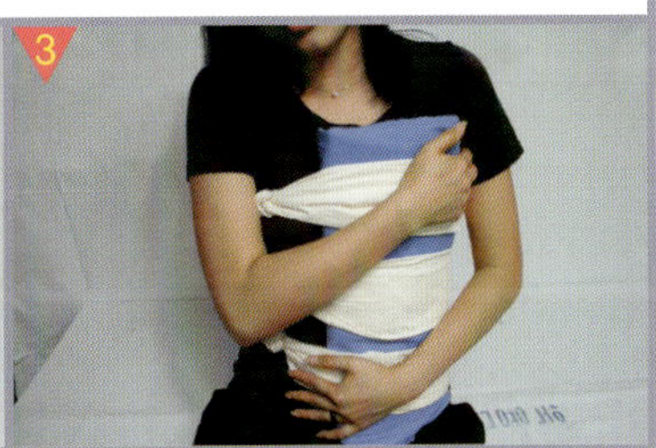

➲ 3D CT란 일명 3차원 X-ray CT를 말하며 한 번의 회전 촬영으로 3차원 영상을 얻을 수 있다.

▶ 위팔뼈(상완골) 골절 처치

• **증상:** 상지가 신전된 상태로 떨어질 때 손을 짚거나 직접적인 타격에 의해 발생하며 전위가 일어나지 않은 골절이 대부분이다. 팔을 움직이거나 어깨 관절운동을 할 수 없다.

해부학적 위치	손상된 부위의 사진	x-ray

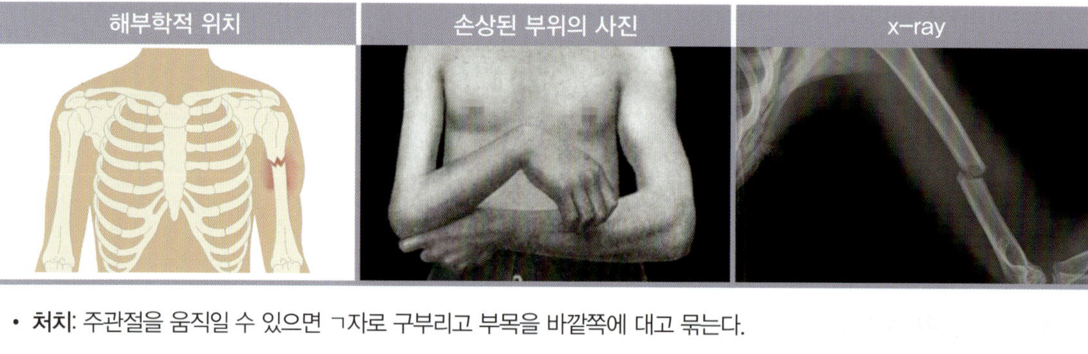

• **처치:** 주관절을 움직일 수 있으면 ㄱ자로 구부리고 부목을 바깥쪽에 대고 묶는다.

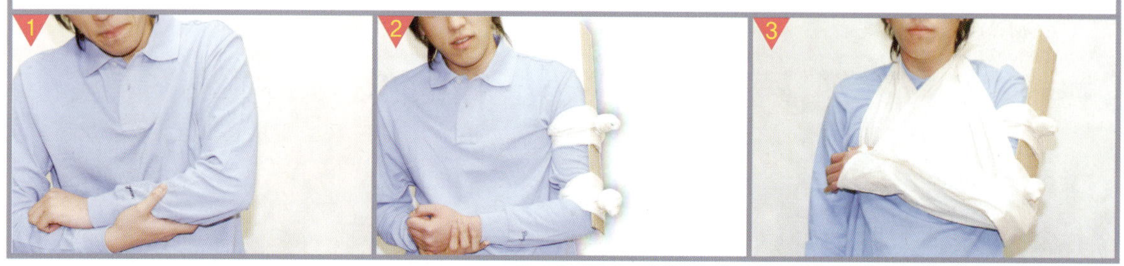

▶ 전박골절 처치

• **증상:** 물체에 직접 부딪히거나 손을 짚고 넘어져서 주로 발생한다. 뼈 2개가 다 부러지면 골절의 일반적인 증상이 나타난다. 요골만 골절된 경우 팔꿈치 외측에 압통과 부종이 있다.

해부학적 위치	손상된 부위의 사진	x-ray

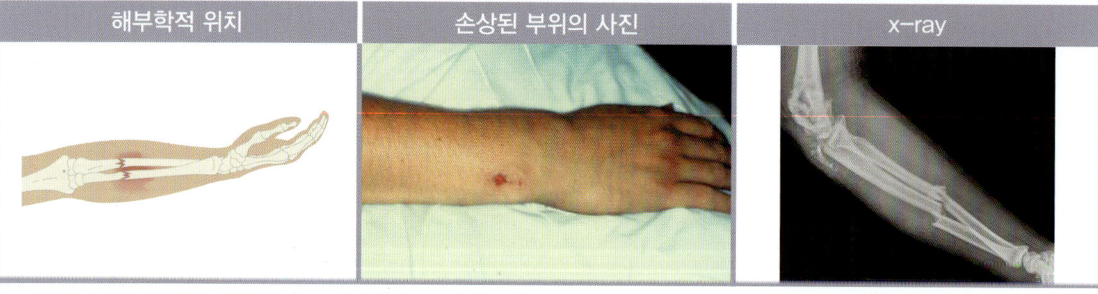

• **처치:** 2개의 부목을 사용하여 고정시킨다. 주관절보다 10cm 정도 높이고 손바닥이 가슴쪽으로 향하게 하여 넓은 붕대로 팔을 올려 고정한다.

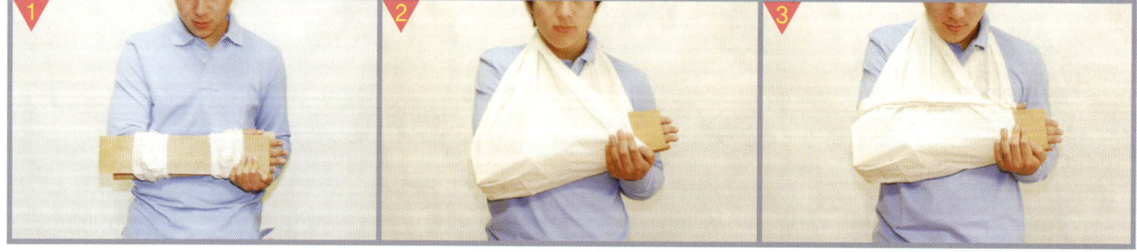

▶ 팔꿉관절(주관절)탈구, 골절 처치

• **증상**: 팔을 구부리고 넘어지거나 추락에 의해 주로 발생하며 대부분 후방으로 탈구된다. 통증이 심해 팔을 펼 수 없게 된다. 관절 부위의 골절 시 탈구에 준한 응급처치를 시행한다.

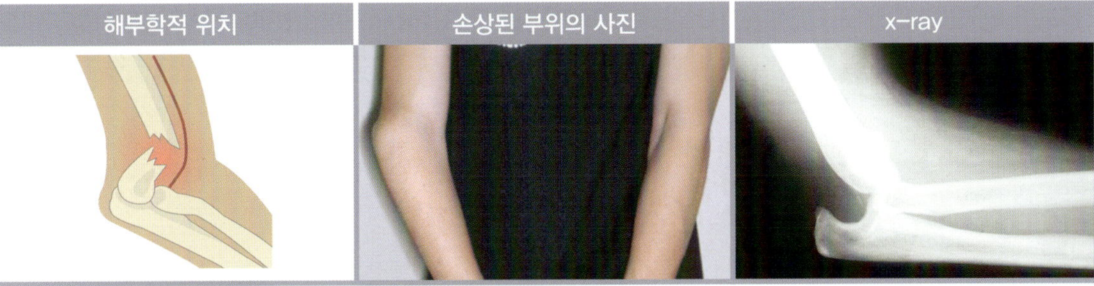

• **처치**: 팔을 편 자세면 겨드랑이에 고이고, 팔을 구부린 경우에는 무리하게 펴지 말고 발견한 그대로 부목고정한다.

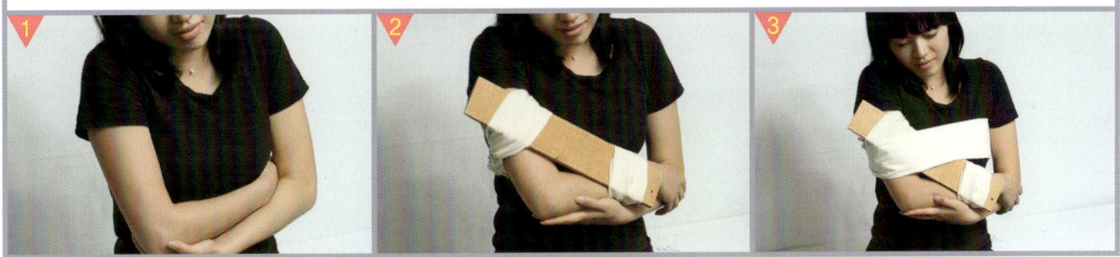

▶ 무릎뼈(슬개골)골절 처치

• **증상**: 구르거나 부딪히는 경우에 발생되며 무릎뼈(슬개골)를 만져보면 뼈의 갈라진 부분을 만질 수 있다.

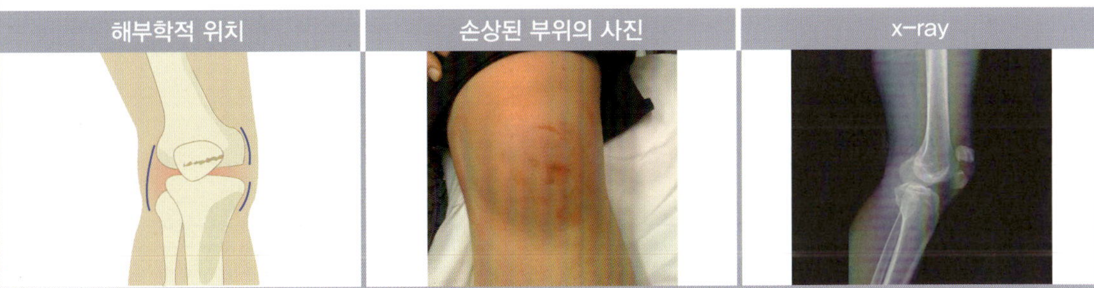

• **처치**: 긴 부목을 다리 아래쪽에 대고 무릎과 발꿈치에는 패드를 댄다. 무릎뼈(슬개골) 위와 아래쪽을 묶고 다른 붕대로 다리와 부목을 묶는다(발견된 자세 그대로 고정).

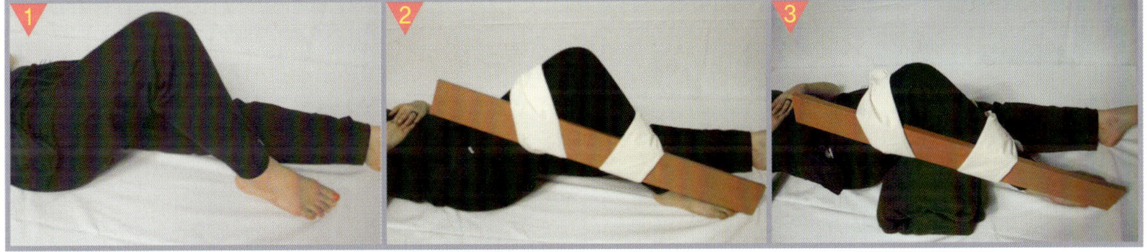

▶ 대퇴골절 처치

• **증상**: 고령의 노인들에게 쉽게 발생할 수 있으나 젊은층에서는 고에너지 외상으로 발생한다. 또한 다량의 출혈로 저혈량성 쇼크를 유발하며 대퇴가 짧아지거나 바닥에 누워서 발뒤꿈치를 들지 못한다.

해부학적 위치	손상된 부위의 사진	x-ray
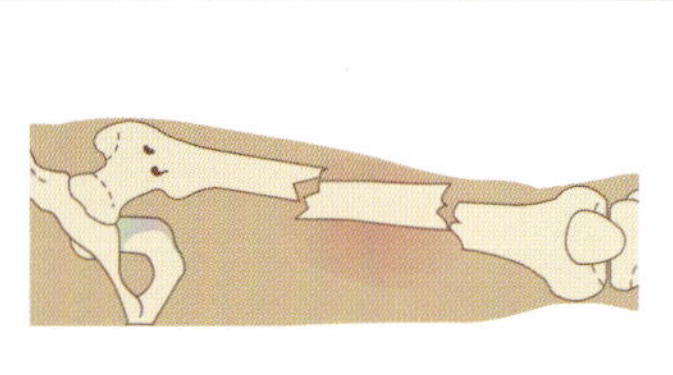	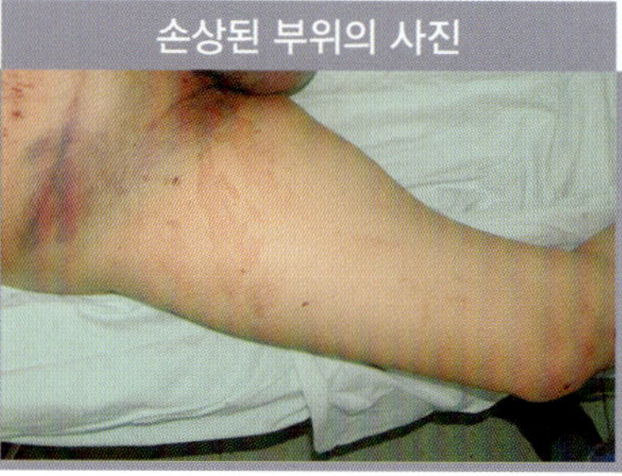	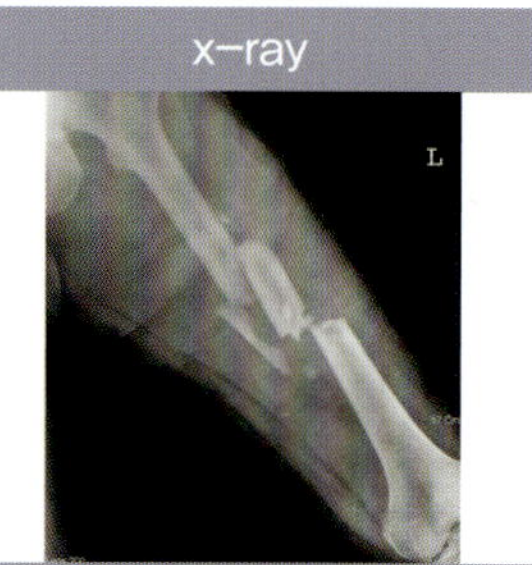

• **처치**: 신경과 혈관의 추가손상이 발생할 수 있으므로 절대로 일어나게 하면 안 된다. 가능하면 많은 끈이 필요하며 긴 부목은 바깥쪽에, 짧은 부목은 안쪽에 대고 묶는다(가능하면 양다리를 합쳐 묶어 줌).

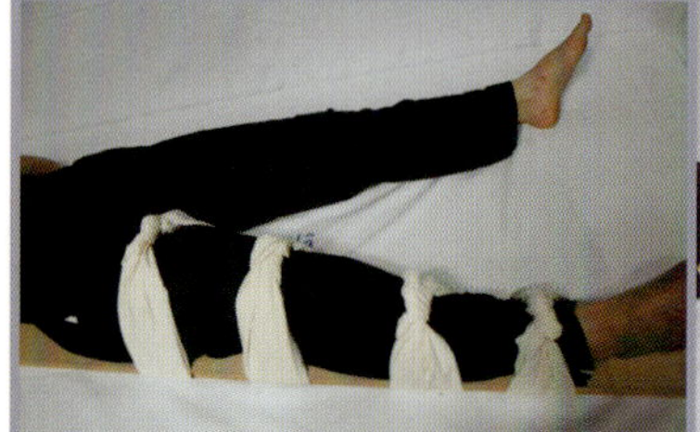
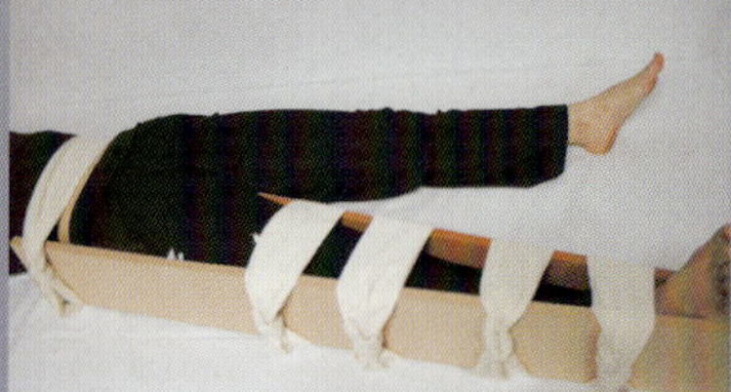
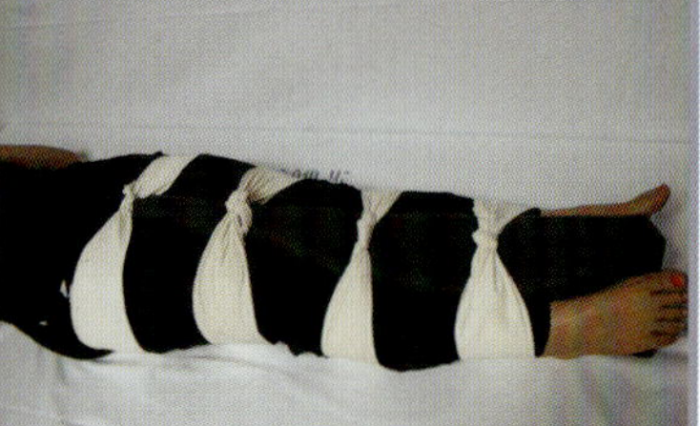

▶ 하퇴골절 처치

• **증상**: 경골골절 시 골절의 일반적인 증상이 나타나지만 비골만 골절된 경우 심한 기형이 나타나지 않아 발목 위의 비골골절은 염좌로 착각할 가능성이 있다.

해부학적 위치	손상된 부위의 사진	x-ray
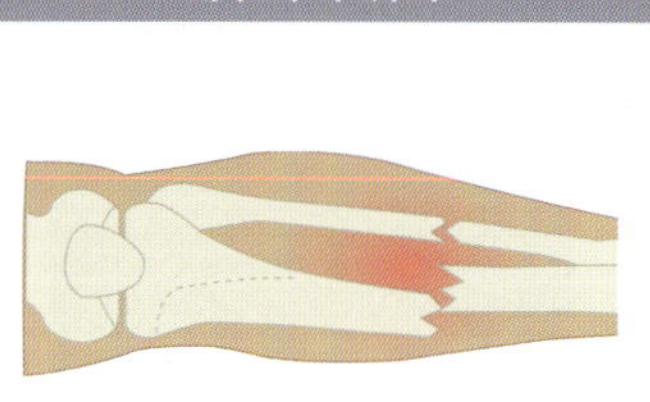	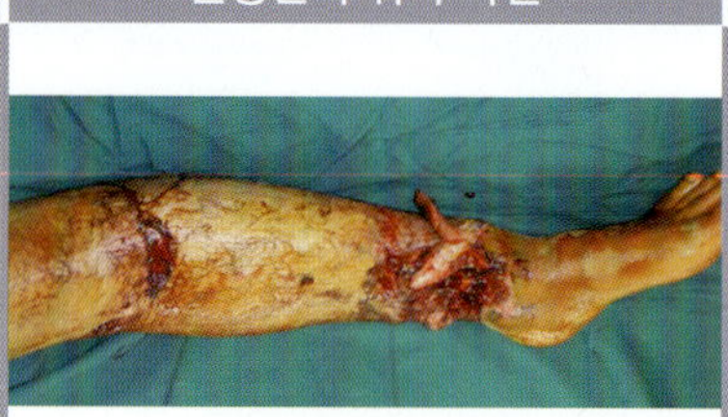	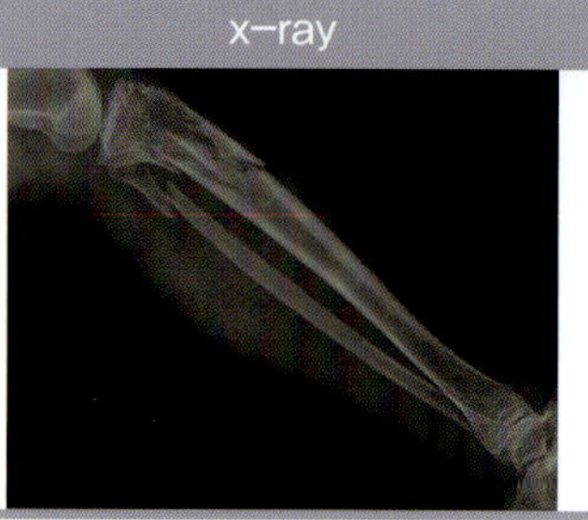

• **처치**: 발끝을 부드럽게 잡아 올려 패드를 대고 부목고정한다. 베개나 담요 등으로 상처부위를 높여준다.

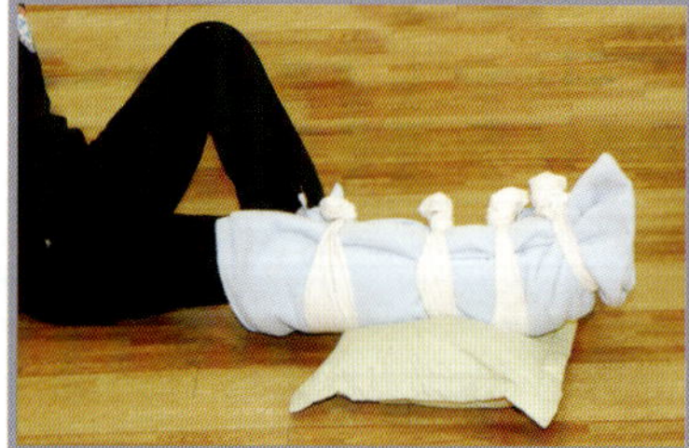
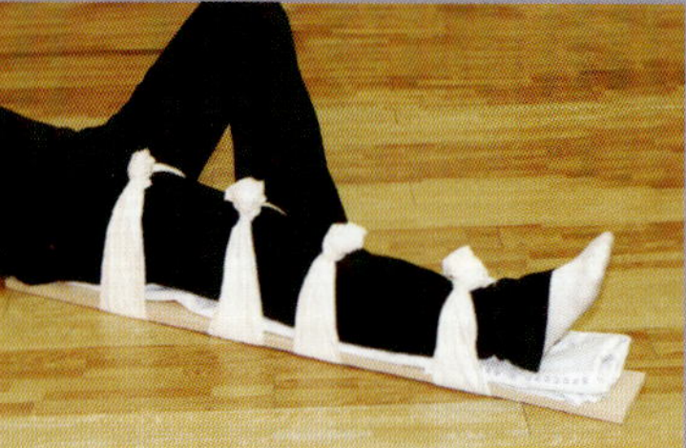
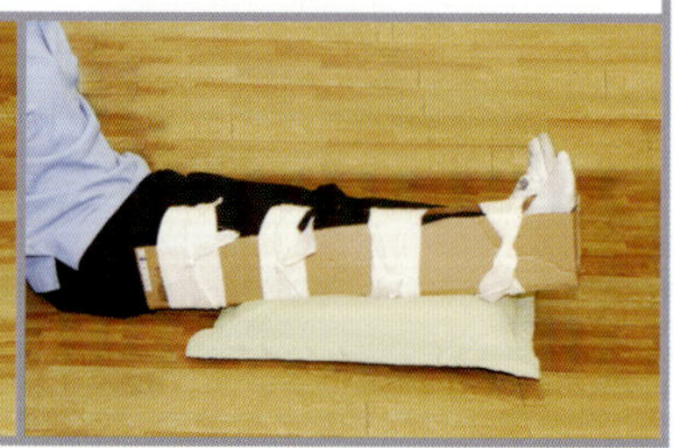

▶ 발목골절과 처치

• **증상**: 발목의 염좌와 골절은 구별하기 어렵기 때문에 골절로 간주하고 처치한다. 통증과 부종이 나타나고 변형의 가능성이 있다.

해부학적 위치	손상된 부위의 사진	x-ray

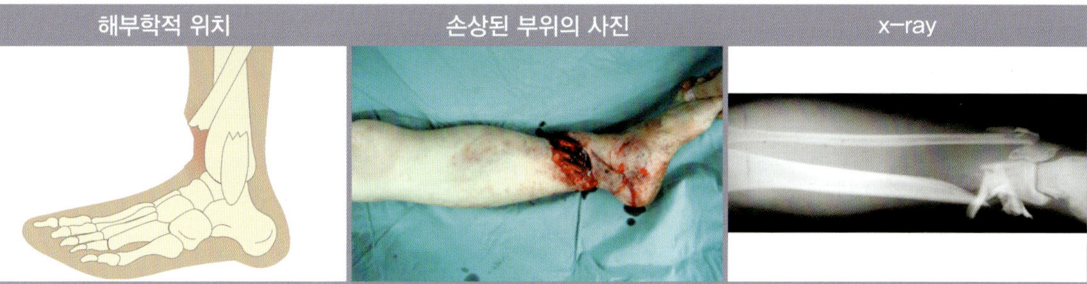

• **처치**: 발목을 가장 편안한 자세로 받쳐준다. 발 전체를 담요나 베개 위에 올려놓고 붕대를 감는다. 발등이 부어오를 때는 통증을 막기 위해 적당한 압력으로 붕대를 묶고 다리를 높여준다.

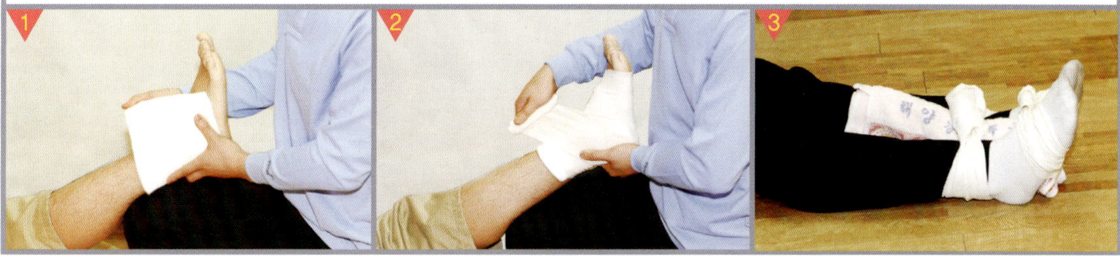

▶ 손가락(손목)골절 처치

• **증상**: 손가락골절의 75%는 안정형 골절로 전위가 일어나지 않기 때문에 대개 도수정복이 필요하지 않다.
내부 출혈로 인해 혈종이 생기기도 한다.

해부학적 위치	손상된 부위의 사진	x-ray

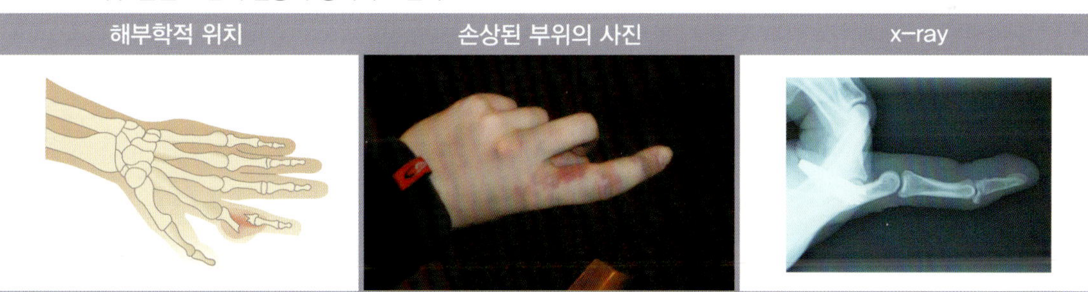

• **처치**: 손가락을 펴는 데 불편이 없다면 바로 펴서 손가락 아래에 부목을 댄다. 이웃한 정상 손가락을 부목 삼아 고정하기도 한다. 적절한 부목을 적용 후 반창고나 끈으로 고정한다.

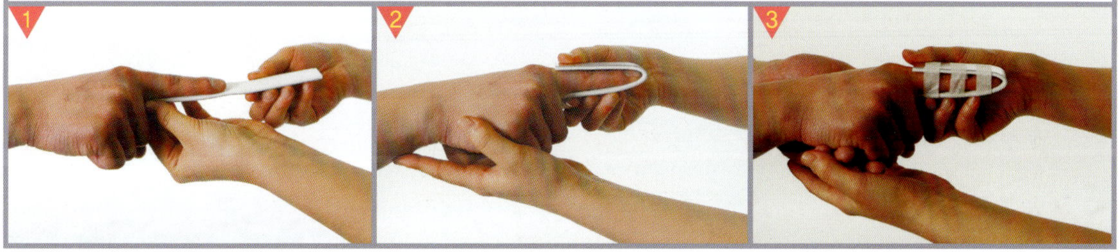

팔 이식 시대 열렸다…오른팔 잃은 남성, 뇌사자 팔이식 성공 국내 두 번째 팔 이식 성공

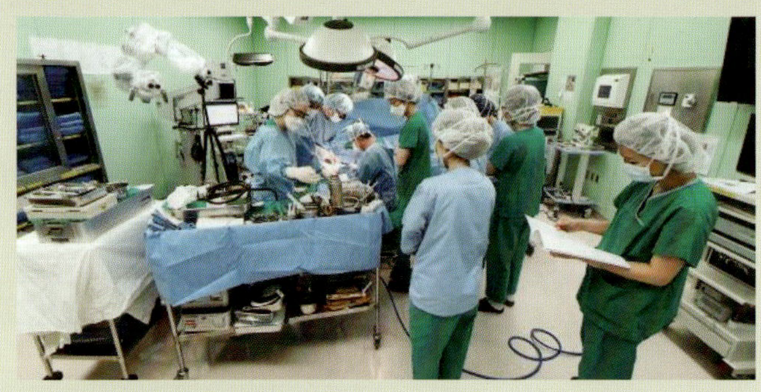

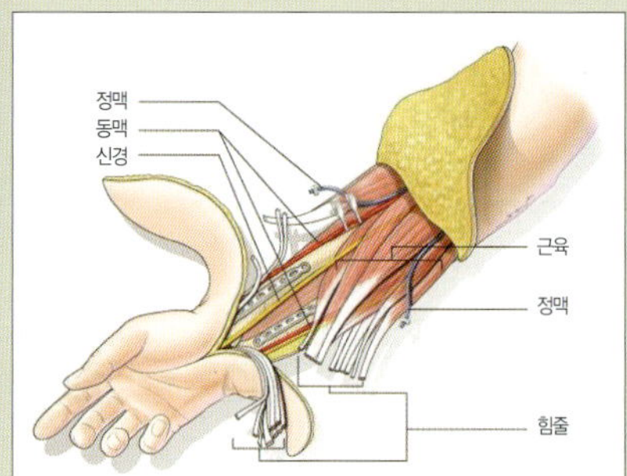

다른 사람의 팔을 이식하는 시대가 열렸다. 작업 도중 사고로 오른팔이 절단된 60대 남성의 팔 이식 수술이 성공했다. 연세대 세브란스병원 성형외과팀과 수부 이식팀이 국내에선 두 번째로 2018년 손·팔 이식이 법적으로 허용된 이후엔 처음이다. 최 씨는 2년 전 사고로 오른쪽 팔꿈치 아랫부분이 절단되는 사고를 당한 후 세브란스병원 성형외과를 찾아 팔 이식을 원했다.

손·팔 이식은 절단 후 최소 6개월이 지나야 하고 환자가 등록된 병원에서 심장과 간 신장 폐 등 생명유지에 필요한 장기를 기증하기로 한 뇌사자에게서만 손·팔을 기증받을 수 있다. 손·팔 이식은 뼈와 근육, 힘줄, 동맥, 정맥, 신경, 피부를 접합하는 고난도 수술이다. 혈액형이나 교차반응 등 이식에 필요한 면역검사 외에 팔의 크기나 피부색, 연부조직 상태 등을 고려하면 대상자를 구하기 힘들다. 최 씨의 경우 이달 초 심정지로 뇌 손상이 발생한 뇌사자의 장기 및 조직 기증으로 팔을 이식받을 수 있었다.

팔 이식 수술 과정

1. 뼈

뼈는 바로 접합되지 않아 골절치료하듯 손과 팔 사이 철심 박아 고정

2. 혈관

동맥 연결해 혈액 순화되로록, 이어 깊은 곳에 있는 심정맥 연결, 마지막에 남은 혈관 모두 접합

3. 신경

신경이 살아나야 물체의 온도 크기 등을 가늠할 수 있고 일상의 불편함 느끼지 않아

4. 힘줄

힘줄 연결해 내부 조직 이식 마무리, 힘줄까지 잇게 되면 손을 움직일 수 있어

5. 피부

마지막으로 손과 팔의 피부 접합, 의료진과 환자 상태에 따라 다르지만 대략 10시간 이상 소요

자료 : 대한수부외과학회 팔이식 위원회

수술은 약 17시간에 걸쳐 진행됐다. 최 씨의 절단 부위가 손목 바로 위로 수술 후 빠른 회복을 위해 본래 남아있는 근육의 기능을 최대한 살려 이식이 진행됐다. 수술은 성공적으로 끝났고 현재 면역거부 반응이나 다른 부작용 없이 건강한 상태로 곧 재활 치료를 시작할 예정이다. 팔은 다른 장기에 비해 뼈 힘줄 근육 신경 등 여러 구조물의 복합 조직이고 이어야 하는 혈관 크기가 2~3㎜ 정도로 작아 수술 난도가 높다.

이식할 팔은 정상 팔과의 길이를 고려해 X선 사진을 통해 이식할 뼈의 길이를 결정한다. 이식 후 손의 기능과 감각 회복을 위해 힘줄과 근육, 신경 연결에 특히 주의를 기울여야 한다. 다른 장기이식 수술보다 시간이 오래 걸리는 이유다.

아무리 이식된 팔이라도 정상인 팔과 되도록 길이가 같아야 일상생활에 불편함을 줄일 수 있다. 손이 가지고 있는 운동과 감각 기능을 최대한 살려 밥을 먹고 씻고 옷을 입고 문손잡이를 돌릴 수 있는 등의 일상생활이 가능하도록 하는 것이 최종 목표라 한다.

국내에선 2017년 2월 대구 W 병원 우상현 원장팀이 사고로 왼팔을 잃은 30대 남성의 팔 이식에 처음 성공했다. 지금까지 전 세계에서 총 100여 건의 손·팔 이식 수술이 이뤄졌으며 한국에서는 이번이 두 번째이다. 복지부가 예상하는 이식 수요는 2016년 말 기준 팔 절단 장애 1급 517명, 2급 6,504명 등 7,021명이다. (국민일보. 2021년 1월 21일)

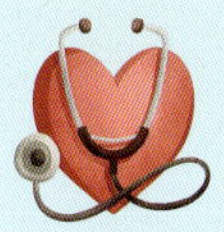

의료인이 아닌 일반 응급처치자도 꼭 알아야 할 의학 상식

■ 우리 몸의 뼈가 나이가 들면 약해지는 이유는 무엇일까?

사람의 뼈 조직은 7년마다 한 번씩 몸 전체의 모든 뼈가 새로 바뀌는데 이때 골흡수와 골형성의 균형이 깨지면서 뼈에 이상이 발생한다. 체내 칼슘의 99%가 뼈와 치아에 저장되어 있으며, 나머지 1%가 혈액이나 체액 속에 함유되어있다. 식사를 통하여 칼슘이 섭취되지 않으면 뼈에 저장되어 있는 칼슘이 혈액 속으로 녹아들어 뼈의 칼슘양이 감소한다. 이상태가 오랫동안 지속되면 '골다공증'이 발생하면서 뼈가 약해지는 것이다.

■ 노인에게 대퇴골 경부골절이 많은 이유는 무엇인가요?

대퇴골 경부골절은 골다공증 환자가 넘어졌을 때 발생하는 대표적인 병적 골절이다. 60세 이상의 여성과 80세 이상의 남성 약 40%에서 골다공증이 보이며, 나이가 들면서 뼈가 약해지기 때문에 외부의 힘을 약간만 받아도 골절이 된다.

또한, 노인은 평행감각을 유지하기 어렵기 때문에 균형을 잃고 넘어지기 쉬우며, 엉덩방아를 찧고 둔부의 타박이나 대퇴골 경부골절을 일으키기 쉽다. 견인부목을 사용하지 않는 덜 적극적인 처치가 권장되며, 환자의 안위에 더욱 중점을 두도록 한다.

■ 장기간 누워 있으면 근력이 저하되는 이유는 무엇인가요?

오랫동안 몸을 움직이지 않으면, 심신의 기능이 저하되어 비활동성 위축이 일어난다. 근육을 사용하지 않으면 하루 평균 약 3% 의 비율로 기능이 저하된다. 운동을 반복적으로 실시하면 근섬유가 두꺼워지고 근의 장력이 증가하지만, 장기간 누워있으면 반대로 근육의 위축이 일어나 근력이 저하되거나 근육이 단축된다. 신경장애 등으로 근육을 움직일 수 없는 경우에도 근육이 위축되고, 근력의 저하도 두드러지게 나타난다.

■ 근육이 찢어지거나 끊어진다는 것은 무슨 말인가요?

급격한 운동부하나 외상 등에 의하여 근섬유의 일부가 절단되거나 근막이 파열된 상태로 근육이 끊어지거나 찢어지는 현상이며, 하퇴삼두근(비복근, 평활근) 등에서 주로 발생된다. 국소종창, 내출혈, 통증이 보이며 중증에서는 보행 곤란이 있고 후방에서 발로 차인 느낌을 받는 경우가 많다.

■ 골절 시 치료기간은 어떻게 산정하나요?

가르트(gurlt)에 의한 골절 치유기간은 다음과 같이 산정한다. 중수골 약 2주일, 늑골 약 3주일, 쇄골 약 4주일, 전완골 약 5주일, 상완골 약 6주일, 대퇴골 약 8주일, 대퇴골 경부 약 12주일로 정하며 골절의 면적이 넓을수록, 또한 연령이 낮을수록 골유합은 빠르게 진행된다.

■ 아플 때 생기는 통증의 역할은 무엇인가요?

통증은 생명의 위험을 알리는 경고신호로 피부 또는 내장에서도 감지된다. 통증이 오랫동안 지속되면 불안, 불면, 우울상태가 되고, 중추신경계, 내분비계, 면역계에 영향을 미친다. 또한 극심한 통증은 죽음의 공포를 동반하며 생활 자체를 지속할 수 없도록 한다. 수술 후의 통증 또는 암의 말기 통증은 환자에게 이롭지 않으므로 가능하면 억제하는 것이 좋다.

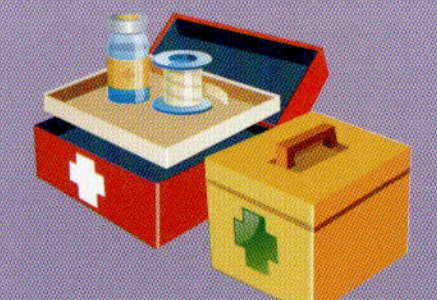

06 연조직 손상과 출혈 (드레싱과 붕대법)

개 요

사망의 외부요인(사고사 등)에 의한 사망률은 자살, 운수사고, 추락사고이며 남자가 여자의 두 배가 된다. 종합병원 응급실에서 외상환자의 수가 30% 정도를 차지하며 많은 DOA (death on arrival, 병원 도착 시 이미 사망한 자)가 외상으로 발생한다. 또한 외상환자의 1/3은 현장이나 병원 전 단계에서 사망하기 때문에 현장에서의 적절한 응급처치는 매우 중요하다.

연조직 손상(soft tissue injury)은 단순한 타박상과 찰과상, 심한 열상, 이물질 관통 등 다양한 형태로 발생할 수 있다. 이로 인한 손상과 과도한 출혈이 있을 때 빠른 응급처치를 시행하지 않으면 쇼크로 생명이 위태로울 수 있다. 외부출혈은 육안으로 관찰이 가능하여 쉽게 진단과 함께 응급처치가 가능하지만 내부출혈은 전문적 치료를 시행하여야 지혈할 수 있으므로 조기에 진단하여 응급처치와 함께 신속히 병원으로 이송하는 능력을 배양하여야 한다.

최초반응자는 손상부위의 출혈, 감염, 조직손상 등이 계속되지 않도록 외부의 감염원으로부터 보호하고 소독하는 드레싱(dressing) 등과 같은 모든 연조직 손상의 응급처치법에 익숙하여야 한다. 또한 사고 현장으로부터 상처를 보호하고 추가적인 손상을 막기 위한 응급처치를 바르게 시행할 수 있어야 한다. 피부의 기능을 이해하고 부목고정과 붕대법 사용의 일반원칙을 잘 숙지해야 한다.

학습 목표

- 피부의 구조와 기능에 대하여 설명할 수 있다.
- 연조직 손상에 의한 출혈 시 응급처치를 시행할 수 있다.
- 상처치유과정과 연조직 손상의 유형에 대하여 설명할 수 있다.
- 드레싱 방법과 붕대사용법을 적용하고 설명할 수 있다.
- 외부출혈의 지혈 방법들을 설명할 수 있다.

I. 연조직 손상

1 피부의 해부생리학

피부(skin)는 크게 세 부분으로 나뉘며, 여러 층의 세포로 구성된 피부 표면의 표피(epidermis), 표피의 심부에 위치하며 특수한 피부 부속물을 함유하는 진피(dermis), 그리고 가장 심부에 위치한 피하조직(subcutaneous tissue)으로 구성되어 있다.

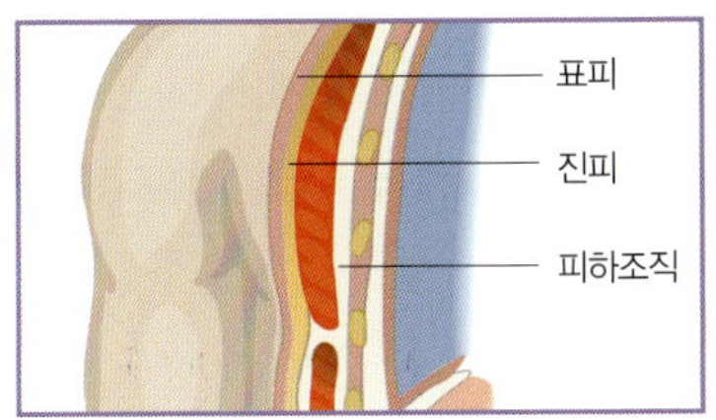

피부의 구조

피부의 구조는 표피, 진피, 피하조직으로 구성되어 있으며 아래와 같다.

구분	내용
표 피 (epidermis)	표피는 여러 층의 세포로 구성되며 기저에는 배상층이 있으며 계속적으로 새로운 세포를 생성시켜서 점차로 표면쪽으로 올려 보내면서 견고한 방수막을 형성한다. 표피 세포들은 진피의 피지선에서 분비되는 피지라는 유지성 물질에 의해서 서로 단단히 결합되어 있다.
진 피 (dermis)	피부의 하부에 위치하는 진피는 배상층에 의해서 표피와 분리되며, 진피층 안에는 많은 피부의 특수 구조물(땀샘, 피지선, 모낭, 혈관, 신경말단) 등이 위치하고 있다. 복잡하게 배열되어 분화된 신경말단은 외부의 자극을 감지하여 신경을 통하여 뇌로 전달한다.
피하조직 (subcutaneous tissue)	피하조직은 진피의 바로 밑에 위치하며, 피하조직은 주로 지방으로 구성되어 있다. 지방은 외부의 온도를 차단하는 역할과 에너지를 저장하는 역할을 한다. 피하지방의 양은 개인에 따라서 상당히 차이가 난다. 피하조직의 심부에는 근육과 골격이 위치한다.

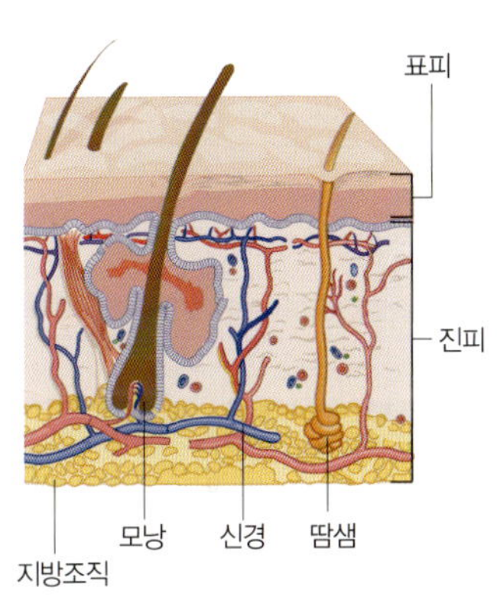

피부의 구조

피부의 기능

피부는 방어기능, 체온조절기능, 감각기능이 있다.

분 류	기 능	내 용
방 어	외부 충격에서 신체를 보호	피부 상해 시 박테리아 등의 세균침입으로부터 신체를 보호하고 표피의 외층은 얇은 피지층으로 덮여 있어 방수의 효과가 있다.
체온조절	체온을 유지하고 조절	건강한 신체는 섭씨 36.5℃로 외부 온도가 변함에 따라, 혈액과 땀샘은 기능 상에 맞춰 조절한다.
감 각	외부 환경에서 전달되는 자극을 감지	감각신경을 통해 온각, 냉각, 압각, 통각, 촉각에 반응한다.

2 연조직 손상(soft tissue injury)

외부의 충격이나 물리적인 현상으로 손상을 당하며 내부의 장기를 보호하는 첫 번째 방어선이기 때문에 손상의 강도에 따라 폐쇄성 손상과 개방성 손상으로 나타난다. 대량의 연조직 손상이나 큰 뼈의 골절에는 상당량의 출혈(hemorrhage)이 생긴다. 대퇴골 골절에는 1,500mL까지 출혈할 수 있다. 또한 손상된 연조직에는 부종액(edema fluid)이 필수적으로 동반한다. 이는 연조직 손상의 크기에 비례하고 그 일부를 감당하기 때문에 순환장애의 원인으로도 작용한다.

폐쇄성 손상

피부나 점막 표면의 조직은 손상되지 않고 내부 조직만 손상된 경우로, 타박상과 혈종 등이 있으며 폐쇄성 손상의 유형은 아래와 같다.

타박상(contusion)	혈종(hematoma)
신체에 가해지는 물리적 충격으로 피부의 심부 조직이 파손된 경우 통상 반상출혈(일명 '멍')을 유발시키지만 표피는 기능을 그대로 유지	피부의 바깥층 밑에서 상당량의 조직이 손상을 입고 심부에 혈액이 축적되어 생기는 종괴
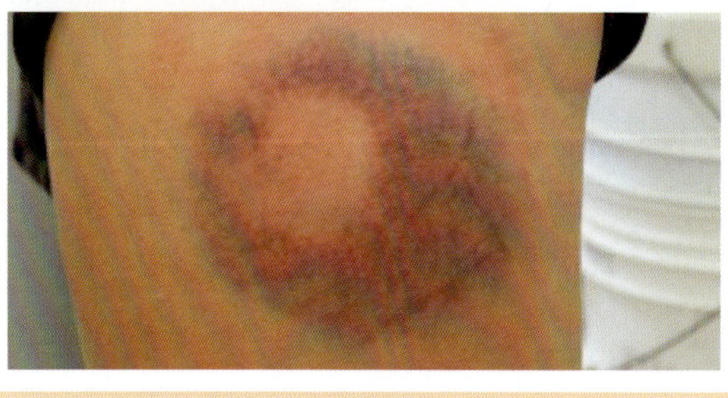	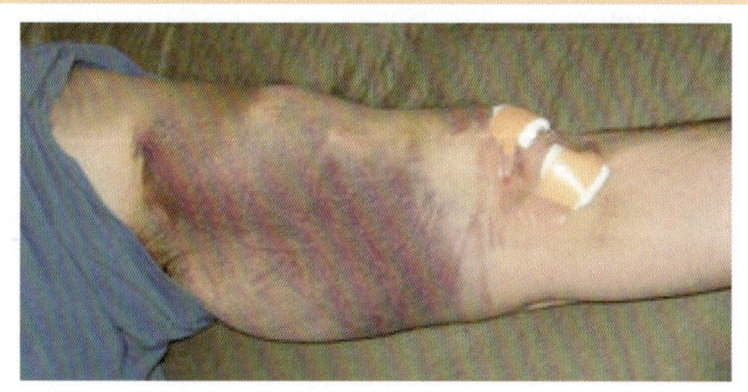

▶ 폐쇄성 손상 시 응급처치

- 즉시 냉포를 사용하고, 압박, 거상으로 부목을 이용하여 시행한다.
  (작은 반상출혈만 관찰되는 경우에는 특별한 응급처치를 하지 않음)
- 중증 손상 시 손상 부위를 얼음찜질하고 국소 압박을 하여 연조직의 출혈과 종창을 조절한다.
  (부목으로 연조직 손상 부위를 고정, 냉포 사용으로 통증 줄임)

주의사항

폐쇄성 손상 환자의 응급처치 시 주의사항

폐쇄성 손상이 심하면 혈압이 저하되어 의식을 잃을 수도 있다. 따라서 손상 직후에 얼음찜질이나 상처부위를 압박하여 조직 안의 출혈을 조절하고 부목으로 고정하여 심장보다 위쪽으로 상처를 올려준다.

개방성 손상

표피나 신체부위를 덮고 있는 점막이 손상되면서 내부 조직까지 손상된 상태를 말하며, 연조직 손상의 유형은 아래와 같다.

구분	설명
찰과상 (abrasion)	거칠거나 딱딱한 면에 피부가 문질러지거나 긁혀서 표피와 진피의 일부가 떨어져 나간 것으로, 찰과상은 대개 진피를 완전히 소실하지는 않지만 심한 통증을 유발한다.
결출상 (avulsion)	피부 일부가 완전히 찢겨나가거나 피판처럼 달려있는 상태로 피하조직과 근막이 분리되어 피판의 혈액순환이 부족하면 피판이 괴사될 수 있다. 주로 귀, 손가락, 손에 잘 생긴다.
천자상 (puncture)	칼이나 창과 같은 물체에 찔려서 생긴 상처로 입구는 작지만 내부손상이 깊은 경우가 많다. 사지는 혈관손상 외에 신경손상과 감염을 수반하는 경우가 있으므로 충분한 검사가 필요하다.
절 상 (incised wound)	끝이 예리한 물체에 의하여 입는 체표의 상처로 칼, 금속, 유리파편 등에 의한 것이 많으며 특징은 상처의 가장자리가 예리하게 절단되어 있고, 주위조직의 좌멸이 없는 점이다. 또한 혈관이 절단되면 다량의 출혈이 수반된다.
열 상 (laceration)	상처의 가장자리가 톱니꼴로 불규칙하게 생긴 상처를 말한다. 주로 피부 조직이 찢겨져서 생긴다. 근파열이나 인대파열도 열상에 해당된다.
관통상(총상, penetrating injury)	칼이나 다른 날카로운 물체에 찔리거나 총상과 같이 빠른 탄환에 의해서 생긴다. 유입된 물체가 심부의 조직이나 장기를 심하게 손상시킴으로 짧은 시간에 대량의 출혈로 치명적인 손상을 유발한다.

자료제공 : 서울마이크로 병원

▶ 개방성 손상 시 응급처치

- 검사 초기에 연조직 상처의 범위와 정도를 먼저 평가한다.
- 2차 손상 예방을 위해 의복은 가위로 제거한다.

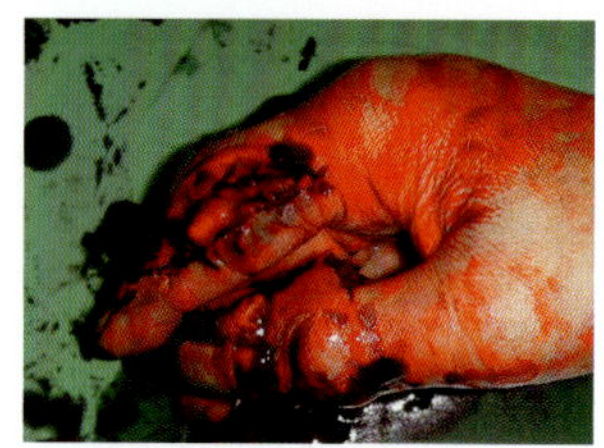
외부충격에 의한 개방성 손상

- 출혈 부위는 지혈시키고 소독 거즈로 덮어 오염을 방지한다.
- 부목으로 상처 부위를 고정한다.

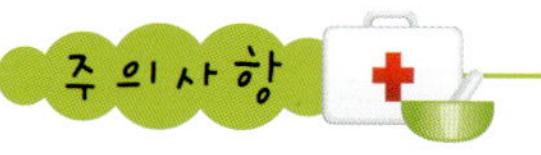

개방성 손상 환자의 응급처치 시 주의사항

- 찔린 상처 처치 시 이물질이 삽입되어 있으면 빼지 말고 거즈와 반창고로 고정한다.
- 상처가 감염에 노출되지 않도록 소독된 거즈로 덮고 청결하게 유지하여야 한다.

상처의 치유과정

상처치유는 5단계의 과정(혈액응고, 염증, 교원질 대사, 창상수축, 상피화)을 거치게 되며 이들 중 어떤 단계라도 지연이 되면 상처 피부의 결합력이 감소되거나 벌어짐이 생겨 반흔 현상이 심화된다. 정상적인 치유과정에서 교원질 합성은 7일 후 최고에 도달한다.

상처는 3주 정도 지나면 정상 피부의 약 20% 강도를 얻고 4개월이 지나면 60%의 강도를 갖게 된다. 피부에는 가는 주름인 피부선이 관찰되는데 피부선에 평행한 열상은 기능장애나 흉터를 적게 형성하지만, 피부선을 가로지르는 상처는 명백한 흉터를 남기고 기능장애도 일으킬 수 있다.

▶ 혈액이 응고되는 과정

상처부위의 손상된 조직세포와 특수 혈액세포는 반응을 시작하면서 트롬빈(thrombin)을 만든다. 이것은 혈액단백질과 반응하여 섬유소 응괴를 만드는데 이것이 엉켜 혈액응고를 형성한다. 응고는 딱딱한 딱지로 굳어지면서 치유가 완료될 때까지 상처를 덮어 보호한다.

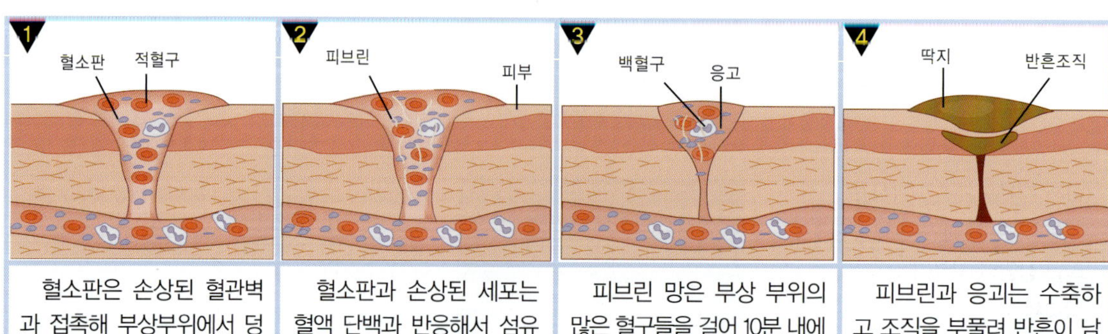

1. 혈소판은 손상된 혈관벽과 접촉해 부상부위에서 덩어리진다.
2. 혈소판과 손상된 세포는 혈액 단백과 반응해서 섬유소응괴 망을 이룬다.
3. 피브린 망은 부상 부위의 많은 혈구들을 걸어 10분 내에 젤리 같은 응고체를 이룬다.
4. 피브린과 응괴는 수축하고 조직을 부풀려 반흔이 남게 되고 혈청을 배출한다.

3 상처(wound)와 출혈(hemorrhage)

출혈이란 혈액이 동맥, 모세혈관 및 정맥으로부터 흘러나오는 것을 의미하며 외부출혈과 내부출혈로 나뉜다. 출혈은 빨리 치료하지 않으면, 혈압저하, 의식장애 등으로 저산소증(hypoxia) 상태가 되어 출혈성 쇼크 증상이 나타나다가, 결국에는 비가역 쇼크로 진행되어 죽음까지 초래한다.

정상 성인은 체중의 7%(약 70 mL/kg)에 해당하는 혈액을 체내에 보유하고 있고, 소아는 체중 8~9%(80~90 mL/kg)의 혈액을 보유하여 체중 1kg당 70mL의 혈액을 가지고 있다. 전체 혈액량의 10% 이상 혈액이 소실되면(성인: 400mL, 어린이: 100~200mL, 영아: 25~30mL) 위험한 것으로 판단하며, 15~20%가 소실되면 수혈이 필요하다. 출혈량이 50% 이상이면 맥박이 느껴지지 않으며 사망에 이르게 된다.

☞ 혈액손실이 많거나 빠른 경우, 정상적인 보상작용(compensatory operation)으로 유지될 수 없으며, 전체 혈액량의 20~25% 정도까지 출혈이 되면 맥박수 증가와 심장수축력 증가 등의 보상작용으로 증상과 징후를 보이면서 심각한 쇼크로 진행될 수 있다.

혈관손상 유형

혈관손상은 혈액의 색깔에 따라 알 수 있으며, 그 특징은 아래와 같다.

동맥	정맥	모세혈관
밝은 선홍색, 심장박동과 일치하는 속도와 압력으로 분출	약간 어두운 적색, 분출되는 양상을 보이지 않고 일정하게 흘러나옴	지속적이며 느리게 흐르는 심출성 출혈의 양상

상처는 치료방법과 치료환경이 중요하다

상처 치유과정에서 딱지가 생긴다. 딱지를 '가피(가짜 피부)'라 한다. 이 가피는 일시적으로 외부를 차단하여 세균 등으로 보호하는 작용을 하지만 딱지가 곧, 피부가 재생(딱지 떼어내면 피가 나기에)한 것은 아니다. 딱지 안에서 피부가 재생되려면 상당한 시일이 걸리고 흉터가 남는다. 딱지없이 세포의 이동을 촉진하기 위해 습윤(보습) 드레싱(상처를 촉촉이 유지 상피세포의 이동을 원활하게 하고 성장인자를 이상적 유지)을 사용하는 것은 흉터 완화에도 좋은 치료법이다. 드레싱은 진물의 발생 정도에 따라 적절하게 교체해 주면 피부 재생과 상처 치료에도 도움이 된다.

4 외부출혈(external bleeding)

개방성 골절부위에서 출혈되거나 피부 심부의 열상에 의해 출혈을 야기할 수 있다. 소량의 출혈은 출혈 후 6~10분 이내에 신체의 자율신경인 방어기전과 보상작용으로 지혈된다. 하지만 직경이 큰 혈관이 손상되면 혈액이 멈추지 않으므로 외부적인 응급처치로 직접 압박, 동맥 압박, 지혈대 사용의 방법으로 지혈시켜야 한다.

외부출혈 응급처치 원칙

- 기도유지 후 경추를 먼저 고정한다.
- 호흡 및 순환 기능을 유지한다.
- 골절 고정 및 척추 고정 후 기타 응급처치를 한다.
- 신속히 병원으로 이송한다.

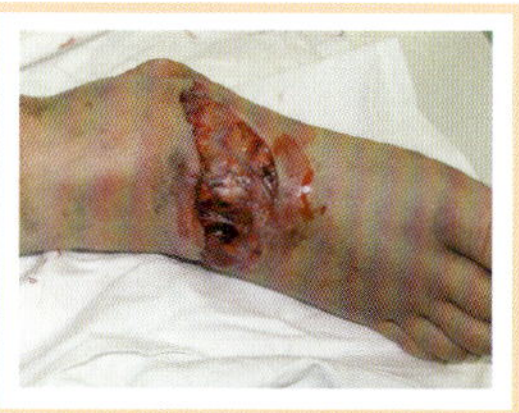
출혈을 동반한 결출상

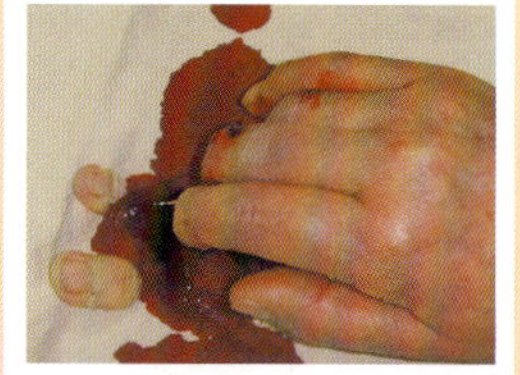
출혈을 동반한 절상

▶ 직접압박(국소압박) 응급처치

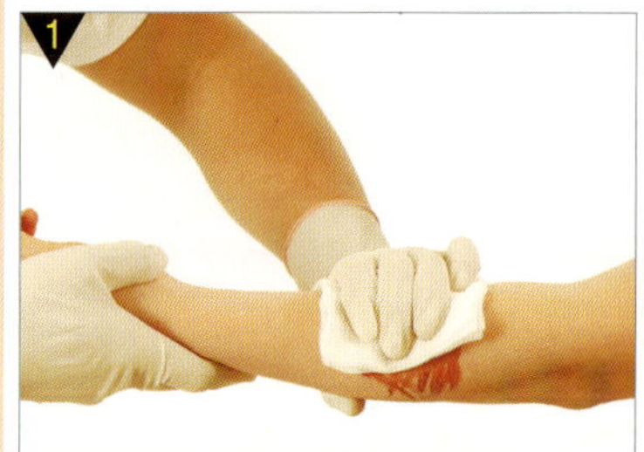

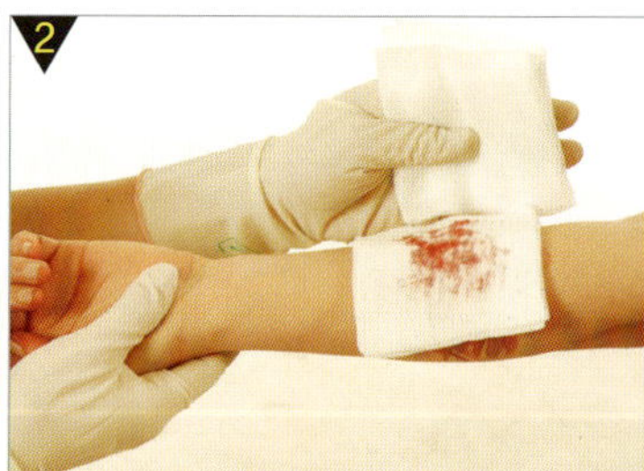

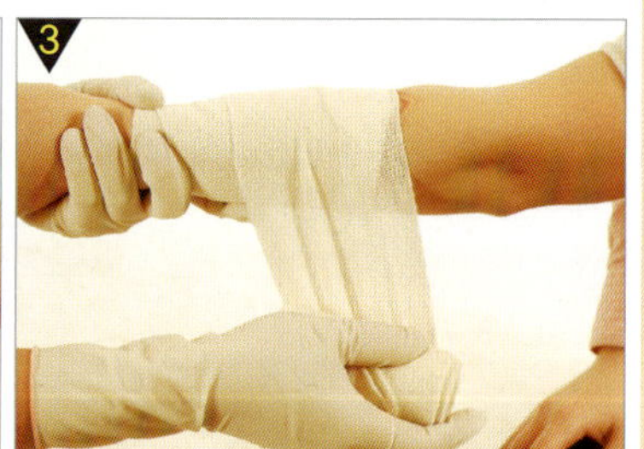

장갑이나 깨끗한 천을 이용하여 출혈부위를 약 10분 정도 압박한다. 피에 젖은 거즈는 제거하지 않고 덧댄다. 출혈이 계속되면 직접 압박하면서 상처를 심장부위보다 높이고 압박붕대를 감는다.

▶ 동맥압박 응급처치

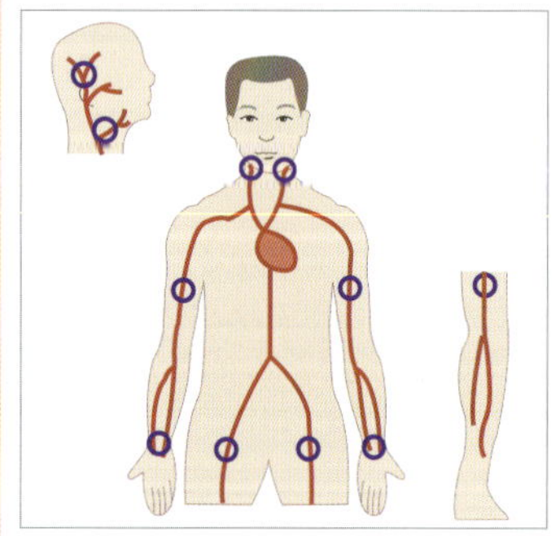
동맥압박점 위치

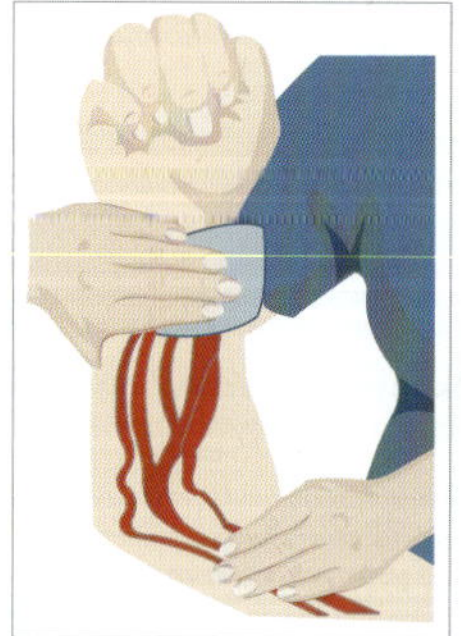
노동맥(요골), 상완동맥 압박점

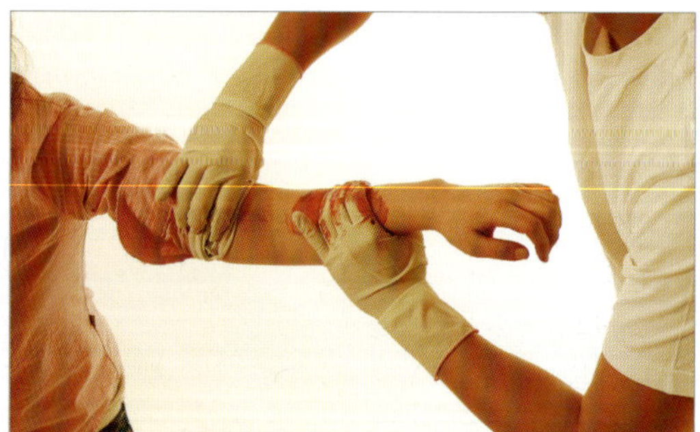
상완동맥 압박 모습

국소압박으로 지혈되지 않거나 압박붕대 위로 출혈량이 많을 시 상처의 근위부 동맥을 압박지혈(출혈부위 압박과 동맥압박 동시 사용이 바람직)한다.

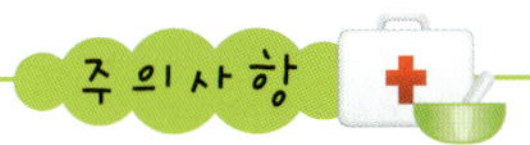

동맥압박 응급처치 시 주의사항

외상환자의 적절한 초기 평가와 응급처치는 상처의 감염과 합병증, 후유 기능장애 및 사망률을 최소화시킬 수 있는 지식 습득 위해 외상환자에게 나는 증상 및 징후와 그에 따른 응급처치는 반드시 익혀두어야 한다.

- 비외상환자와 다른 점은 기도유지를 위한 응급처치를 하면서 반드시 경부를 고정하여야 한다.
- ABC's 정상: 외상 부위 응급처치 후 병원 이송한다.
- ABC's 비정상: ABC가 회복 안되면 사망할 가능성이 있으므로 ABC 처치 후 외상 부위를 처치한다.

▶ 지혈대 이용 응급처치

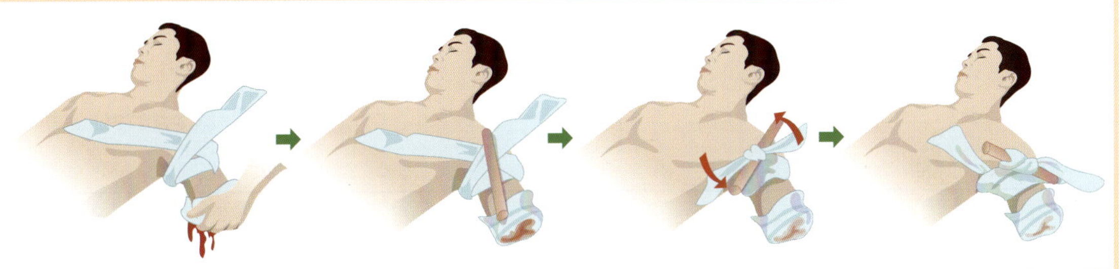

여러 가지 합병증을 가져오므로 마지막 수단으로 사용한다(원위부 신경손상과 조직괴사 유발됨). 지혈대 착용시간은 꼭 기재한다(환자 이마나 붕대에 기재).

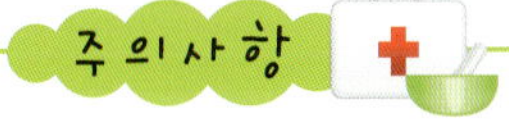

지혈대 이용 응급처치 시 주의사항

지혈대 사용은 금기시 되어 있다. 조직에 혈류공급이 제한되어 근육이 괴사될 가능성이 높기 때문이다.

- 몸통, 팔꿈치, 무릎 부위에는 지혈대를 사용하지 않는다(신경손상 유발).
- 피부에 손상을 주는 재료나 폭이 좁은 것은 사용하지 않고 지혈대 착용시간을 꼭 기재한다.
- 한번 사용한 지혈대는 출혈을 조절할 때까지 느슨하게 하면 안 되고, 지혈대 착용 즉시 빠른 이송을 한다.

지혈의 중요성과 피떡 형성 과정과 역할

성인(70kg 기준)의 경우 체중의 6~7%,인 4.2~5ℓ 정도의 혈액을 보유하고 있다. 그 중 10% 이상이 출혈되면 위험하다. 피가 나면 손상된 혈관을 막기 위해 혈류 내 물질인 혈소판(세포와 유사한 혈액 입자), 적혈구, 응고 인자라고 불리는 특수 단백질로 피떡(혈전: 혈액응고덩어리)을 만들어 지혈을 시킨다.

지혈을 시키는 과정은 혈액을 응고하는 혈소판, 적혈구 및 응고 인자는 혈류를 순환하다 혈관이 베이거나 손상이 일어나면 피떡이 형성하여 혈류를 느리기 위해 혈관을 좁이고, 혈소판이 손상된 혈관 부위에 달라붙고, 혈소판이 응고 인자 단백질을 활성화시키는 물질을 방출하고, 응고 인자가 적혈구와 더 많은 혈소판을 포획하는 그물을 형성한다. 이 물질 덩어리가 빠르게 자라 혈관을 막기에 충분할 정도로 커지면서 지혈을 시킨다. 혈관이 치유된 후에는 신체가 반대로 피떡을 분해(용해)시킨다.

5 내부출혈(internal bleeding)

흉강, 복강, 골반강 등과 같은 신체 내부에서 출혈되는 것을 말한다. 내부출혈은 육안으로 관찰하기 어려우며 출혈도 상당히 심하고 지속적으로 진행되므로 신속한 응급처치나 이송이 수행되지 않는다면 쇼크에 빠져 짧은 시간 내에 사망할 수도 있다. 외상 후에 외견상 출혈이 없으면서 쇼크의 징후[혈압저하, 빈맥(tachycardia), 차가운 피부, 모세혈관 재충혈(capillary refill)의 지연 등] 증상이 나타나면 내부출혈을 의심하면서 현장처치 후 신속히 병원으로 이송한다.

내부출혈의 유형

내부출혈은 겉으로 출혈이 보이지 않지만 신체 내부에서 출혈이 되는 것으로 내부출혈의 형태는 다음과 같다.

▶ 출혈 유형의 특징

유형	특징	주요 원인
토 혈	검붉은 색의 피를 토함, 1,000cc 이상 출혈 시	위, 식도, 십이지장 출혈
각 혈	기침으로 선홍색 피를 내뱉음	폐 손상, 결핵, 기관지확장증
토변(흑혈변)	검거나 암흑색 대변	위, 십이지장, 소장 출혈(상부)
혈 변	선홍색 대변	대장 출혈, 치질, 치열
혈 뇨	피가 섞인 소변	신장 손상, 방광 손상, 뇨 결석
반상출혈	멍, 피부색이 검고 푸른색	등의 후복막 출혈 가능성
혈 종	피부 아래 연부조직에 혈액이 축적된 덩어리	대퇴부골절

▶ 신체부위 출혈의 특징

신체부위	특징	주요 원인
구 강	기침할 때 동반되는 거품 있는 혈액 피를 토할 때(토혈) 검붉은 색	폐 손상 소화 장기에서 출혈
귀	신선하고 밝은 붉은색 혈액 물에 섞인 옅은 혈액	고막파열 같은 귀 속의 손상 두부 손상에 의한 뇌척수액 유출
비 강	신선하고 밝은 붉은색 혈액 물에 섞인 옅은 혈액	비강 내 혈관 파열 두부 외상에 의한 뇌척수액 유출
항 문	신선하고 밝은 붉은색 혈액 검붉고 냄새가 역겨운 대혈변	항문이나 하부위장관의 출혈 상부 위장관의 출혈
요 도	붉은색 소변 또는 혈뇨	방광이나 신장의 출혈

▶ 내부출혈 시 증상과 징후

- 맥박이 약하거나 빨라진다.
- 오심과 구토가 발생되며 갈증과 불안감을 느낀다.
- 혈압이 저하되고 피부가 차며 축축하다.
- 동공이 확대되거나 동공반응이 느려진다.

▶ 내부출혈 응급처치

신체기관의 내부출혈이 의심되면 응급처치 4단계의 "ICES"처치를 시행하고 신속히 병원으로 이송한다.

ice(냉찜질)

1

혈관을 수축시켜 지혈의 작용이 있으며 국소 종창과 내출혈을 줄이고 통증을 감소시킴

compression(압박)

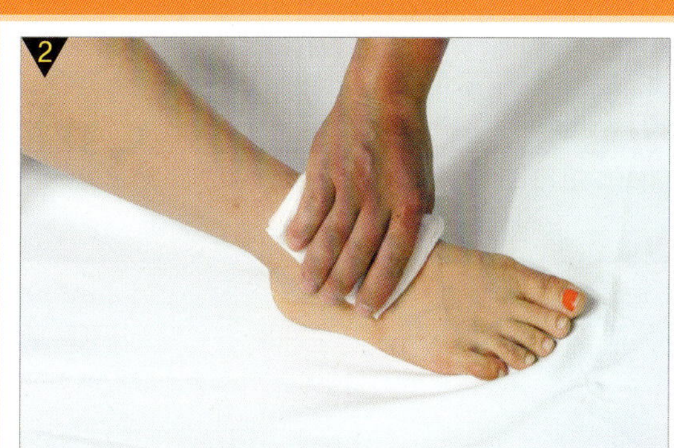

지혈하여 국소 종창을 줄임

elevation(올림, 거상)

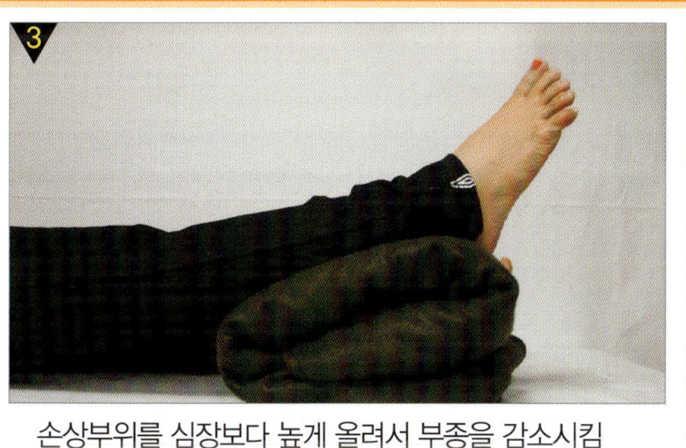

손상부위를 심장보다 높게 올려서 부종을 감소시킴

splint(부목고정)

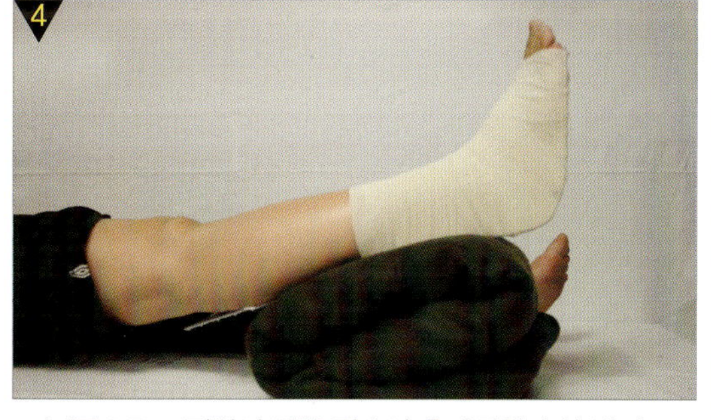

부목으로 고정하여 통증 감소와 추가적인 손상 방지

➲ 응급처치자는 매 10분마다 활력징후를 측정하고, 사지 손상 시 부목으로 고정한다. 하지를 거상하고 호흡곤란 증세가 보이면 신속히 산소를 투여한다.

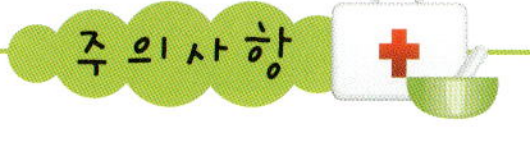

내부출혈 환자의 응급처치 시 주의사항

- 내출혈이 의심되면 부상자를 눕히고 다리를 들어 올리고 구조요청을 한다.
- 부상자의 기도, 호흡, 순환상태를 반복적으로 자주 관찰한다(특히 맥박수를 기록 유지).

Ⅱ. 드레싱과 붕대법

1 드레싱(dressing)

드레싱은 상처부위에 거즈나 접착밴드를 사용하여 상처가 감염(infection)되지 않도록 도와주는 것을 말한다. 드레싱은 감염(상처나 화상시 감염)과 출혈 방지와 분비물 흡수를 위해 소독된 것을 사용하여야 하지만, 위급한 경우 사고 현장에서 소독 드레싱을 사용할 수 없다면 깨끗한 천(손수건, 세탁한 천, 수건 등)을 사용한다. 드레싱은 상처보다 크고 두껍고 부드러우며 상처 위에 골고루 압박이 가능한 것이어야 한다.

드레싱의 종류

거즈패드	접착밴드	외상드레싱
작은 상처에 사용, 평소 멸균상태, 체액이 많은 화상에 주로 사용	일회용 밴드로 사용, 작게 베인 상처 및 찰과상에 사용	크고 두꺼운 흡수성 소재로 소독되었지만 살균처리는 안됨

드레싱의 방법

- 가능하면 의료용 장갑을 끼고 응급처치를 시행한다.
- 상처를 덮을 만큼 충분한 크기를 사용하고 상처 바로 위에 드레싱한다.
- 멸균 드레싱을 할 수 없다면 상처부위를 깨끗한 천 등을 이용하여 드레싱할 수 있다.
- 드레싱을 한 후에는 반창고나 붕대를 사용하여 고정한다.

드레싱의 사용 목적

- 지혈 작용 및 감염과 오염을 방지한다.
- 혈액과 체액을 흡수한다.
- 추가 손상으로부터 보호한다.
- 상처 표면의 열 절연 효과를 증진시킨다.
- 상처와 드레싱 간의 높은 습도를 유지시킨다.

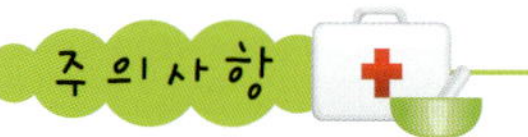

드레싱을 사용한 응급처치 시 주의사항

- 상처에 달라붙거나 젖은 드레싱은 사용하지 않는다(솜 뭉치 사용은 자제).
- 출혈이 계속되면 드레싱을 계속 그 위에 덧대면서 압박한다.
- 상처를 만지거나 상처에 닿는 부분의 드레싱은 손에 닿지 않도록 하여야 한다.
- 상처나 드레싱 위에서 기침하거나 숨쉬거나 말하지 않는다.

드레싱 응급처치

▶ 멸균 드레싱

멸균 드레싱은 붕대에 부착된 드레싱 패드로 구성되었으며 거즈나 면을 덧댄 붕대용 메리야스 천으로 만든다. 다양한 크기로 포장되어 나오며, 혈액순환에 방해 받을 만큼 단단히 묶지 않는다.

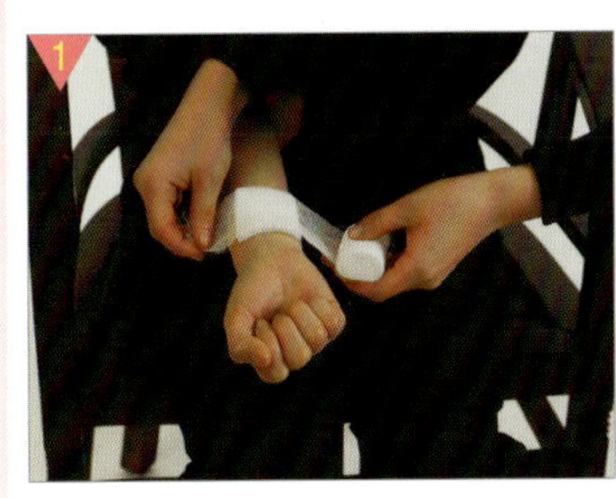

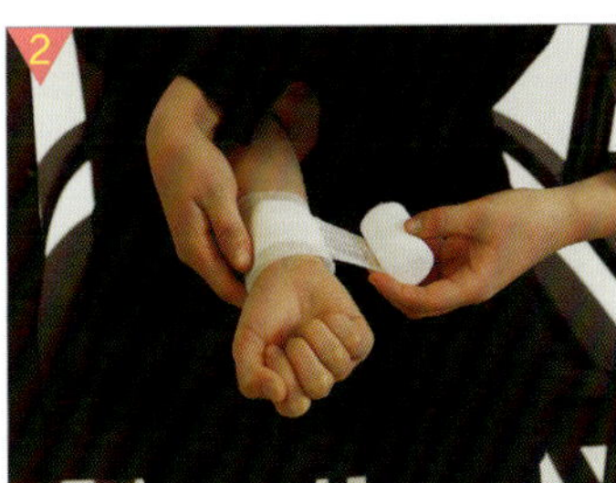

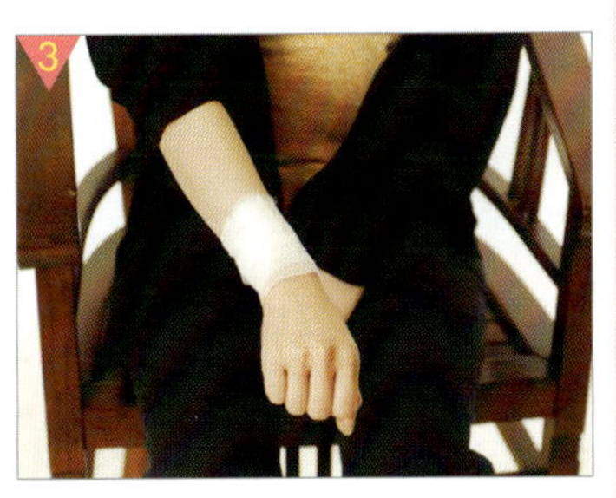

▶ 거즈 드레싱

멸균 드레싱이 없으면 거즈패드를 사용할 수 있다. 거즈에 면패드를 대어 혈액이나 분비물을 흡수할 수 있게 하며, 고정은 반창고를 사용한다(거즈의 가장자리를 잡고 상처위에 놓기, 거즈 위에 면 패드 덧대기, 반창고로 고정하기).

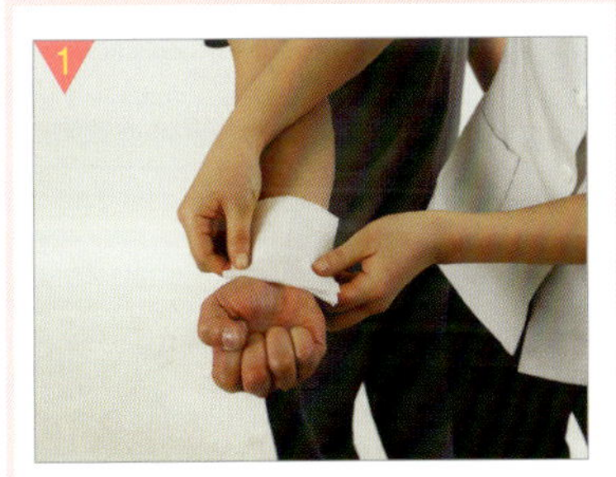

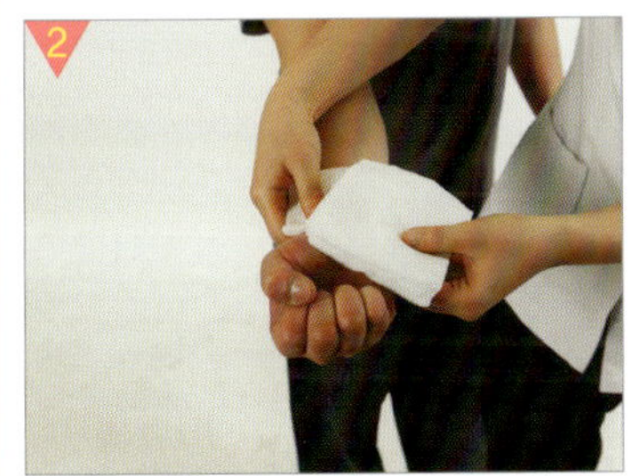

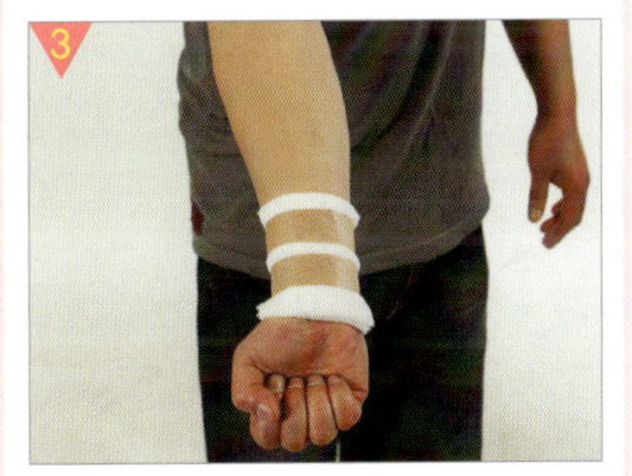

▶ 접착 드레싱

반창고에 거즈나 셀룰로오스 패드가 부착되어 작은 상처에 사용할 수 있도록 만들어졌으며 현장에서 사용이 가능하도록 크기가 다양하게 포장되어 판매되고 있다.

소형 반창고	대형 반창고

넓고 얕은 상처엔 습윤밴드, 찢어졌을 땐 의료용 테이프

출혈 멈춘 직후 치료 시작하고…
상처 촉촉하게 해야 흉터 최소화
넓으면 습윤밴드, 깊으면 테이프

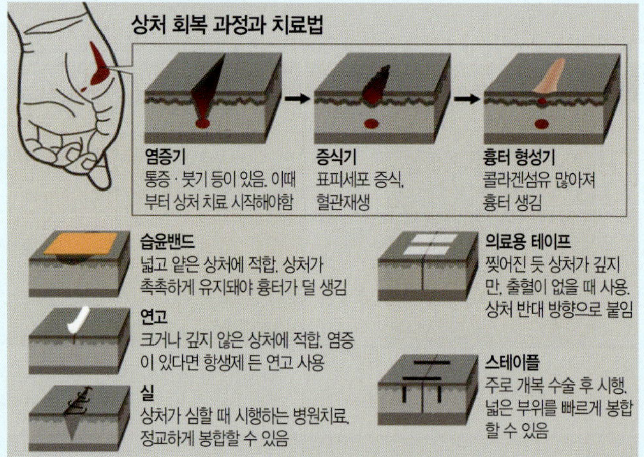

피부에 상처가 나면 무조건 소독약만 바르거나, 밴드를 붙이는 것은 아니다. 상처가 생기면 염증기→ 증식기 → 흉터 형성기를 거친 뒤 피부가 회복된다. 염증기에는 상처 부위에 열감이 있거나 붓거나 통증이 느껴지며, 이런 증상은 하루 이틀 정도 지속된다. 증식기에는 혈관이 재생되고 피부 표피세포가 증식해 상처를 덮어주며, 흉터 형성기에는 새로 돋아난 살에 콜라겐 섬유가 많아져서 원래 피부보다 붉거나 두꺼워진다. 이 모든 과정이 끝난 후 6~12개월이 지나면 흉터가 서서히 사라진다. 출혈이 멈춘 뒤 바로 상처를 치료해야 흉터를 최대한 안 남길 수 있다.

2 붕대(bandage)

붕대는 드레싱을 상처에 붙어 있게 하거나 고정하기 위해 사용되는 천으로, 지혈을 위해 상처에 압박을 가하고 부목 및 드레싱을 유지할 목적으로 사용한다. 붕대를 적절히 활용하면 상처 회복에 유익하나 붕대를 부적절하게 감거나 매면 환자에게 오히려 불편감만 주고 경우에 따라서는 상처가 악화되어 환자의 생명을 위험하게 할 수 있다.

붕대 사용 목적

- 부목 또는 드레싱을 제자리에 고정시킨다.
- 국부적으로 압력을 가하여 출혈을 예방한다.
- 부종을 방지하거나 감소시킨다.
- 신체의 관절을 고정시키거나 약한 부분을 지지한다.
- 상처의 배출물을 흡수하고 오염을 방지한다.

붕대 사용 일반 원칙

- 환자를 안심시키고 가장 편안한 자세(앉거나 눕힘)를 취하게 한다.
- 환자 앞에서 처치하고 상처부위를 심장보다 높게 유지한다.
- 오른손으로 잡고 좌 ➡ 우로 돌리고, 말단 ➡ 중앙 쪽으로 감고 붕대를 하늘로 향한다.
- 관절 부위는 약간 구부린 상태로 정상 체위를 유지하여 붕대를 감는다.
- 피부 사이와 뼈의 돌출 위치(통증과 마찰 방지)에 부드러운 솜이나 거즈로 심(pad)을 넣는다.
- 드레싱과 상처가 오염되는 것을 막기 위해 드레싱의 전후방 5cm 정도를 덮어 감는다.
- 겹치는 간격이 균일하고 조이지 않을 정도로 단단하게 감는다.

붕대의 종류

각종 상처에 감아서 환부를 보호하고 고정하며 나아가서 견인이나 압박을 가하여 그 치유를 촉진하는 의료용 보조 재료이며 종류는 아래와 같다.

삼각 붕대	손, 어깨, 발, 허리, 가슴, 둔부 등에 상처, 골절, 탈구가 있을 때 그 부위의 드레싱을 유지시키거나 뼈 또는 관절을 고정시킬 때 손 혹은 팔꿈치를 받쳐주는 데 쓰이는 삼각 모양의 천으로, 응급 시에 즉석에서 적절한 크기로 만들어 사용할 수 있다.	
롤 붕대	드레싱을 유지하고 손상부위를 지지하며, 지혈하도록 압력을 가하고, 손상부위를 고정, 또는 사용된 부목을 유지하기 위해 사용한다(거즈, 목면, 고무 또는 탄력성 직포를 편리하고 감기 용이하도록 감아 만든 원통형 붕대).	
접착식 테이프 (반창고)	여러 가지 폭을 가지고 주로 롤 붕대를 고정하거나 작은 드레싱을 고정할 때 사용한다(알레르기가 있는 사람은 특수 피부 테이프를 사용). ☞ 접착 반창고에 알르레기가 있는 사람은 종이 반창고와 피부과용 반창고 사용	
접착 붕대	작은 절상이나 찰과상에 사용하는데 드레싱과 붕대의 혼합형이다. 신축성이 있고 거즈와 유사한 재질로 되어 있으며 폭이 다양하며 접착 성질이 있어 사용하기가 쉽다.	

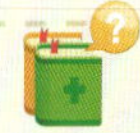

▶ **상처에 딱지가 생기는 것이 좋은가요?**

과거에는 상처가 나면 딱지가 생기게 두거나 그냥 거즈로 치료하는 건조 드레싱 방법을 사용하였다. 건조 드레싱은 상처가 더디게 낫고 통증을 수반하여서 이후 습윤 드래싱의 우수성이 입증되어 바세린 거즈나 소프라투르 등이 그 과정의 중간 형태로 사용되다가 최근 메디폼을 개발하였다. 메디폼은 폴리우레탄을 기본으로 하고 미세한 구멍들을 가지고 있기 때문에 일정량의 삼출물을 흡수하고 상처를 습윤한 상태로 유지하므로 딱지가 생기지 않게 하고 상처 치유가 빨라지도록 돕는다.

붕대 감는 방법

각종 상처 부위에 붕대를 사용할 때 4가지 방법을 사용한다.

환행대	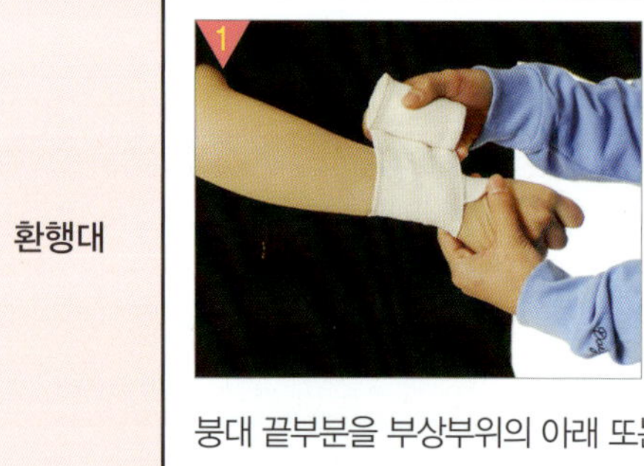 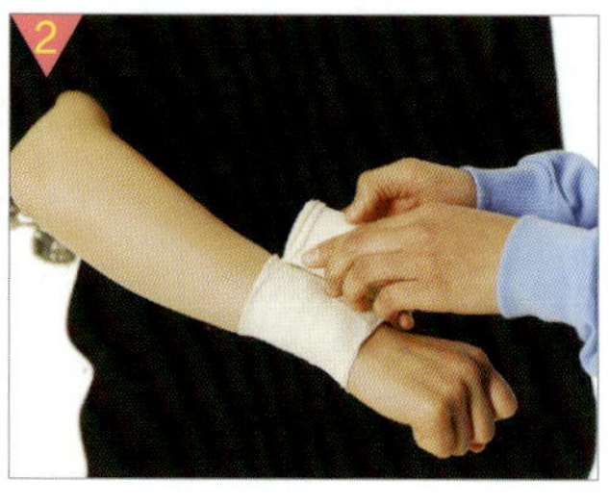 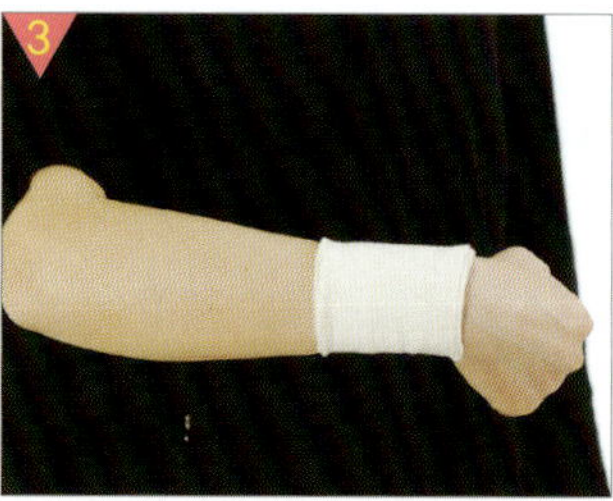 붕대 끝부분을 부상부위의 아래 또는 위에 매고 안쪽에서 바깥쪽으로 두 번 정도 먼저 더 감는다.
나선대	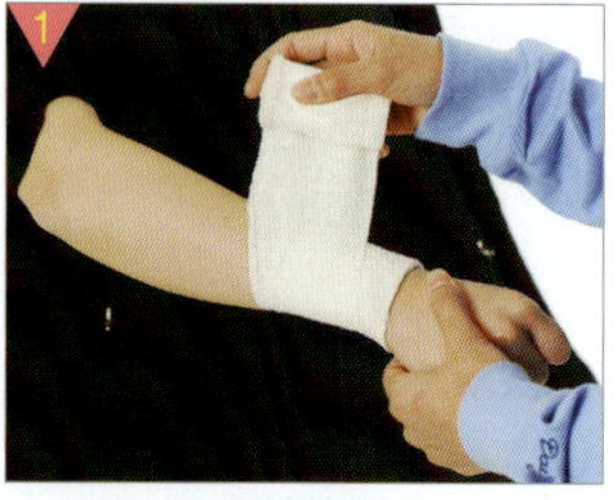 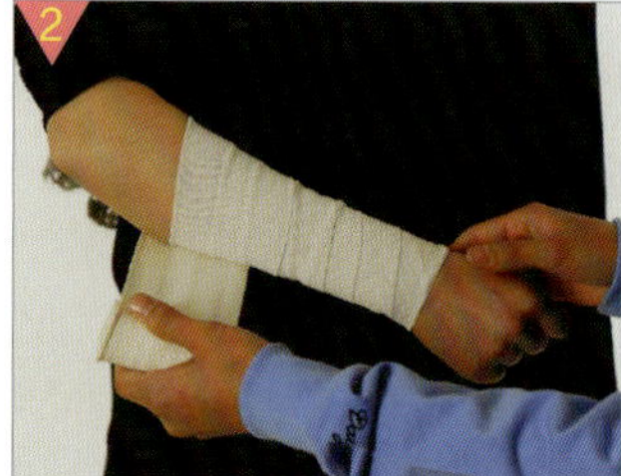 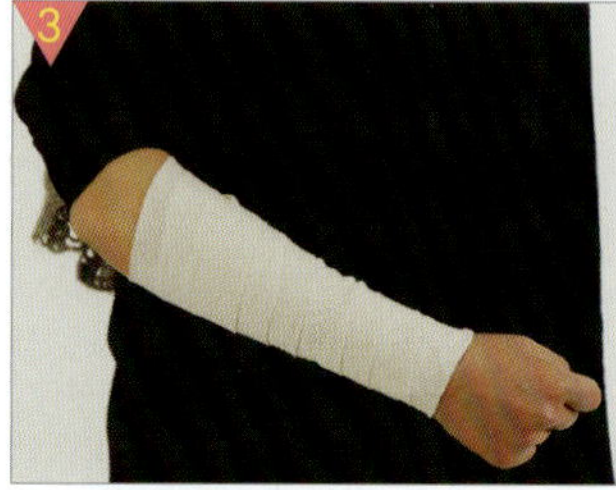 팔, 다리, 손가락 등 비교적 굵기가 고른 부위에 1/3~1/2 이상 겹치는 방법으로 평행하게 감는다.
절전대	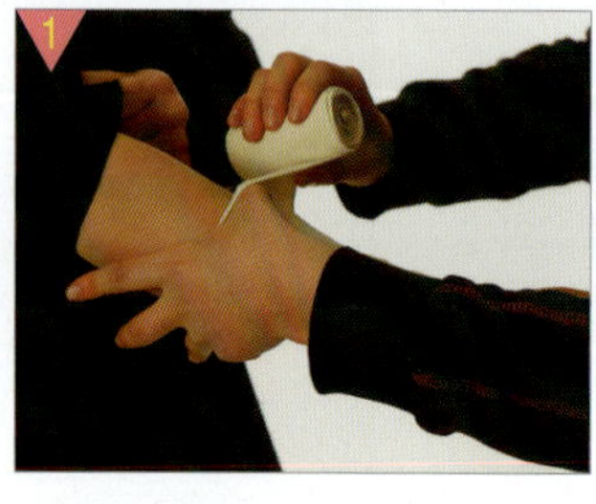 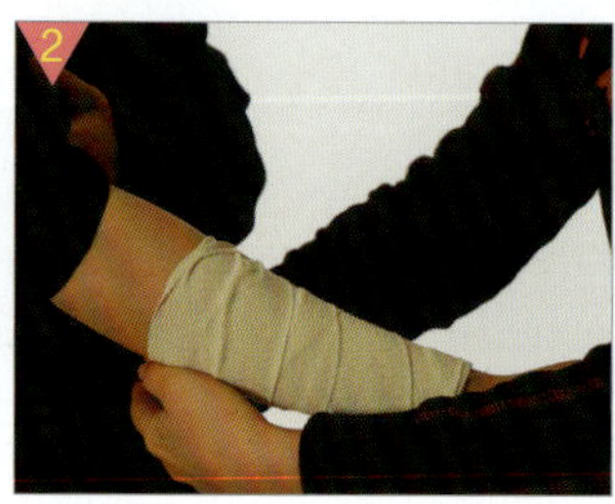 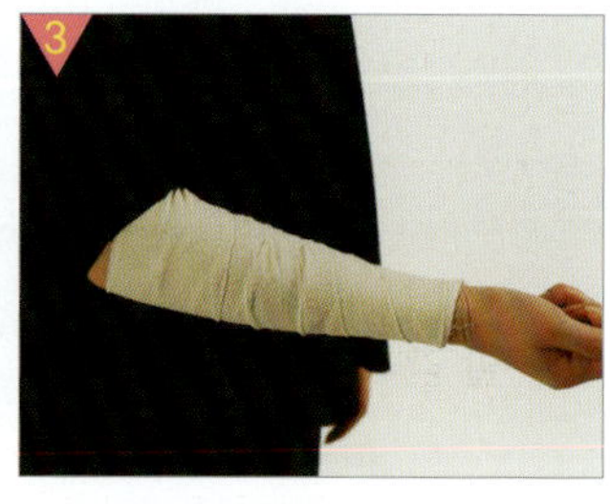 굵기가 다른 다리의 하부나 전박에는 붕대를 감을 때마다 뒤집어 감아 붕대가 흘러내리지 않도록 2/3 ~ 3/4 정도 서로 겹치게 감는다.
사행대	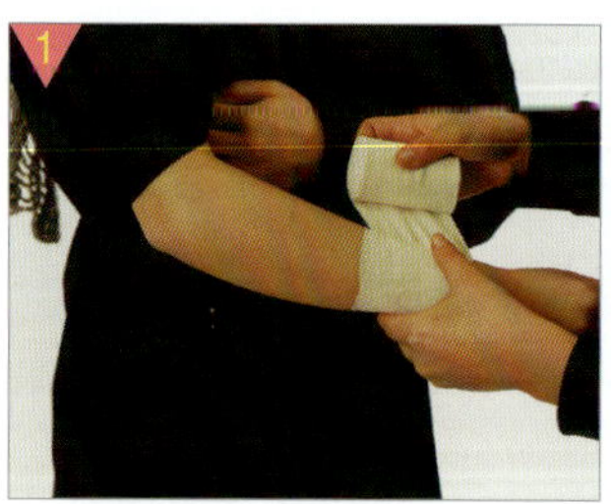 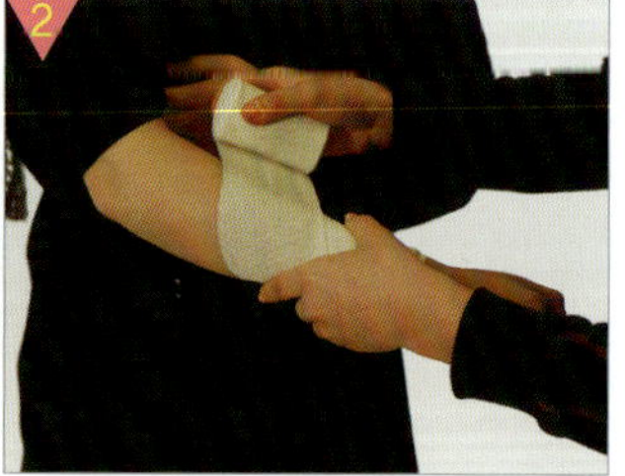 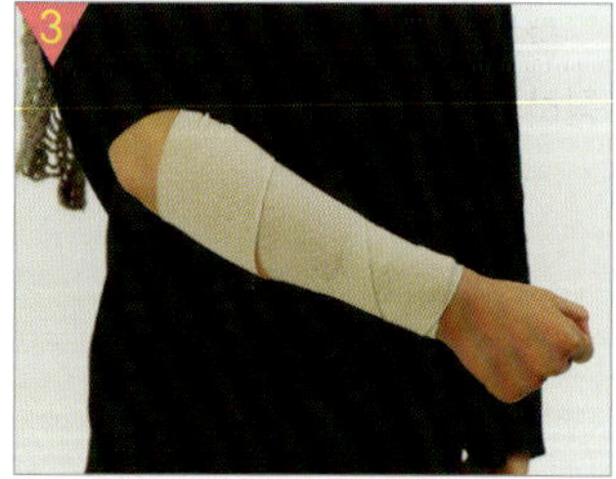 가볍게 고정시키거나 부목을 고정할 때 사용하며 처음 감은 환행대에 붕대가 포개지지 않도록 하여 나선 모양으로 감아올리고 감아 내린다.

붕대 감기의 끝맺음을 할 때는 상처부위를 피하고 한 번 똑바로 감고 끝을 고정한다.

▶팔꿈치 · 무릎 붕대 감기

붕대 감을 때 항상 관절 양쪽으로 충분히 넓게 감아 압박을 균일하게 한다. 무릎에도 사용할 수 있으며, 혈액순환에 지장이 있으니 붕대를 너무 꽉 감지 않으며 손가락 2개 정도가 들어갈 여유를 둔다.

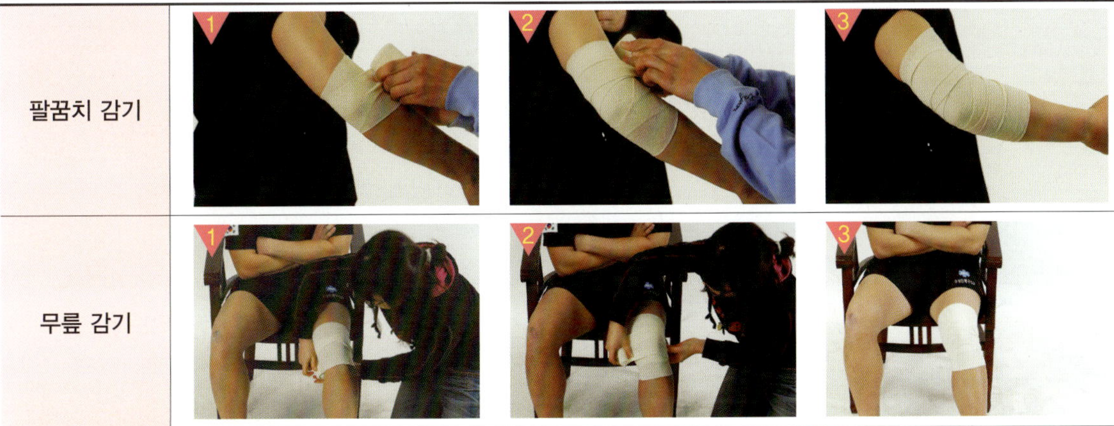

▶ 손 · 발에 붕대 감기

롤 붕대는 손이나 발을 드레싱으로 고정시킬 때 또는 삐거나 좌상 입은 손목, 발목을 지지하는 데 사용한다. 부상부위에 압박을 가하기 위해 관절부위를 충분히 감싸야 한다.

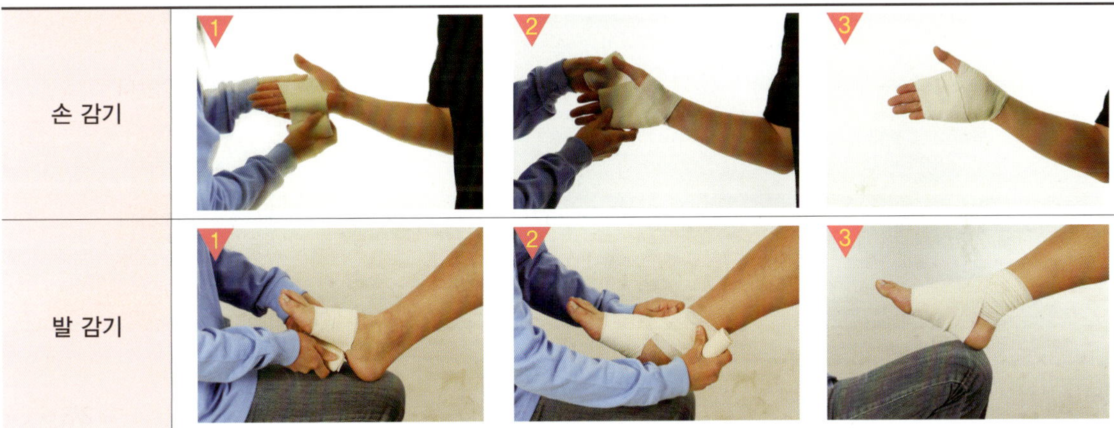

▶ 튜브 붕대 감기

봉합이 없는 원통 모양의 거즈로 만들어진 튜브 붕대로 손가락이나 발가락을 지지하기 위해 사용한다. 가벼운 드레싱을 고정하는 데 유용하지만 충분한 압박을 가할 수 없어 상처를 지혈하지 못한다.

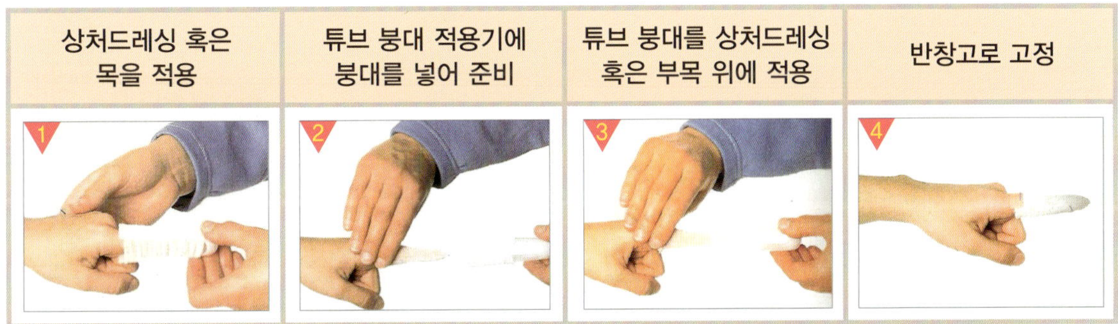

▶ 하악의 붕대 감기

하악골에 손상을 입었을 때에는 붕대를 이용하여 양쪽 귀가 노출되도록 8자로 교차하면서 붕대를 감아준다.

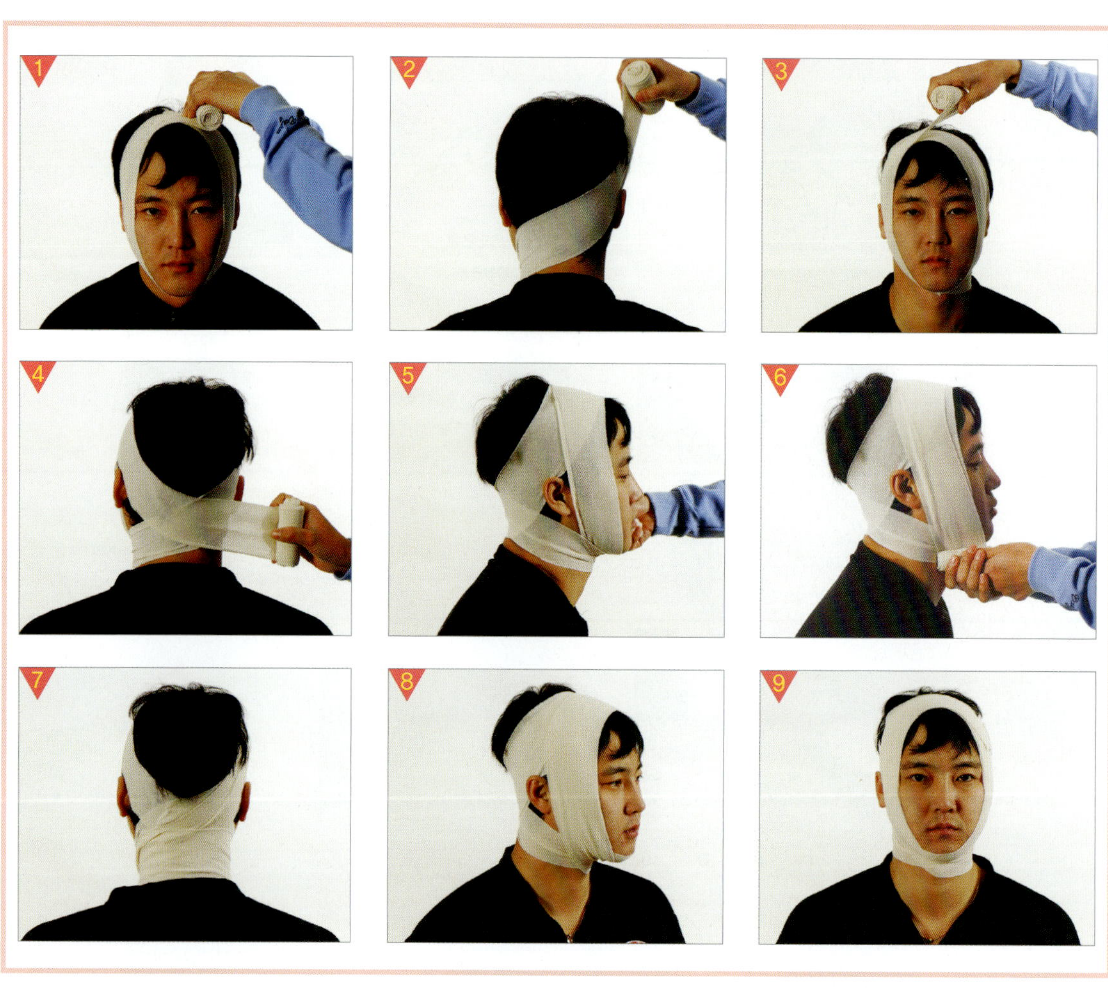

주의사항 : 목부위를 감을 때 호흡에 지장을 줄 수 있으므로 너무 힘을 주어서 감지 않도록 한다.

붕대(탄력) 고정 방법

롤 붕대 고정은 특수클립 안전핀, 반창고 등을 사용하며 아무것도 없으면 간단하게 끼워 넣기나 붕대를 찢어서 직접 묶는 방법이 있다.

반창고	붕대클립	안전핀	끼워 넣기

▶ 한쪽 눈의 교차 붕대 감기

한쪽 눈에 상해를 입었을 때에는 우선 멸균 거즈를 이용하여 손상된 눈을 보호하고 반창고로 고정한 후 아래와 같은 순서에 따라 붕대로 고정을 한다. 이때 눈에 압박감을 주어서는 안 된다.

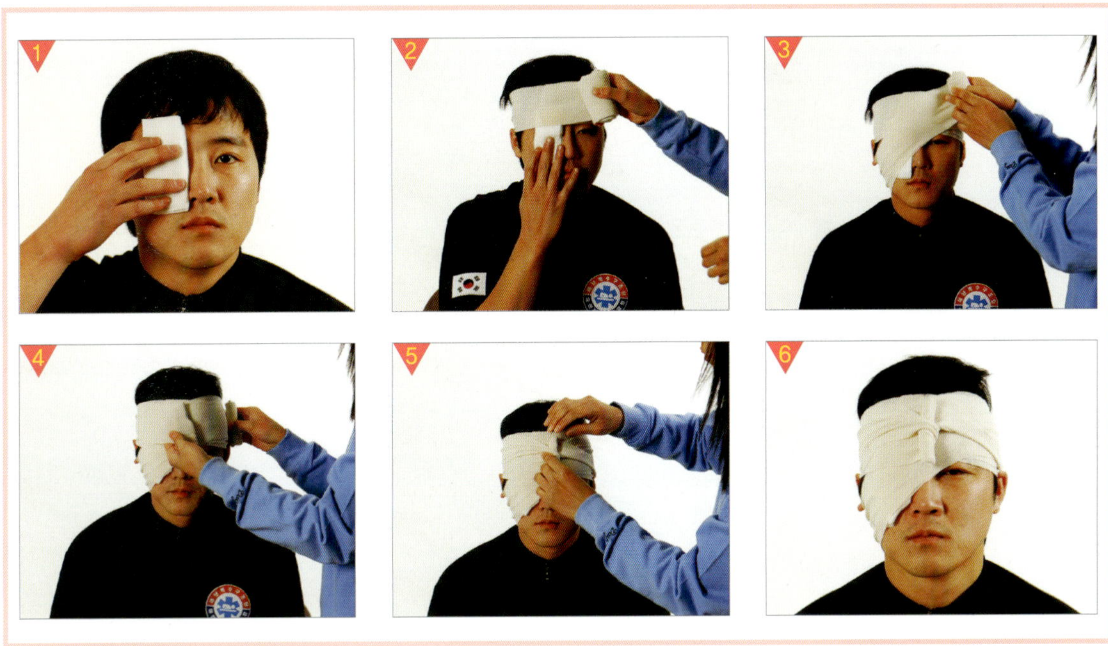

▶ 머리에 붕대 감기

머리에 상해를 입었다면 멸균 드레싱을 적용한 후 머리카락이나 반창고로 고정한 후 붕대를 이용하여 회귀하면서 아래와 같은 순서에 따라 고정한다.

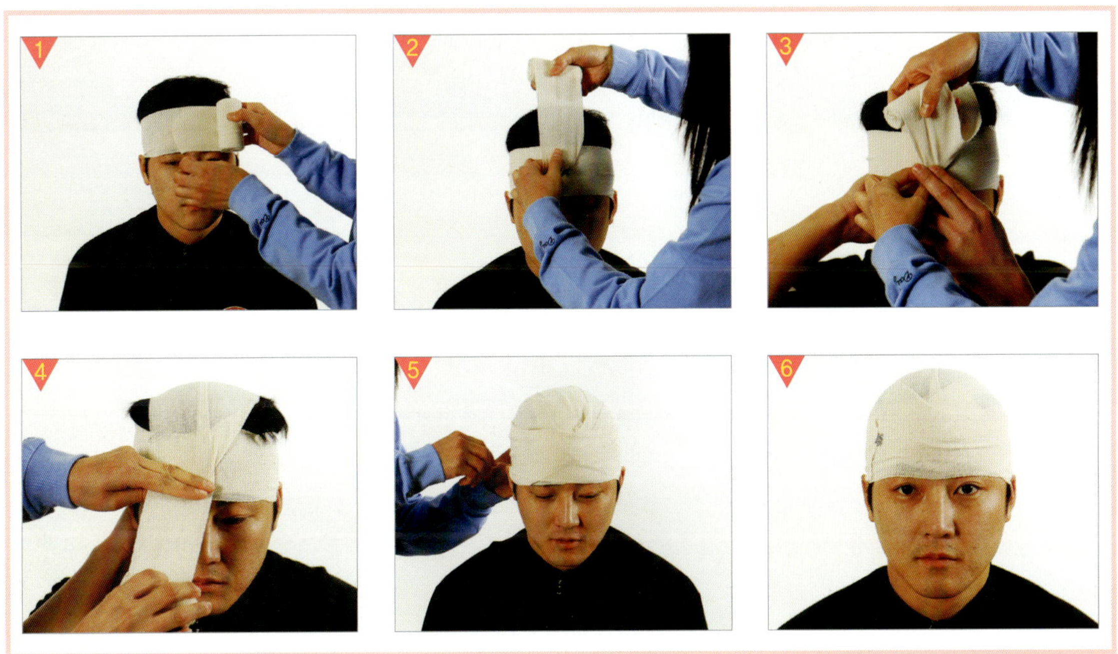

▶ 절단된 부위에 붕대 감기

절단된 부위에 붕대를 적용하는 방법은 우선 환행대로 몇 차례 붕대를 고정한 후 절단부위 전후를 회귀하면서 보호해 주고 노출되는 피부가 없도록 붕대를 감고 고정해 주면 된다.

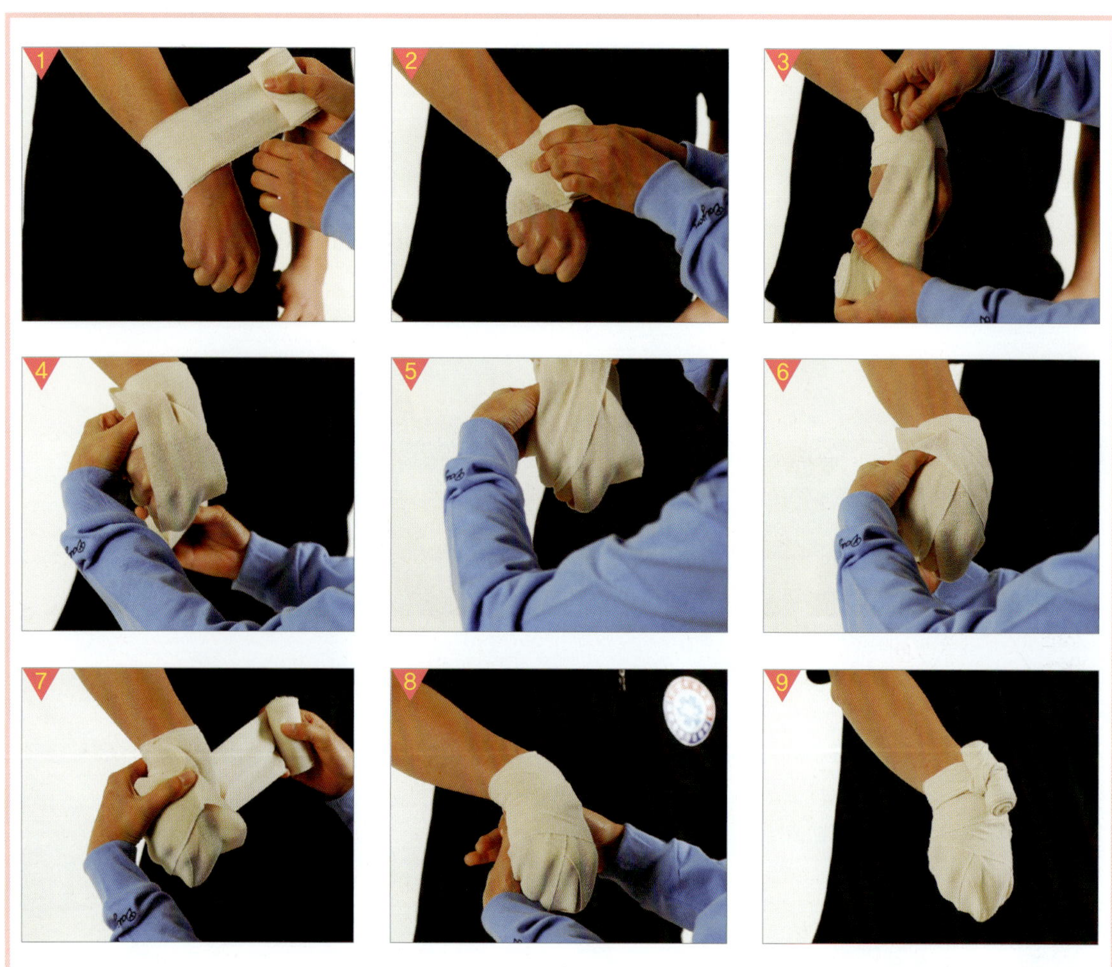

주의사항

붕대 사용 시 주의사항

- 신체의 말단부위에서 중심부위로 감으며 단단하게 매지 않는다.
- 붕대의 시작과 끝은 상처부위나 압박 받는 부위를 피하고 보기 쉬운 곳에 매듭을 한다.
- 뼈의 돌출부위나 함몰부위는 패드를 적용하고 신체부위 말단은 노출시킨다.
- 개방된 상처에 붕대를 할 때에는 미리 멸균 드레싱을 시행하며 상처 위에는 붕대를 직접 감지 않는다.
- 혈액순환이 가능할 정도의 압력으로 감고 말초부위 혈액순환, 운동 및 감각상태를 주의깊게 관찰하고 항상 사지의 맥박을 점검한다.

3 삼각붕대

삼각붕대는 튼튼한 네모난 천을 자르거나 대각선으로 반을 접어 사용한다. 접은 상태에서는 사지의 지지나 부피 큰 드레싱을 고정하는 데 사용하며, 펼친 상태에서는 손, 발, 머리의 드레싱을 고정하기 위해 어깨에 메는 붕대로 사용한다.

삼각붕대 사용 요령

- 손상부위별로 적절한 삼각붕대 사용 방법을 선택하여 손상부위 및 드레싱을 고정할 수 있어야 한다.
- 부상자가 불편함을 호소하지 않고 미관상 단정해야 한다.

▶ 삼각붕대의 명칭과 보관, 매듭 묶기

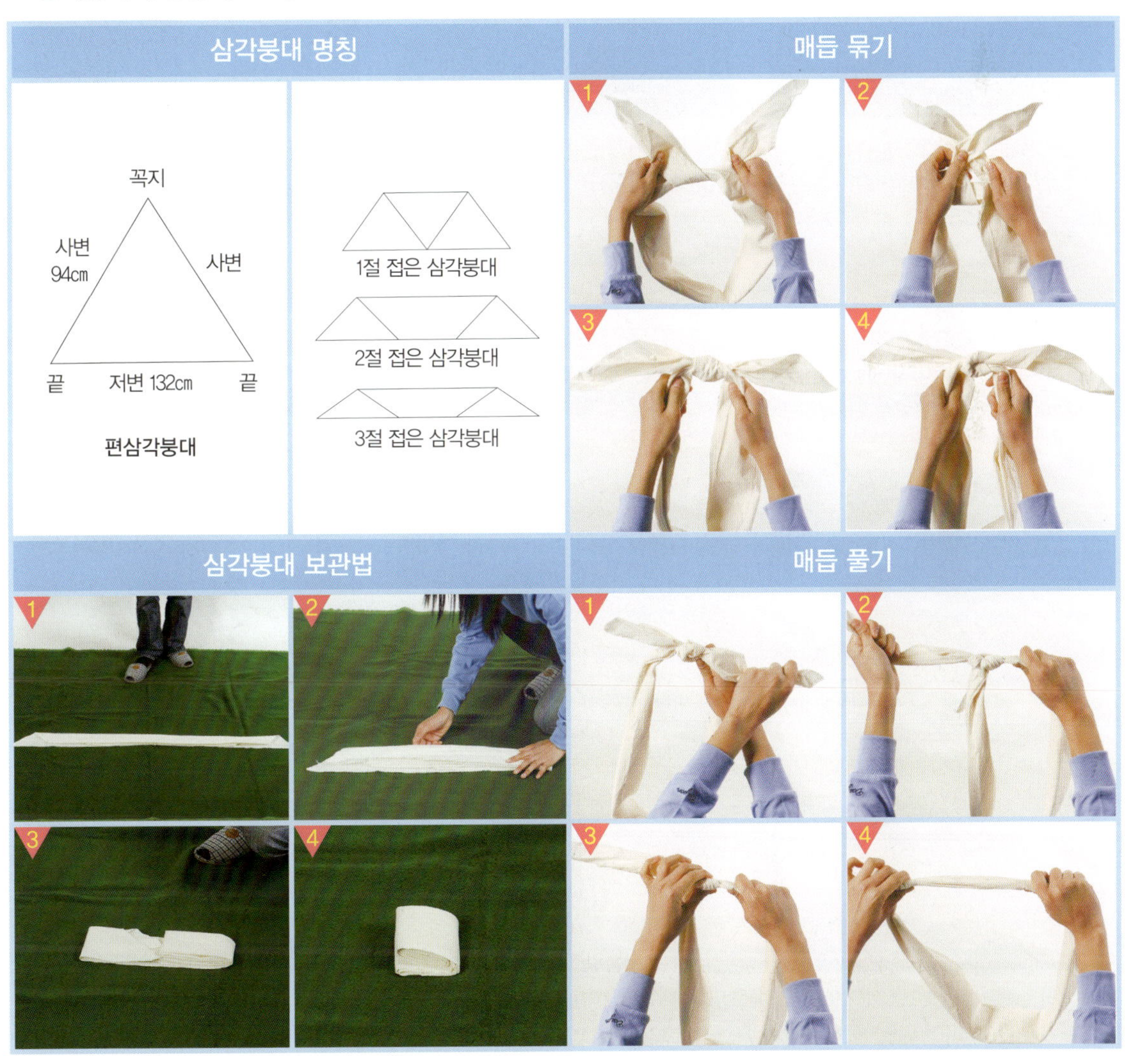

▶ **손발에 삼각붕대 사용**

펼친 삼각붕대는 손, 발의 드레싱을 고정시킬 수 있고 출혈을 억제할 정도의 압박은 가할 수 없다.

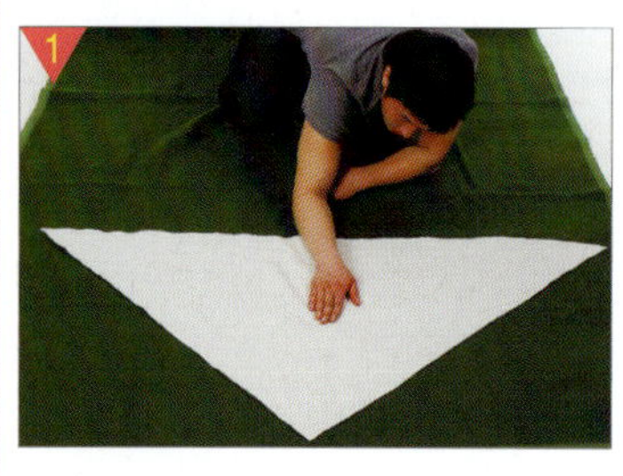
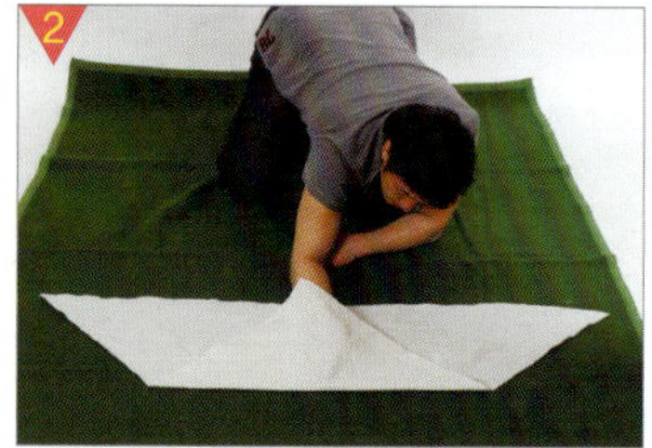
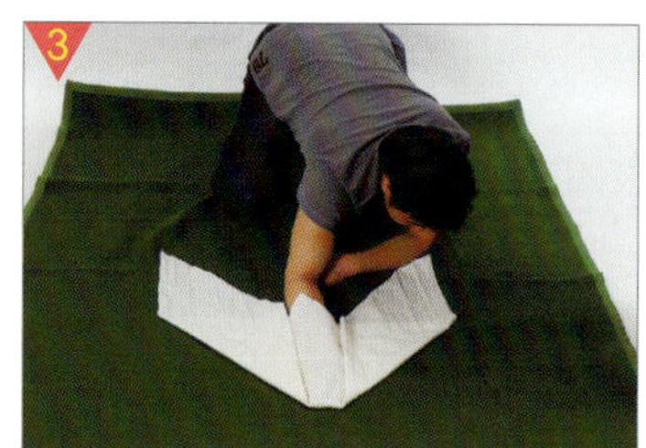
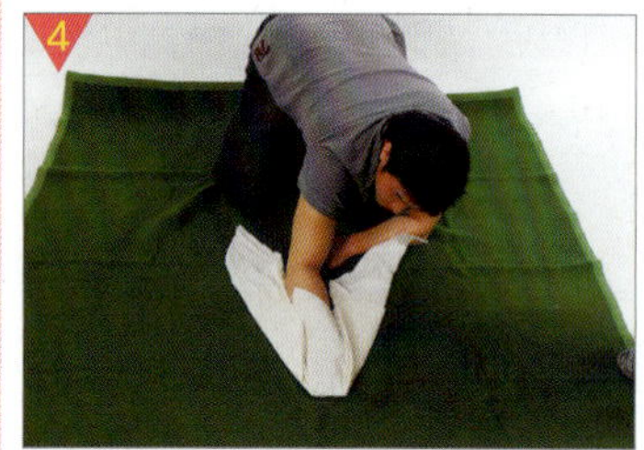
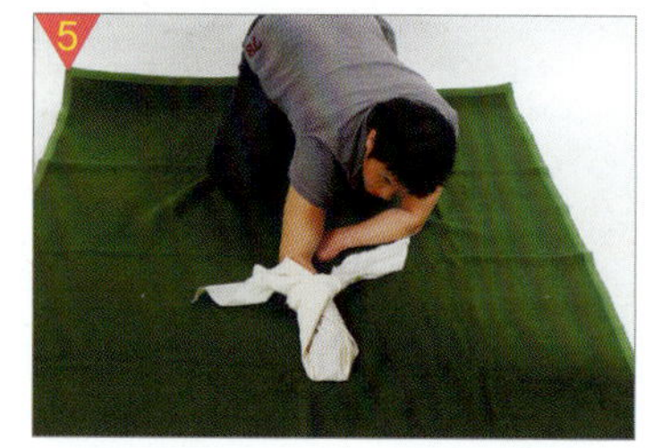
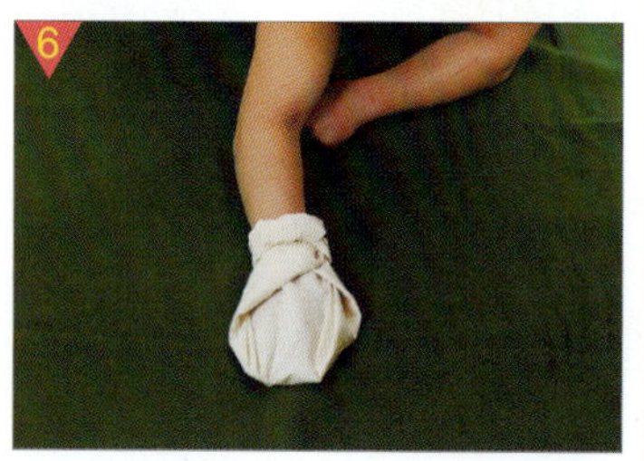

삼각붕대를 펴놓고 그 위에 환자의 손을 놓되 손가락은 삼각의 정점 부분을 향하게 한다. 삼각붕대의 두 끝을 서로 반대 방향으로 손목을 둘러 감아 정점 위에서 맞 매듭을 묶고 정점을 끌어당겨 삼각붕대가 단단해지도록 한 다음 정점을 매듭 위로 덮고 안으로 끼워 넣는다.

▶ **머리에 삼각붕대 사용**

삼각붕대를 사용하여 이마나 머리의 출혈을 지혈하고 상처부위를 고정한다. 두피의 가벼운 드레싱을 제자리에 고정시키는 데 사용할 수 있으나 출혈을 억제할 정도의 압박을 가할 수 없다.

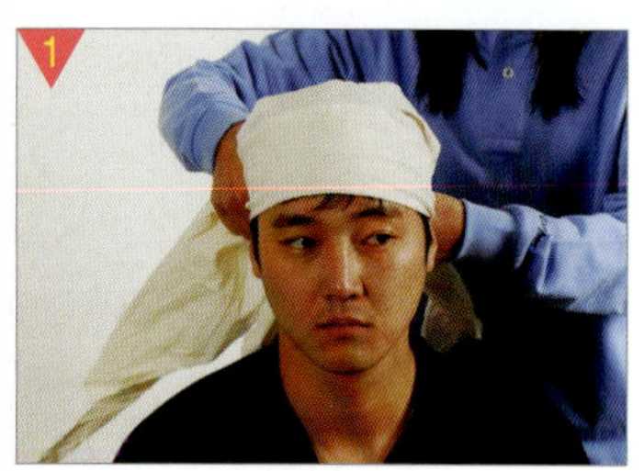
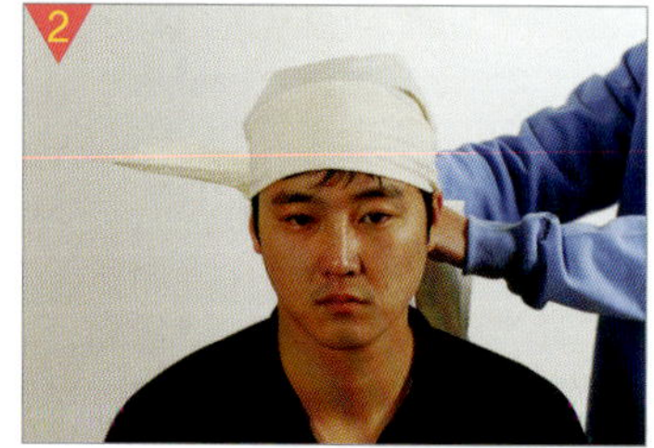
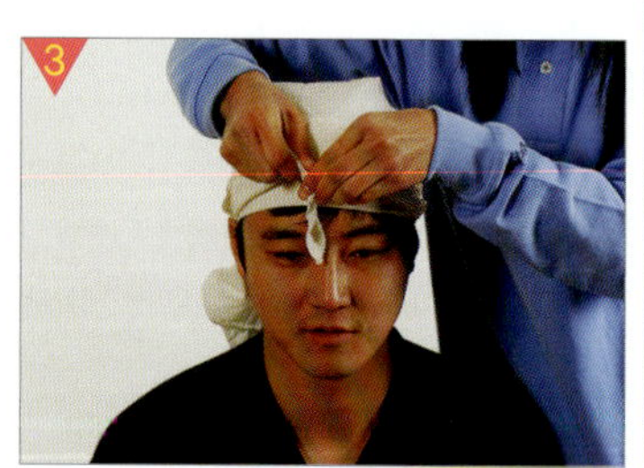
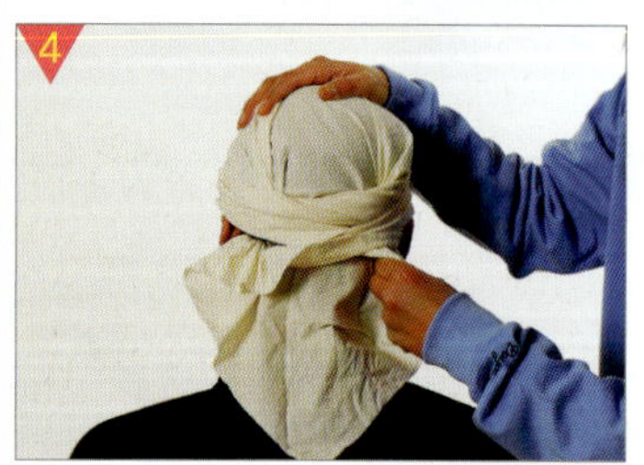
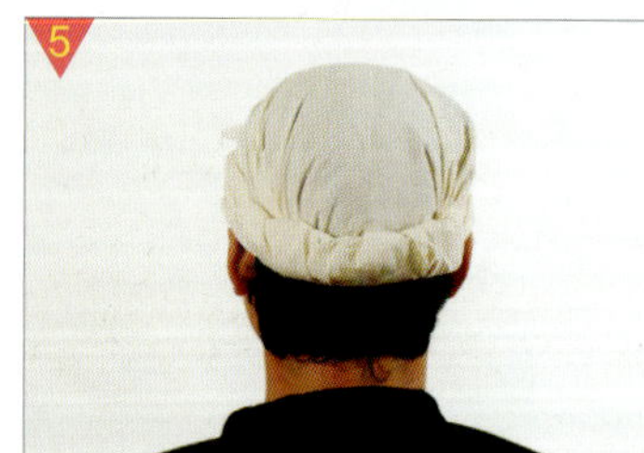
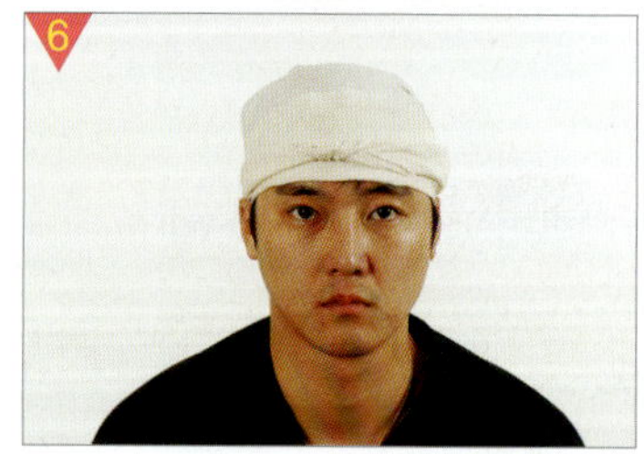

삼각붕대를 한 번 겹치게 접어 이마에 적용시킨 다음 머리 뒤로 넘겨서 단단히 고정한다. 남는 삼각붕대는 매듭 안으로 말아 넣어준다. 머리 뒤의 삼각붕대가 길게 남을 경우에는 앞으로 넘겨서 다시 한 번 묶어준다.

▶ 팔 걸대 사용법

팔을 올린 상태에서 상박을 지지하는 것으로 출혈을 억제하고 화상 상처의 부종을 막기 위해 사용한다.

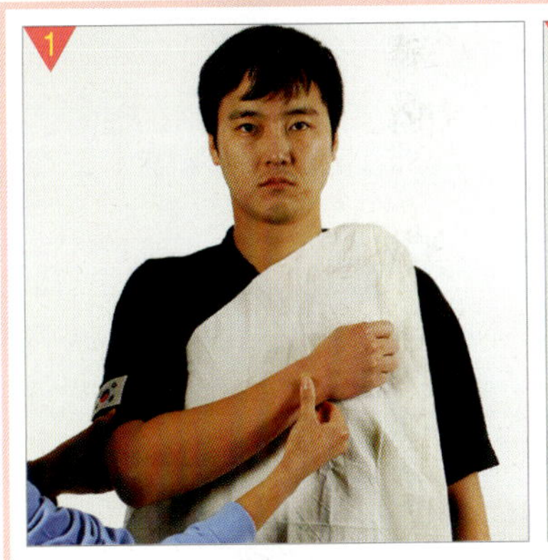

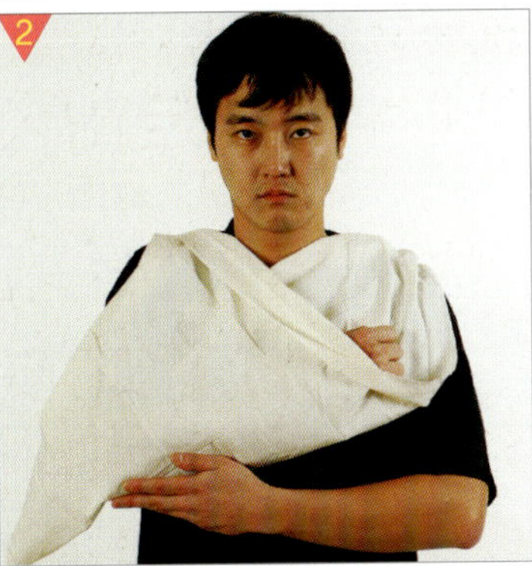

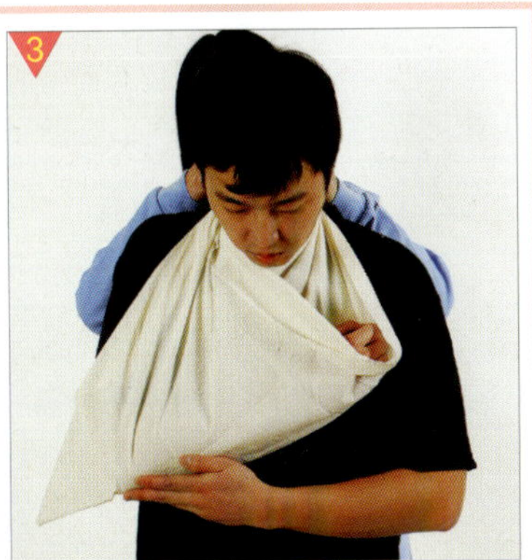

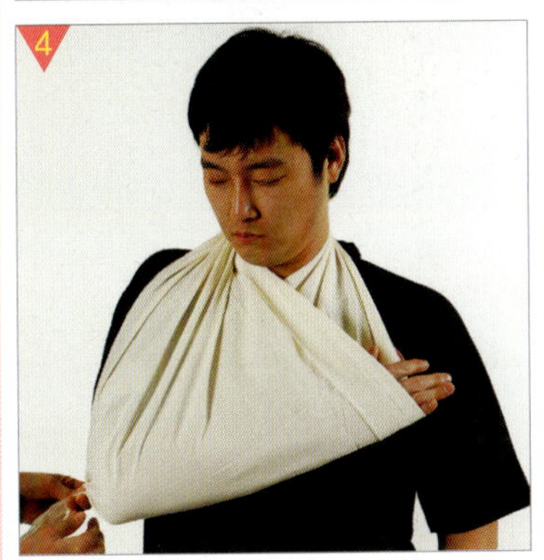

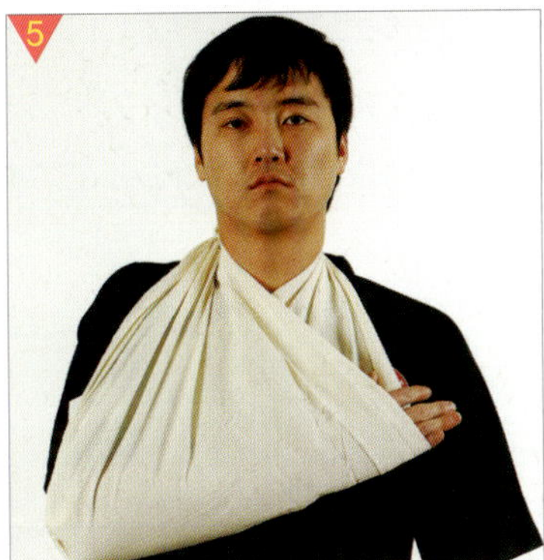

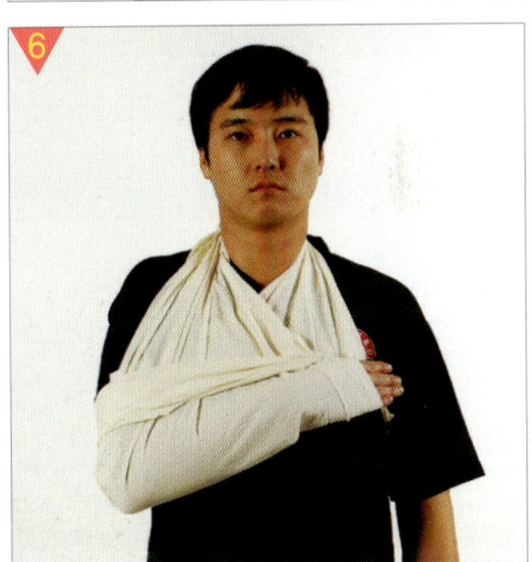

팔걸이는 앉아 있거나 걸을 수 있는 환자의 팔을 지지하는 데 사용한다. 팔걸이는 아래팔을 수평으로 유지하거나 약간 올린 자세를 취하며, 팔을 지지하거나 간단한 골절에 사용한다.

▶ 임시 팔걸이 사용

부목이 준비되지 않았을 경우 환자의 옷 일부나 옷핀, 넥타이, 벨트, 타이즈 등을 임시 팔걸이로 사용할 수 있다.

자켓을 접어 다친 팔을 고정

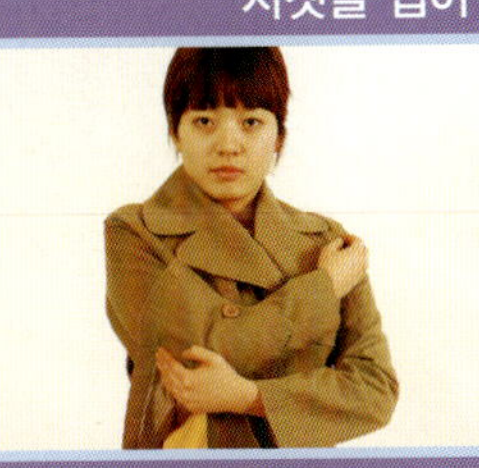

자켓을 풀고 자켓자락을 다친 팔 위로 거꾸로 올려서 자켓 가슴부분에 안전핀으로 고정한다. 손가락을 노출시켜 혈액순환 점검이 가능하도록 한다.

단추 있는 자켓으로 손목을 지지

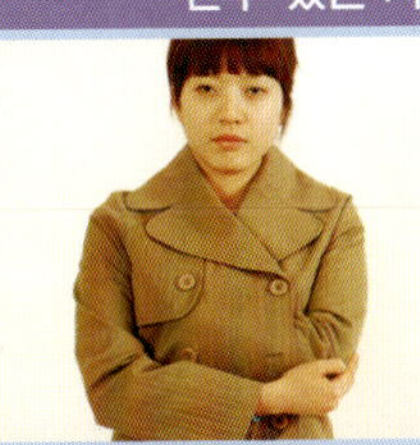

자켓이나 외투 등의 단추를 풀고 다친 쪽의 손을 넣고 단단히 잠근다. 자켓 단추는 손목을 지지할 수 있다.

소매가 긴 셔츠를 이용한 즉석 걸대

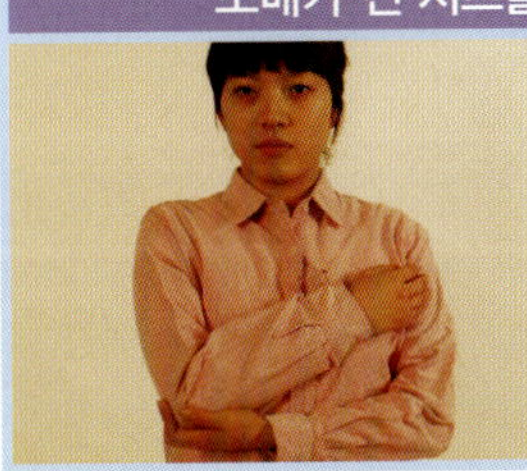

긴소매의 옷을 입고 있으면 다친 팔의 소매를 반대편 셔츠나 자켓의 가슴부위에 핀으로 고정한다. 핀은 어깨의 무게를 견딜 만큼 튼튼한 것을 사용한다.

물건을 이용한 즉석 걸대

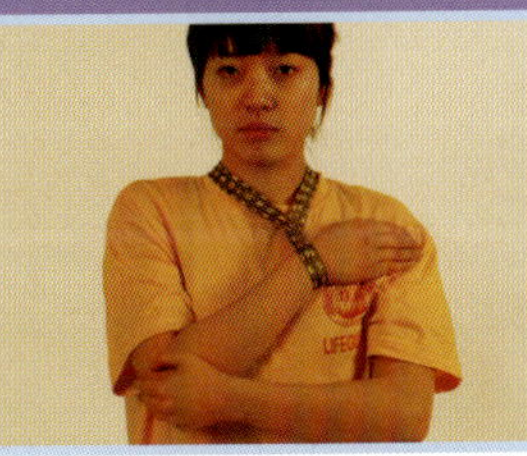

넥타이, 벨트, 타이즈 등을 이용하여 목걸이형 걸대를 만들어 지지한다. 아래팔이 부러진 것으로 의심되면 이 방법은 사용하지 않는다.

상처소독제

상처 소독은 상처에 염증을 유발하고 내부로 침입할 수 있는 균을 죽이는 역할을 한다.

대표적인 소독약에는 과산화수소수, 소독용 에탄올, 포비돈, 세네풀 등이 있다.

• **과산화수소수(의약외품)** 일부 세균에 대한 항균 작용으로 굳은 핏자국 등을 닦아내는데 사용하지만 물 대신 상처를 세척하는 데 사용하지 않는다. 과산화수소수로 상처를 세척하는 경우 정상세포의 손상 정도는 100% 즉 거의 모든 세포가 죽는다. 참고로 수돗물이나 증류수의 정상세포 손상 정도는 5%, 식염수의 정상세포 손상 정도는 0%(거의 모든 세포가 살아남음)이다.

• **소독용 에탄올(의약외품)** 과산화수소수보다 항균 작용이 좀 더 넓으며, 주사를 맞기 전 솜에 묻혀 소독하는데 많이 사용한다. 알코올 성분이 자극적이기 때문에 넓은 상처부위에 사용하지 않는다.

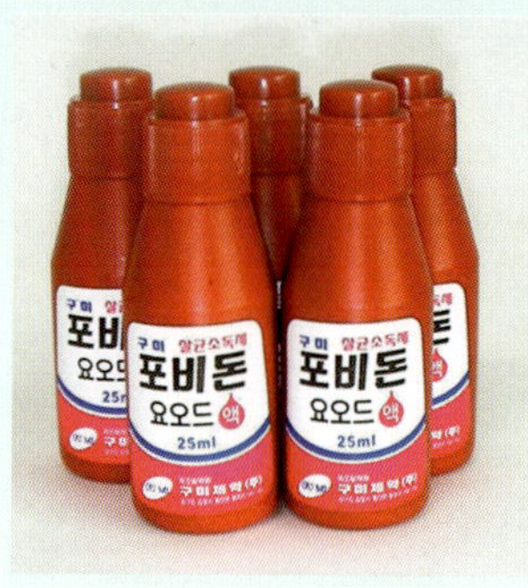

• **포비돈(일반의약품)** 흔히 빨간약으로 불리는 것으로 곰팡이, 세균, 바이러스 등 소독약 중 가장 광범위한 항균작용을 한다. 포비돈요오드이 상처 안으로 흘러 들어가면 정상 세포까지 죽이면서 통증을 유발하므로 주의해야 한다. 오염이 심하면 포비돈요오드을 쓰지만 오염되지 않을 경우 상처 주변에만 소독한다. 효과가 빠르고 마르고 나서도 효과 지속력이 좋다.

후시딘과 마데카솔

상처치료제 중 대표적인 제품으로 후시딘(동화약품)과 마데카솔(동국제약)이다. 상처 초기에는 감염 예방으로는 상처치료와 항생효과가 있는 후시딘이, 상처 발생 후 1~2일 후에는 흉터 재생 목적으로 마데카솔을 사용하는 것이 좋다.

• **후시딘**은 항생제 단일연고로 상처를 빠르게 아물게 한다. 주성분이 '푸시드산나트륨' 항생제로 살균력이 뛰어나고 분자구조가 독특하여 딱지를 뚫고 흡수될 정도로 찰과상이나 외상 등 상처가 발생한 즉시 발라주면 딱지를 뚫고 흡수될 정도로 상처를 빨리 아물게 도와 2차 감염을 막아준다. 또한 스테로이드 성분이 함유돼 있지 않아 신생아와 미숙아를 제외한 아이들 상처에도 안심하고 사용할 수 있다. 후시딘을 바를 때는 상처 부위를 깨끗하게 하고 1일 1~2회 적당량을 상처 부위에 넓게 발라 준다.

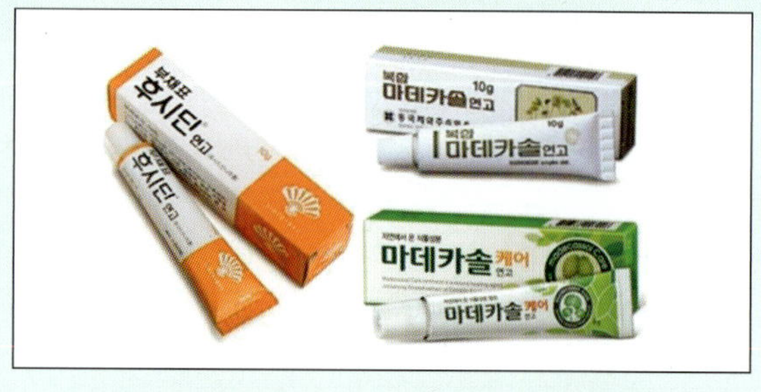

• **마데카솔**은 상처치료제로 피부 재생을 돕는다. 마데카솔의 주 성분은 센텔라아시아티카라는 상처 치유 성분과 네오마이신이라는 항생제 복합성분이다. 네오마이신은 염증 예방 효과가 있어 상처를 신속하게 치유하고 흉터를 최소화 시킨다. 마데카솔의 가장 큰 특징은 성분의 74%가 식물 성분이라 항생제 문제를 최소화하여 일반적인 상처나 민감한 피부의 상처, 어린이나 청소년의 흉터, 가벼운 화상 치료에 효과적이다. 상처 치료에서 가장 중요한 것이 세균 감염 예방인 만큼 두가지 연고의 성분차이를 알고 사용하여야 한다.

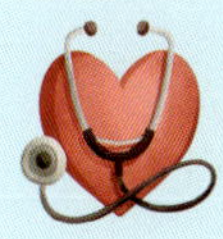

의료인이 아닌 일반 응급처치자도 꼭 알아야 할 의학 상식

■ 부종(edema)은 어떤 상태를 말하나요?

신체조직의 틈 사이에 조직액이 고여 부은 상태를 말한다. 각 원인 질환의 치료를 비롯하여 일반적으로 나트륨을 제한하고, 수분섭취량은 소변양과 같은 정도로 한다. 약제는 심장성 부종에 이뇨제를 사용하고, 신증후군에는 이뇨제와 부신피질호르몬을 투여한다. 부종은 서 있을 때 하퇴에, 아침 기상 시에는 눈 주위에 나타나는 것이 특징적이다. 진행되면 하퇴의 부종은 보통 때에도 보이게 되고, 소변은 다량의 단백으로 거품을 띠게 된다.

■ 채혈(blood collection)을 이른 아침 공복에 시행하는 이유는 무엇인가요?

음식물을 섭취한 후의 영향을 배제하기 위해서 보통 12시간 동안 금식 후 채혈을 실시한다. 음식물 섭취로 직접 영향을 받는 것은 혈당치 또는 콜레스테롤 등 지질계뿐만 아니라, 백혈구 등도 약간 증가한다. 그 밖에 식사 후에는 혈압, 체온, 맥박 수 등도 증가하므로 검사는 공복에 시행한다.

■ 혈액(blood)은 어디에서 만들어지고, 어떠한 작용을 하나요?

혈액은 골수 및 조혈모세포에서 생산되며 크게 액체성분인 혈장(plasma)과 고형성분인 혈구로 나뉜다. 액체성분에는 물, 전해질, 단백, 당, 지질, 호르몬, 비타민류, 미량원소, 면역항체, 기타 노폐물 등이 포함된다. 고형성분에는 적혈구(RBC), 백혈구(WBC), 혈소판(Blood platelet)이 포함된다. 주된 역할은 각종 물질의 운반이며, 폐에서 흡수한 산소나 소화관에서 흡수한 영양소 등을 전신으로 보내고 노폐물들을 폐 · 신장 · 피부를 통해 몸 밖으로 배설하는 역할을 한다.

■ 상처 치료 시 냉찜질과 온찜질 중 어떤 것이 더 좋은가요?

상처가 나면 가능한 한 빨리 냉찜질을 하는 것이 좋다. 타박상을 입은 곳 주위의 혈관을 냉각시키면 혈액의 활성화를 줄여주어 주변 조직으로 덜 스며들게 되고 따라서 멍이 줄어든다. 그리고 24시간 후에는 온찜질을 하면 뭉친 혈액을 풀어주고 혈류량을 늘려서 상처회복에 더욱 효과적이다. 단, 냉찜질이건 온찜질이건 과도하게 하는 것은 좋지 않으므로 한 번에 20분 이상하지 않도록 한다.

■ 상처치료에 듀오덤(duoderm)을 많이 사용하는데 그 효과가 무엇인가요?

듀오덤은 하이드로콜로이드 물질로 구성되어 있어서 물이나 산소는 부분적으로 통과시키지만, 기름 같은 액체나 세균은 통과시키지 않는 물질이다. 듀오덤은 급 · 만성의, 부분 · 전체 깊이의 상처, 소량의 삼출물을 가진 얕은 상처, 압박궤양, 가피가 형성되어 있는 상처 등에 적용하며 상처를 외부로부터 보호하는 것은 물론이고 연조직의 괴사물질들을 제거 및 가피의 소멸, 재상피화의 촉진을 돕는다. 듀오덤을 이용할 때는 연고를 바르거나 포비돈 용액(빨간약)을 바르지 않고 붙여야 한다

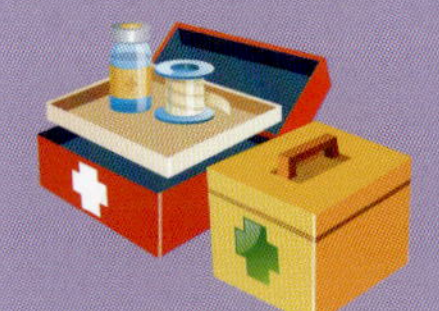

07 이물질 및 동물·곤충에 의한 손상

개 요

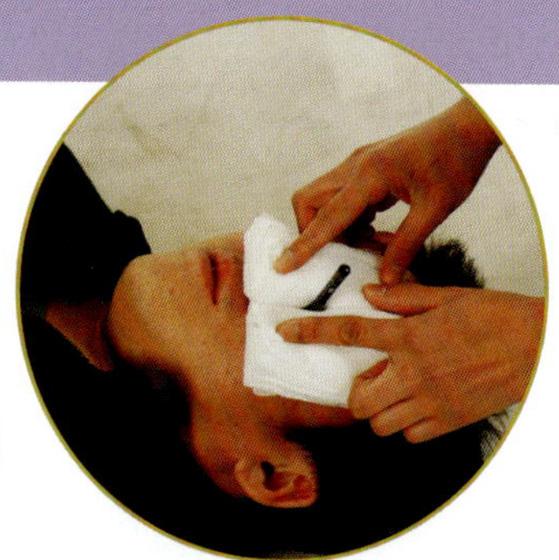

긴급히 응급실을 이용하는 환자의 30% 가량이 신체에 물리적 충격에 의한 손상환자로, 주로 소아와 젊은 연령층에서의 사망 및 불구의 가장 큰 원인이다. 통계에 의하면 40대 이하의 사망원인 중에서 외상에 의한 손상이 가장 많은 비율을 차지하고 있으며 매년 2만 명 이상이 사고로 사망한다.

손상은 신체가 외부의 물리적 충격에 의해 발생되며 충격의 정도에 따라서 환자의 상태가 결정된다. 약간의 충격은 경미하지만, 강한 충격에는 생명을 위협할 수도 있다. 이러한 사고가 일어났을 때 현장에서의 신속한 응급처치가 뒷받침된다면 외상에 의한 사망률과 신체장애의 발생률을 25~40% 정도 감소시킬 수 있다.

사람을 물거나 쏘는 동물과 곤충으로부터 안전한 곳은 없다. 벌 쏘임 관련 사망소식을 비롯하여 동물이나 곤충에 의한 손상은 국소적이고 가벼운 자극에서부터 생명까지 위협하고 있다. 동물이나 곤충에 의한 자상(sting)과 교상(bite)은 일반적인 손상(injury)과는 달리 손상 부위뿐 아니라 중독에 의한 전신 증상을 유발할 수 있으므로 생명을 위협하는 응급상황을 초래할 수 있다. 벌에 쏘인 경우, 어떤 사람들은 쏘인 부위의 일시적 부종만 나타나는 데 반하여, 전신적인 아나필락시스반응까지 매우 다양하게 나타나고 있다.

최초반응자는 사고 유형에 따른 환자 분류와 적절한 응급처치에 따른 환자 이송과 응급처치 시 주의사항을 숙지하여야 하며, 동물이나 곤충에 의한 손상을 당했을 경우에 그에 맞는 응급처치를 시행하고 병원으로 신속히 이송하는 것이 중요하다.

학습 목표

- 안면(눈, 코, 귀, 치아), 흉부, 복부 손상 시 응급처치 방법을 설명하고 시행할 수 있다.
- 신체부위에 이물질이 박혔을 때의 응급처치와 주의사항을 설명할 수 있다.
- 신체의 절단된 부위 응급처치를 시행할 수 있다.
- 동물이나 곤충에 물린 경우 적절한 응급처치를 할 수 있다.
- 뱀에 의한 교상일 경우 적절한 응급처치를 할 수 있다.
- 과민성 쇼크(아나필락시스)와 알레르기반응에 대한 응급처치를 할 수 있다.

사고사례

아차하다 절단사고 허둥대다 재생불능…

정육점을 운영하고 있는 박모 씨(38)는 평소와 다름없이 기계로 고기를 썰다 순간 손가락이 잘리는 사고를 당했다. 당황한 박 씨는 일단 절단된 손가락을 냉동실에 넣어 일정 시간 냉동시킨 후 얼음에 손가락을 넣어 병원으로 향했다. 하지만 혈액이 통하지 않는 손가락은 이미 냉동되었고 병원에서 해동되면서 모세혈관들이 파괴되어 접합이 불가능한 상태로 되었다. 건설 노동자인 최모 씨(42)도 손에 끼고 있던 장갑이 기계에 걸리면서 손가락이 절단되었지만 응급처치 미숙으로 손가락을 영원히 잃어버리는 신세가 되었다. 일반적으로 절단된 신체를 다시 붙이는 데 가장 적합한 시간은 절단 후 팔, 다리 등 근육이 있는 부분은 6시간 이내, 손가락 등 근육이 없는 부분은 24시간 이내이다. 근육은 상온에서 6시간 이후부터 회복 불가능한 괴사 상태로 변하게 되지만, 4℃에 잘 냉장시켜 오면 12시간까지도 시술이 가능하다. 근육이 없는 부위인 손가락 등은 24시간 이내에 하는 것이 좋고 절단 부위 응급처치가 잘 되어 있다면 48시간 이후라도 수술이 가능하다.

서동원 바른 세상병원 원장은 "절단 사고가 발생했을 때 응급처치를 잘못한 경우 충분히 접합이 가능한 상황인데도 재생 불가능한 상태로 오게 되면 접합이 어려워지는 경우가 종종 발생한다."라며 "응급처치법을 철저히 지키는 것뿐 아니라 절단 사고 후 미세한 조각이라도 모두 가져오는 것이 훼손된 신체를 되살리는 데 매우 중요하다."라고 설명했다.

국민일보 민태원 기자

안타까운 할머니의 죽음

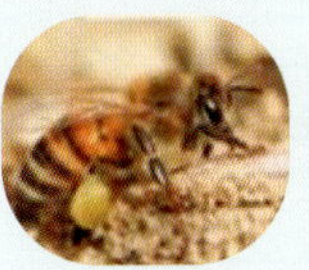
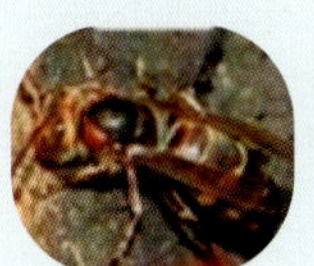
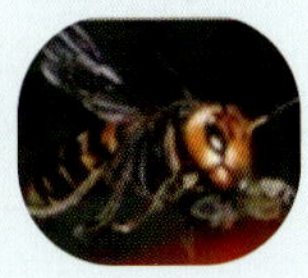

할머니가 말벌 떼의 공격을 받던 손자와 손녀를 구하고 숨졌다. 얼마전 초등학교 운동장에서 권모(59) 할머니는 손자 유모(2)군을 유모차에 태우고, 손녀 유모(5)양과 함께 산책을 하고 있었다. 일행이 운동장에 있는 나무 아래를 지날 무렵 갑자기 말벌 떼가 손녀에게 날아들어 마구 쏘기 시작했다. 할머니는 급히 웃옷을 벗어 손녀와 손자를 필사적으로 감쌌다. 하지만 한꺼번에 달려드는 벌 수백 마리를 손으로 내쫓기는 역부족이었다. 순식간에 얼굴과 머리, 팔 등 80여 군데를 쏘였다. "애들만이라도 살려 달라!"는 외침을 들은 인근 주민의 신고로 119구급대가 출동해 이들을 병원으로 급히 후송했지만, 할머니는 숨지고 말았다.

경찰 관계자는 "권씨의 몸 중 노출된 곳은 빈 곳이 없을 정도로 쏘인 흔적이 있어 짧은 시간에 말벌 떼의 집중 공격을 받은 것으로 보였다."며 "할머니가 필사적으로 보호한 덕분에 손자와 손녀가 무사할 수 있었다."고 말했다. 손자 · 손녀는 2~3곳만 벌에 쏘였다고 병원측은 밝혔다.

조선일보 권경훈 기자

Ⅰ. 이물질에 의한 손상

1 손상의 분류

사고에 의한 사망자의 약 50%가 현장에서 또는 1시간 이내에 사망한다. 사망자의 30%는 수일 이내에 사망하고 나머지 20%는 수일 후에 수술이나 중환자실에서 치료 중이거나 다발성 장기기능부전증으로 사망한다. 사망자의 대부분이 두부 손상과 체강 손상에 의해 발생하며 이러한 손상을 감소시키기 위해서는 현장에서 빠른 처치에 이어 빠른 이송으로 응급의료진의 전문 외상소생술(ATLS)을 받도록 해야 한다.

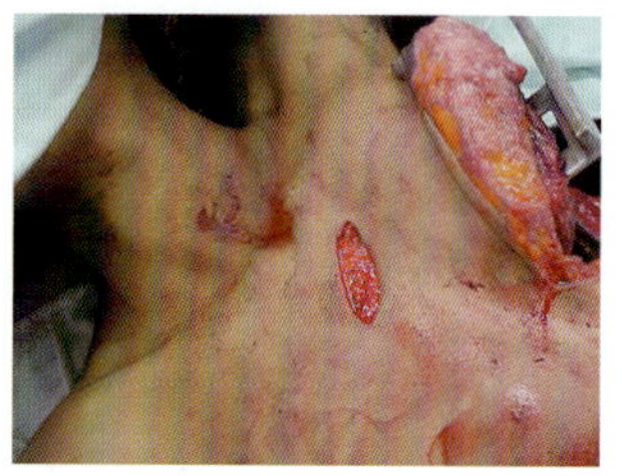

칼에 의한 흉부 손상

사고 유형에 따른 분류와 동반되는 손상

사고 유형에 따른 분류와 예상되는 손상은 다음과 같다.

유 형	분 류	예상되는 손상
교통사고	운전자(동승자, 보행자, 오토바이) 사고	연조직손상, 골절, 탈구, 내부손상, 안면손상
추락사고	추락, 다이빙사고	골절, 탈구, 안면손상, 복부손상
관통사고	총상, 자상	연조직손상, 흉부손상
화재사고	화재 및 폭발 사고	연조직손상, 골절, 안면손상
기타사고	감전사고, 미끄럼사고, 기타사고	연조직손상, 골절, 내부손상, 안면손상

▶ 전신적인 손상을 의심해야 하는 기전

전신적 손상 기전		이학적 소견
차량 내에서	차량 외에서	
• 동승자의 사망 • 시속 35km 이상 차량과 충돌 • 차량에서 이탈된 환자 • 심각한 차량 손상 • 충돌 후 차량 전복 • 환자 구출에 20분 이상 소요	• 차량과 충돌한 환자 • 차량과 충돌한 보행자 • 오토바이 전복 **추 락** • 성인 : 6m 이상 환자 신장 3배 이상 • 소아 : 3m 이상 환자 신장 3배 이상 • 폭발에 의한 직접적인 영향	• 맥박수 > 120회/분 혹은 < 50회/분 • 수축기혈압 < 90mmHg • 호흡수 < 10회/분 혹은 > 29회/분 • 관통상(사지 제외) • 흉벽 동요 • 체표 면적 15% 이상의 화상 • 2개 이상의 장골 골절 • GCS < 13점

2 안면과 인후두부의 손상

안면과 목은 비교적 외부 충격으로부터 잘 보호되지 않는 구조적 위치로 인하여 손상받기 쉽다. 일부 손상은 생명유지에 치명적일 수도 있다.

또한 안면 손상 시 물리적인 충격이 간접적으로 경부에 전달되므로 경추골절과 같은 손상이 동반될 가능성이 높고, 상기도의 부분적 또는 완전 폐쇄를 일으킬 수 있으므로 유의해야 한다. 몸에 관통한 이물체는 제거하지 않고 모두 그대로 고정하여 병원으로 이송한다. 단, 뺨에 박힌 물체가 호흡을 방해할 경우에는 제거할 수 있다.

눈의 손상

손상된 눈의 적절한 응급치료를 위해 먼저 손상의 정도와 특성을 신속히 판단하여 효율적인 응급치료를 함으로써 통증을 감소시키고 영구적인 실명을 예방할 수 있다. 현장에서 응급처치자는 간단한 시력검사를 통해(손가락에 따라 시력이 움직이는가) 안구의 움직임을 확인한 다음 경미할 경우 동공의 크기나 빛을 통해 동공의 반응을 확인한다.

눈의 안구는 원형으로 지름이 2.5㎝ 정도이며 특수한 감각세포로 사물을 보는 기능을 가지고 있다. 안구 내부는 젤리와 같은 액체(초자체)에 의해 유지되며 안구에 열상이 발생하면 이러한 액체가 새어 나오게 되므로 안구 손상을 입게 된다.

▶ 눈의 구조

각 막	각막의 기능은 안구를 보호하는 방어막의 역할과 광선을 굴절시키는 창의 역할을 하며 이물질 찔림의 사고로 손상을 입는다.	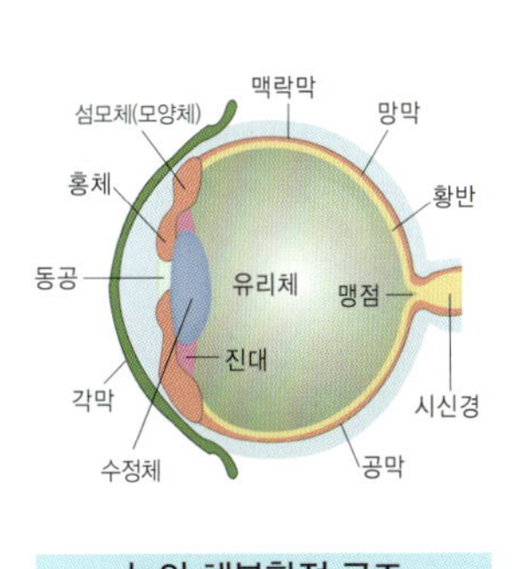 눈의 해부학적 구조
망 막	카메라의 필름에 해당되는 부위이며, 형상과 색상을 감지하고 주로 외부적인 충격(야구공, 자동차 충돌 등 외상)에 의해 손상이 발생한다.	
수정체	수정체는 각막과 함께 눈의 주된 굴절기관이며 사진기의 렌즈 역할을 수행한다.	
홍 채	눈동자의 색을 결정하며 색소가 많으면 갈색, 적으면 청색으로 보인다. 홍채의 기능은 빛의 양을 조절하는 조리개 역할을 한다.	
동 공	홍채의 중간에 구멍이 나 있는 부위로 사진기 렌즈의 조리개와 같은 역할을 한다. 칼이나 못에 찔리는 경우 주로 손상을 입는다.	

▶ 안구가 나왔을 때의 응급처치

눈을 크게 다쳐 안구가 노출되거나 정상 위치에서 이동을 하였을 때 손상부위가 건조해지지 않도록 생리식염수를 부은 멸균거즈를 이용하여 현장처치를 하고 다치지 않은 눈도 감아준다.

노출된 안구는 환자가 절대 만지지 못하도록 하면서 신속한 병원 처치를 위해 안구전문병원으로 이송한다.

▶ 눈에 이물질이 들어갔을 때의 응급처치

눈을 비비지 못하게 하고 환자를 안정시킨 후 눈꺼풀을 열어 눈을 자세히 살핀 후 작은 이물은 흐르는 물에 씻고, 제거하기 힘든 큰 이물질이 들어간 경우 이물을 종이컵 등의 덮개로 덮고 양쪽 눈은 가급적 모두 감싸서 눈이 움직이지 않도록 한 뒤 병원으로 이송한다.

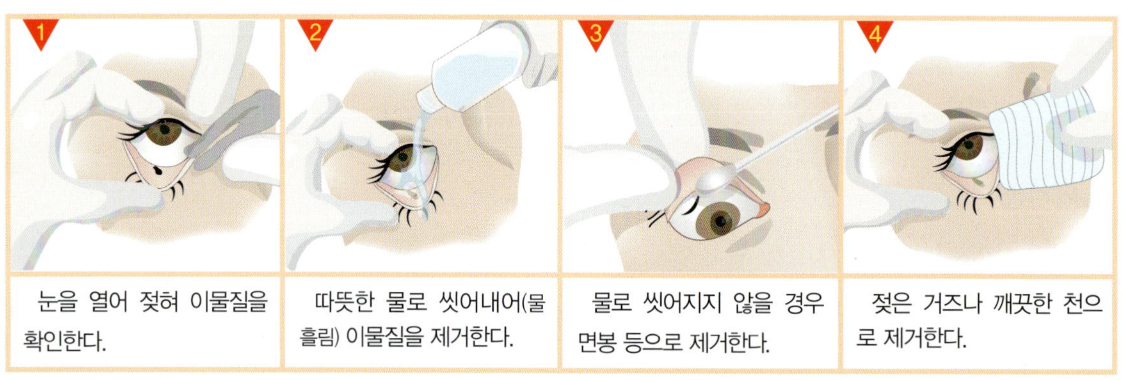

1 눈을 열어 젖혀 이물질을 확인한다.

2 따뜻한 물로 씻어내어(물 흘림) 이물질을 제거한다.

3 물로 씻어지지 않을 경우 면봉 등으로 제거한다.

4 젖은 거즈나 깨끗한 천으로 제거한다.

이물질 응급처치 시 주의사항 : 생리식염수로 지속적인 세척을 하면 작은 입자도 씻어낼 수 있다. 하지만 마찰을 만들 경우 결막이나 각막에 미세한 상처를 줄 수 있기에 무리한 세척은 눈의 악화를 만들 수 있다.

▶ 눈을 관통한 이물체의 응급처치

눈을 찔리는 부상은 비교적 흔한 경우이지만 바늘이나 칼 등의 날카로운 물체에 찔린 경우 심각한 부상이 우려되므로 현장에 있는 물건(컵 등)을 이용하여 현장에서 처치한다. 이때 눈에 박힌 물체는 현장에서 제거하지 않는다

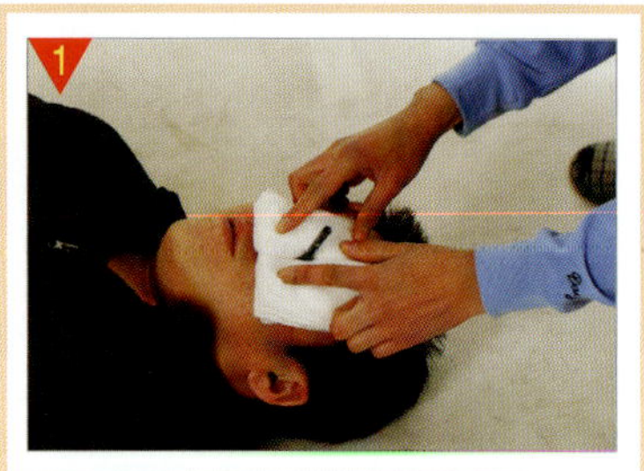

1 종이컵이나 붕대로 만든 도넛 모양의 패드로 부상 당한 눈을 보호한다.

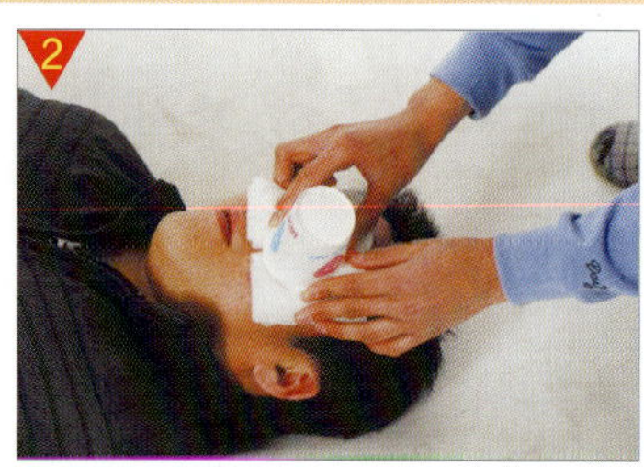

2 눈을 보호하면서 이물체를 움직이지 않도록 붕대를 감는다.

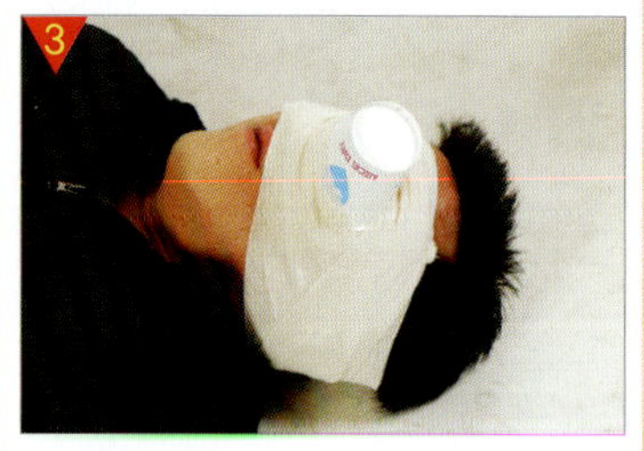

3 다치지 않은 눈도 가려주어 안구가 움직이지 않도록 한다.

이물체 관통 시 응급처치 주의사항 : 추가 손상을 막기 위해 다치지 않은 눈도 가려서 다친 눈이 움직이지 않도록 한다. 환자가 앉은 상태로 발견되었다면 환자를 눕히지 않는다. 앞이 보이지 않는 환자에게 자신이 누구인지 알리고 응급처치를 시행하기 전에 시행할 응급처치에 대하여 간단하게 설명해 준다.

▶ 안구 처치용 장구가 있을 경우 응급처치

안구 손상이 의심되면 현장에서 거즈나 손수건을 이용하여 가볍게 압박한 다음 안구처치용 장구를 이용하여 현장처치 후 고정된 상태로 안과 치료가 가능한 전문병원으로 이송한다.

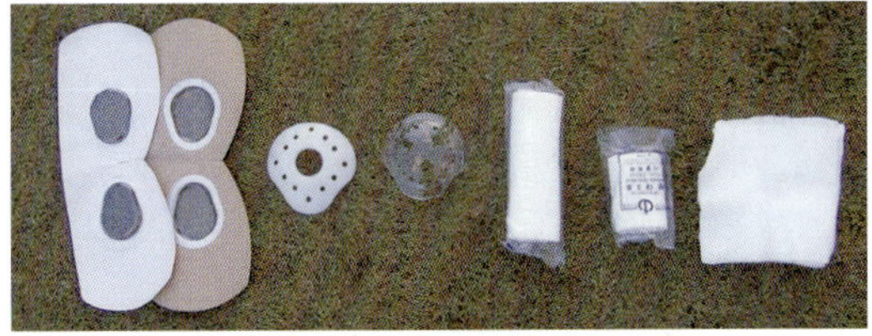

안구 처치용 장구

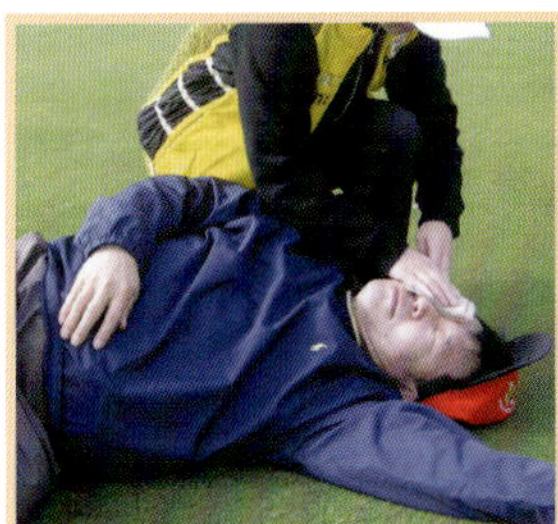

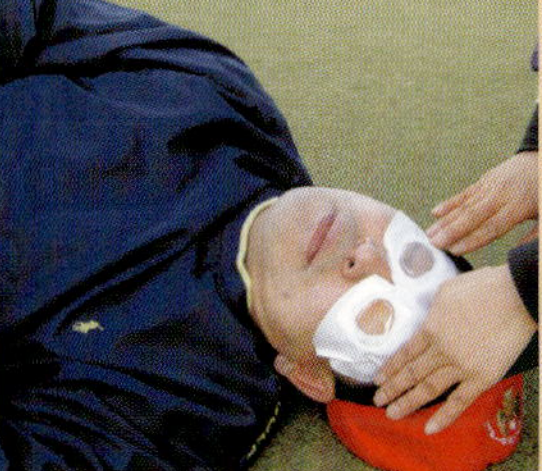

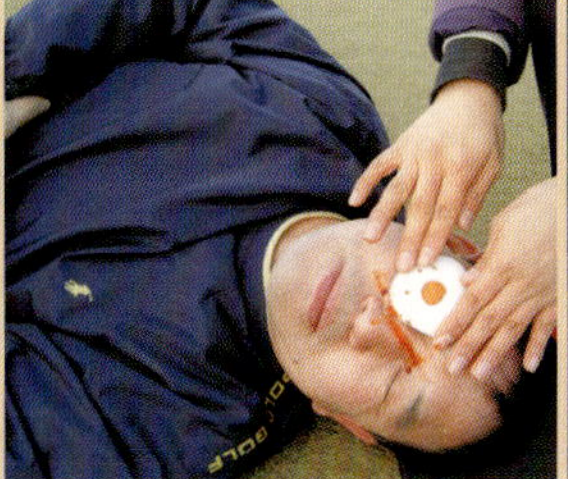

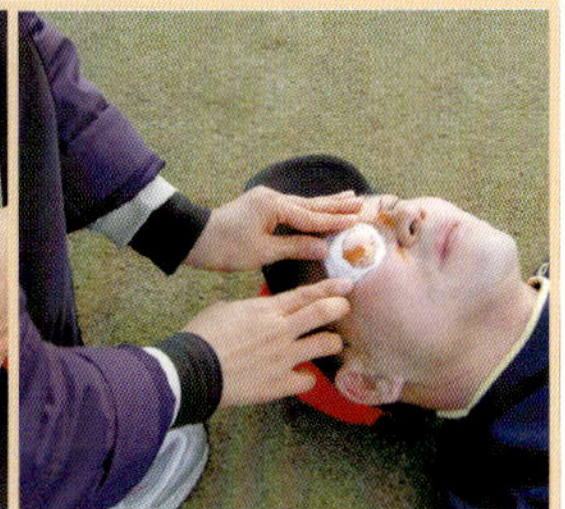

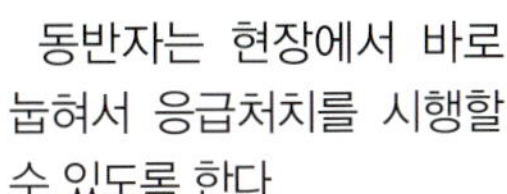

동반자는 현장에서 바로 눕혀서 응급처치를 시행할 수 있도록 한다.

눈 부상 주위를 거즈를 덮은 다음 그 위에 일회용 안경용 덮개(좌), 불투명 안구덮개(중앙), 투명 안구덮개(우)를 사용하여 응급처치한다. 그리고 반대편 눈을 가리고 안정을 시킨 후 신속히 병원으로 이송한다.

▶ 화학약품에 의한 눈 손상 시 응급처치

화학약품으로 눈에 손상을 입었을 경우에는 시력에 큰 영향을 줄 수 있으므로 즉각적인 응급처치가 필요하다. 화상으로 안구 손상 시 세정을 방해할 때를 제외하고는 렌즈를 그대로 두어야 한다.

응급처치

손가락으로 눈을 가능한 크게 벌린 후 환자의 시선을 아래로 하고 즉시 물이나 생리식염수로 눈을 씻어낸다(눈 안쪽에서 바깥쪽 방향으로 흐르듯이 세척하여 화학약품이 다른 쪽 눈으로 들어가는 것을 막는다). 5분 이상 생리식염수로 충분히 씻어내며 양쪽 눈에 차갑게 적신 드래싱을 대고 느슨하게 붕대로 감은 후 병원으로 이송한다.

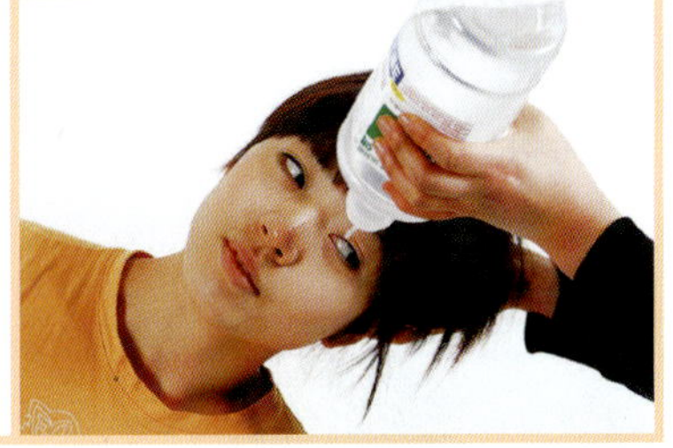

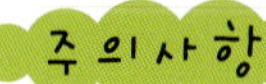

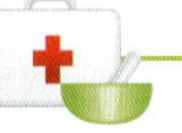

눈 손상 환자의 응급처치 시 주의사항

- 눈에 박힌 이물질을 빼거나 다친 안구나 박힌 물체를 압박하지 않는다.
- 면봉 등의 건조한 천이나 핀셋 같은 도구를 눈에 사용하지 않는다.
- 눈을 드레싱할 경우 반대쪽 눈도 붕대를 감아 안구의 교감운동을 막는다.
- 산성 약품보다 염기성 약품에 의한 손상이 더욱 심각하므로 충분히 씻어내야 한다.
- 경미한 눈의 손상일지라도 추후 환자의 시력에 영향을 미칠 수 있으므로 반드시 병원 치료를 받도록 한다.

코의 손상

코는 호흡기의 출입구에 해당한다. 코는 공기의 통로일 뿐만 아니라 후각을 느끼게 하고 미각을 상승시킨다. 비강은 혈관과 점막으로 덮여 있는데 혈관과 점막은 공기를 따뜻하고 축축하게 하여 폐막에 대한 손상을 막아준다. 코 속 연조직이 손상을 받으면 출혈이 발생한다. 코의 출혈은 보통 불쾌감을 유발하지만 출혈량이 많을 때 위험할 수 있다. 두부외상 후 물이 섞인 것 같은 옅은 출혈은 뇌척수액이 유출될 수 있다는 중대한 위험 상황을 의미한다.

▶ 코 손상시 응급처치

- 코 부분에 이물질로 인해 호흡에 큰 지장을 초래할 가능성이 있을 경우 이물질을 제거한다. 잘 빠지지 않으면 그대로 두고 흔들리지 않도록 고정시킨다.

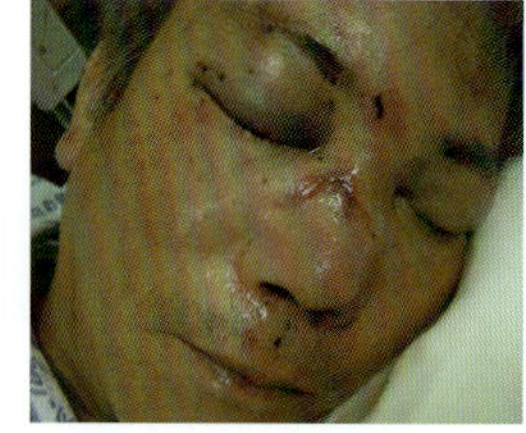

- 수건(생리식염수)을 이용하여 결손 피부에 덮고 콧등에 냉찜질과 함께 손으로 양쪽 콧구멍을 압박하면서 지혈시킨다. 상태가 심각하면 즉시 즉시 병원으로 이송한다.

▶ 비출혈(코피, epistaxis) 시 응급처치

코의 충격이나 재채기, 손가락에 의한 충격이나 고혈압으로 인한 비혈관 파열이나 출혈성 질병 등으로 발생하며 대부분 국소압박으로 쉽게 지혈된다.

올바른 비출혈 지혈 방법		바르지 못한 방법
1 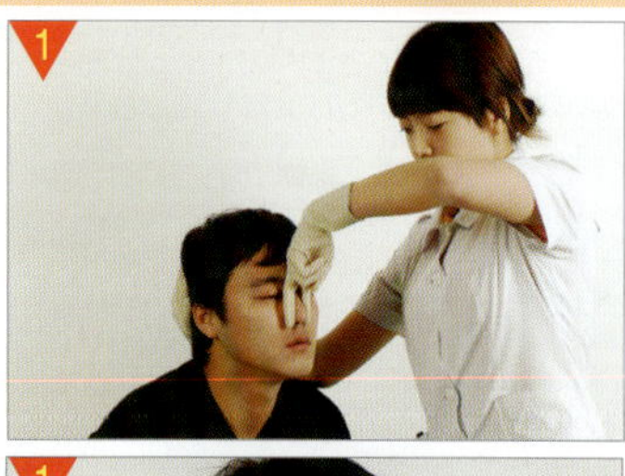	2 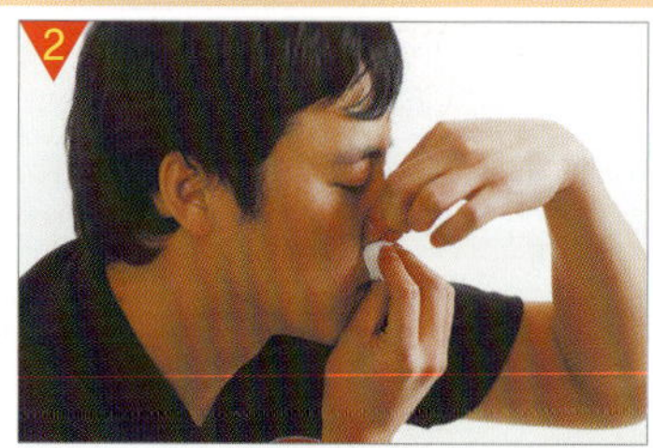	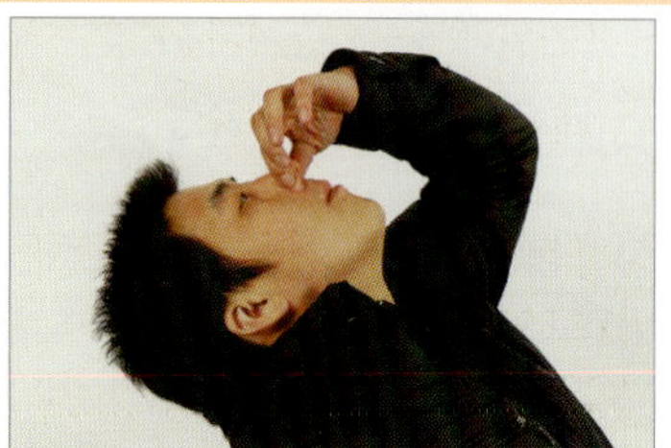
1 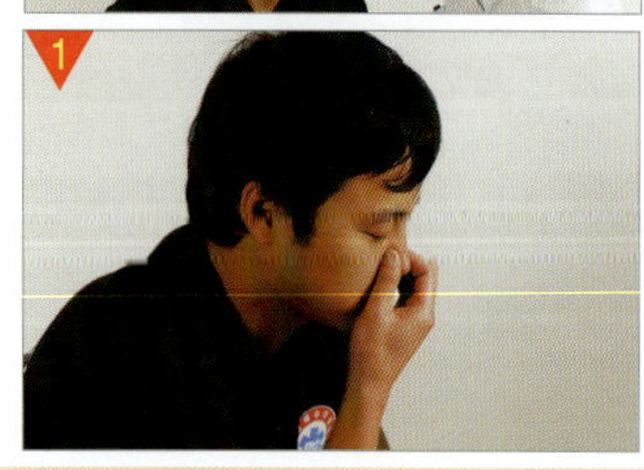	2 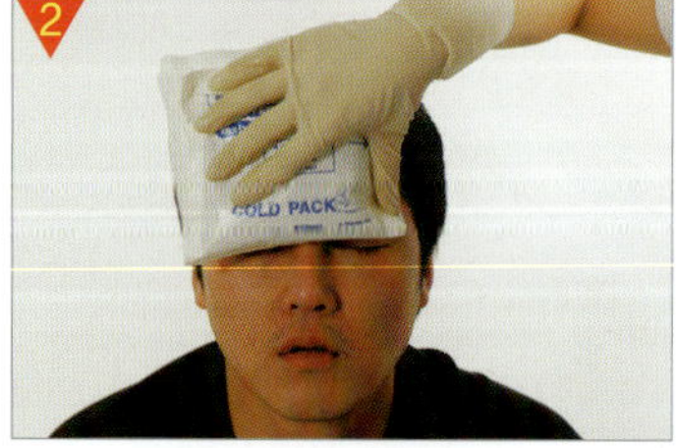	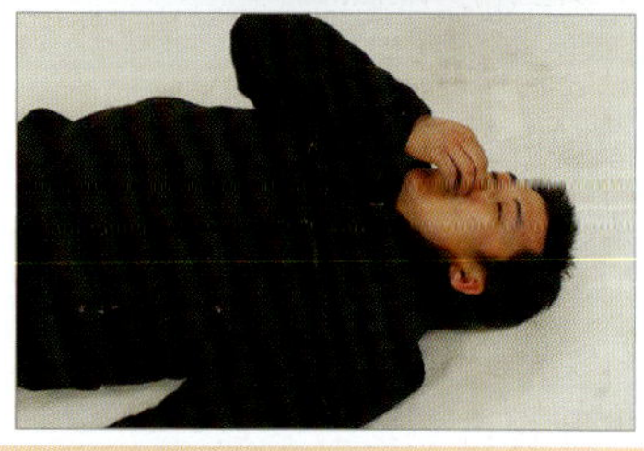

- 먼저 환자를 안정시키는 것이 가장 중요하다. 긴장하면 혈압이 상승해 출혈이 더 많아질 수 있기 때문이다.
- 코피가 나는 콧구멍에 환자의 새끼손가락 크기의 바셀린을 묻힌 솜을 말아서 1~2cm 정도 밀어 넣고 엄지와 둘째 손가락으로 코 아래 연골부분 즉 콧방울을 4~5분 이상 양쪽으로 감싸 누르고 있으면 멈출 수 있다.
- 고개를 앞으로 숙이고 얼음이나 찬물 찜질로 미간을 차갑게 하면 코피가 더 잘 멈춘다.
- 지혈 후 10분 간격으로 지혈을 확인 후 30분간 지혈 후에도 계속 출혈이 발생하면 쇼크가 발생할 가능성이 있으므로 신속히 병원으로 이송한다.

귀의 손상

귀는 오감 중 하나인 청각을 받아들여 소리를 듣는 기관으로 외이, 중이, 내이로 구성되어 있다. 외이는 귓바퀴와 외이도가 포함되며 귓바퀴는 연골로 구성되어 소리를 모으는 기능으로 외이도는 귓바퀴에서 고막까지 이르는 길로 이물질이 침입하는 것을 막아주는 역할을 한다.

▶ 외이 손상시 응급처치

외이(outer ear)의 손상으로 출혈이 있을 수 있지만 보통 생명이 위험한 정도의 손상을 입는 경우는 드물다. 하지만 외이도를 통해 혈액이나 맑은 액체가 흘러나오는 경우는 심한 머리 손상을 나타내므로 주의한다. 귀나 코에서 혈액이나 뇌척수액이 흘러나오면 막지 않는다. 두개골 내 압력이 높아질 수 있다.

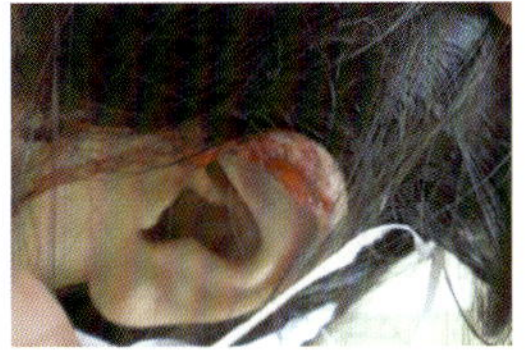

응급처치

귀의 해부학적 구조상 귀 바깥쪽부터 1/3 연골, 2/3 뼈로 구성되어 있기에 외이는 충격에 잘 찢어질 수 있다. 응급처치 후 분리된 신체 조직과 함께 이송하도록 한다.

지혈을 위해 압박하면서 소독 거즈(손수건 등)로 찢어진 부위는 그대로 두고 상처를 덮고 압박하면서 붕대로 감아 상처부위를 고정시킨다. 이때 붕대나 거즈를 상처 부위와 목을 너무 압박하지 않는다.

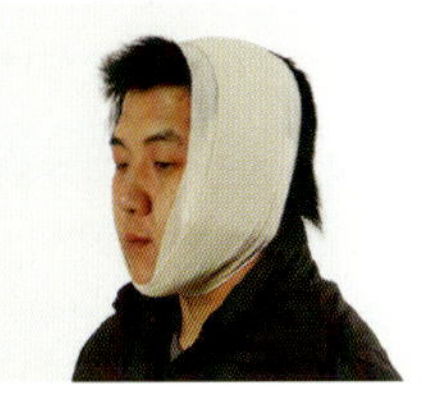

▶ 귓속 이물질 제거 응급처치

귓속으로 벌레가 날아들어가거나 진딧물이나 파리, 바퀴벌레 등이 들어가는 경우가 많다. 일단 귀속에 벌레가 들어가게 되면 고막을 갉아 그 소리가 심할뿐더러 송곳으로 찌르는 듯 한 고통으로 불쾌감을 비롯, 심한 통증과 불안감으로 흥분하거나, 호흡곤란 증새를 나타내기도 한다.

- 물이 들어 갈 경우 : 물이 들어간 쪽의 귀가 밑으로 가도록 하고 따뜻한 돌을 귀에 대고 있으면 물이 나온다. 물이 들어간 쪽의 귀를 밑으로 하여 면봉으로 가볍게 수분을 흡수시키도록 한다.
- 벌레가 들어 갈 경우 : 식용유나 올리브오일(or 베이비오일)을 귀속에 떨어뜨리고 반대쪽으로 고개를 돌리면 오일과 함께 익사한 벌레가 나온다. 올리브 오일은 보호제 역할을 하면서 벌레를 익사시킨다.

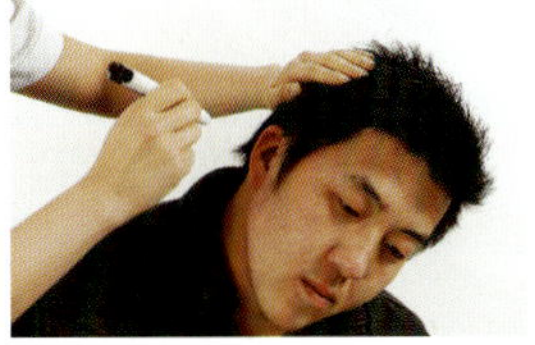

- 기타 이물 들어 갈 경우 : 작은 콩이나 돌같은 이물질이 들어갔을 때는 귀이개를 귀의 벽에 따라 넣어 이물의 뒤쪽에 대고 꺼낸다. 깊이 들어간 경우에는 병원으로 신속히 이송한다.

주의사항

귀 손상 환자의 응급처치 시 주의사항

① 귀에 빛을 비추면 벌레는 불빛으로 인해 더 깊이 들어가기 때문에 빛을 비추는 것은 잘못된 행동이다. ② 면봉이나 집게를 귓속에 넣거나 알코올 사용은 상처가 난 귀속을 더 자극하여 통증을 유발한다. ③ 분명히 보이고 쉽게 잡히는 이물질은 환자의 머리를 단단히 잡고 핀셋으로 집어 낸다. 하지만 이물질이 잘 보이지 않을 경우 섣불리 제거하지 않는다.

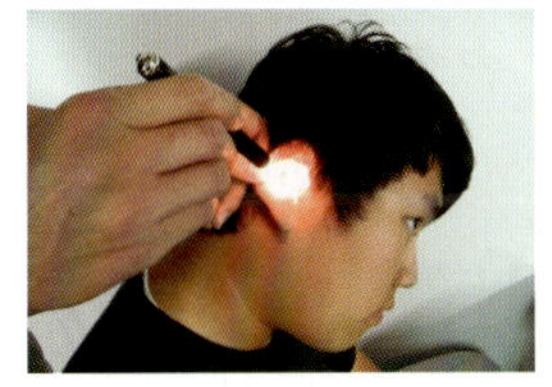

치아 손상

사고로 치아가 빠지거나 부러지면 휴지나 손수건에 싸서 병원에 가져간다. 이럴 경우에는 치아가 건조해지면 치주인대 세포가 죽기 때문에 재식할 수 없다.

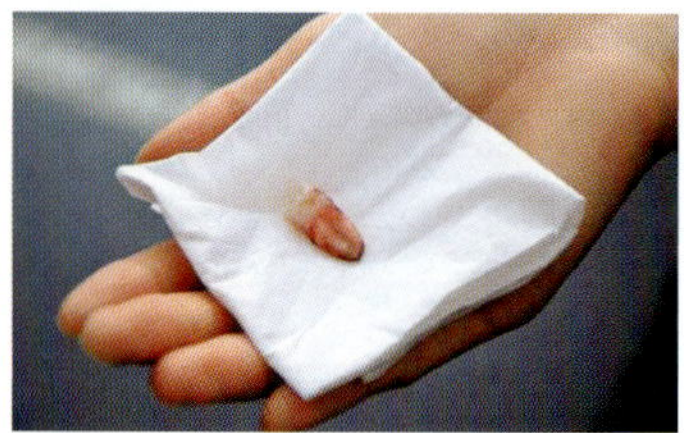

치아는 습기를 보존한 상태에서 30분 이내 병원에 가야한다. 빠진 치아는 가능하면 뿌리를 만지지 않고 문지르거나 치아에 붙어 있는 조직들을 함부로 제거하지 않는다.

▶ 치아 손상 시 응급처치

치아가 흔들리는 경우	치아가 빠졌을 경우
• **치아가 정렬상태로부터 2mm 이하 전위되거나 흔들림을 보이는 경우** : 치아를 원위치로 조심스럽게 정복시키고 가급적 손상부위로 씹지 않도록 한다. • **치아가 정렬상태로부터 3mm 이상 움직이는 경우** : 위의 치료와 함께 거즈를 물어 고정해주고 즉시 치과 치료를 받는다.	치아가 빠진 부위에 거즈를 대어 지혈하고, 빠진 치아를 찾아 치관을 잡고(치근에 손을 대지 않는다) 빠진 치아의 원래 자리에 다시 넣어준다. 원위치시키는 데 실패하였다면 혀 밑에 넣거나 생리 식염수나 우유에 넣어서 병원으로 가지고 간다. 30분 이내에 원래 있던 자리에 다시 넣어주고 병원으로 이송한다.

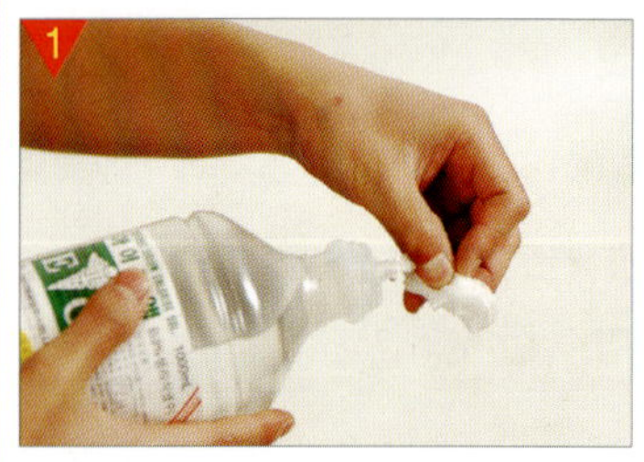

치아가 오염된 경우 식염수로 적당하게 세척한다.

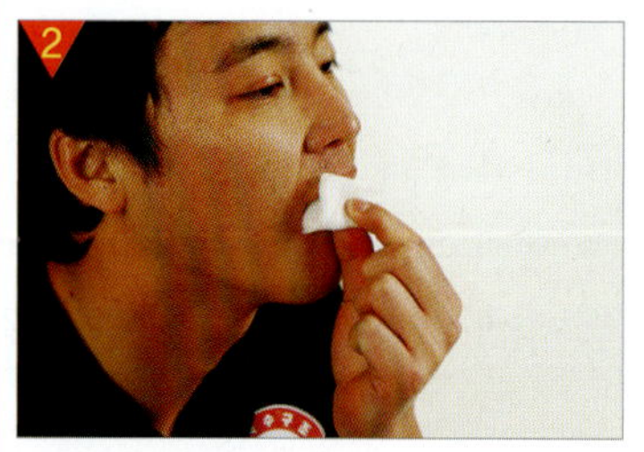

치아를 찾아서 머리(crown)부분을 잡고 가능한 한 뿌리는 만지지 않는다.

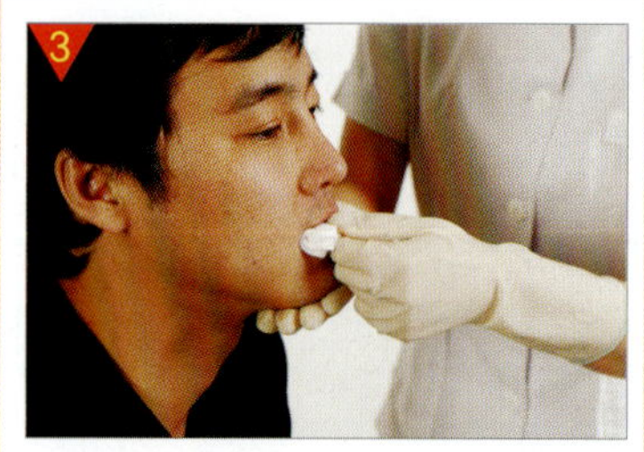

치아를 잇몸 속에 원위치시키고 깨끗한 거즈나 천을 깨물어준다.

주의사항

치아손상 환자의 응급처치 시 주의사항

- 치아가 건조하면 치주 인대 세포가 죽기 때문에 습기가 보존된 상태에서 즉시 병원으로 이송한다.
- 보호자나 환자 자신이 잘 모를 경우 가까운 치과 병, 의원에 문의, 자문을 구한 후 처치한다.
- 빠진 치아는 응급처치를 잘 모를 경우 빠진 자리에 밀어 넣고(입 안에 보관) 병원으로 간다.
- 반쯤 빠진 치아는 빼지 않는다. 부상당한 치아 부위의 얼굴에 얼음주머니로 부기를 가라 앉힌다.

물이나 구강세정액, 알코올, 베타딘 등에 넣지 않는다.

• 빠진 치아는 탈지우유나 물에 탄 분유 및 요구르트 등에 넣지 않는다.

3 흉부 손상

흉부 손상은 전체 외상환자의 사망원인 중 25%를 차지하며, 치명적인 사고의 50%에서 흉부 손상이 동반될 정도로 중요한 손상이다. 또한 심장과 폐에 직접적인 손상을 줄 수 있으므로 상당히 치명적이다. 흉부 내부에는 대동맥, 폐동맥, 심장, 대정맥 등 커다란 혈관이 위치하므로 혈관 손상 시에는 출혈량이 상당히 많으며 손상부위와 기전에 따라 늑골골절, 기흉(pneumothorax), 혈흉(hemothorax), 폐좌상, 심근 좌상, 대동맥 손상 등 다양한 질환이 발생할 수 있다. 대부분의 손상은 호흡부전을 유발하며 즉각적인 현장 처치가 이루어지지 못할 경우 사망에 이를 수도 있다.

늑골(갈비뼈)골절

늑골골절은 아주 흔히 볼 수 있으며, 대부분 직접적인 외부 충격이나 압박에 의하여 발생한다. 늑골골절의 가장 흔한 증상은 골절부위의 통증과 호흡부전이다.

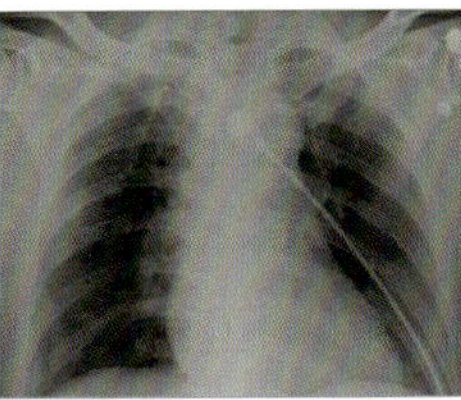

좌측 5, 6, 7번 늑골골절

심호흡, 기침 또는 운동할 때 심한 통증을 느끼게 되므로, 환자는 얕고 빠르게 호흡하며 때로는 골절부위를 손으로 지지하면서 호흡하는 양상을 나타낸다.

응급처치

단순 늑골(갈비뼈)골절은 고정 등의 응급처치가 필요 없으며, 환자가 가장 편안해 하는 체위로 신속히 병원으로 이송한다. 다발성 늑골골절 시에는 호흡부전에 빠질 수 있으므로 신속하게 환자를 병원에 이송한다. 때로는 골절된 늑골의 골절 단편이 폐 또는 흉벽을 천공시키거나 파열시켜서 혈흉이나 기흉을 유발할 수 있다.

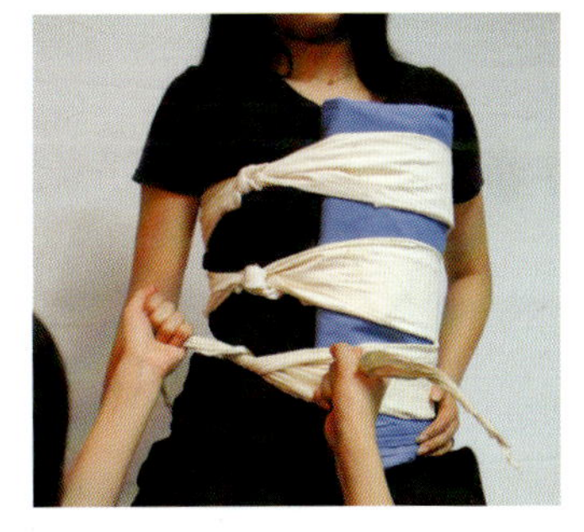

흉부 관통상

날카로운 물체가 흉부를 관통하면서 유발된다. 관통상으로 인해 흉부창상, 늑골골절, 혈흉, 기흉 등이 동반될 수 있으며 흉강 내부의 장기를 손상시킬 수 있다. 폐의 열상, 심손상과 대혈관 손상의 위험이 매우 크다.

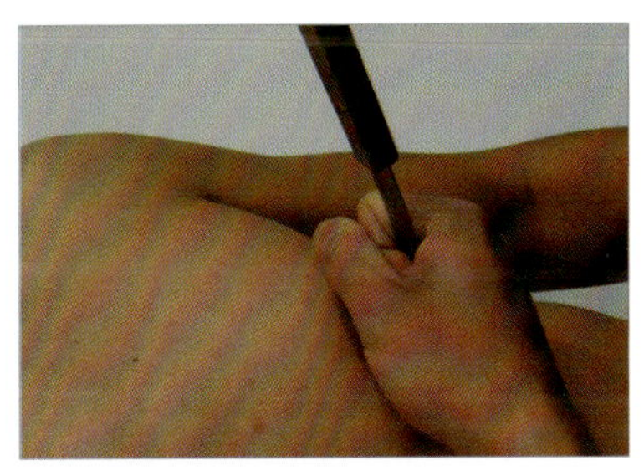

응급처치

소독된 거즈를 두텁게 대어 관통되어 박혀 있는 물체가 그 자리에서 움직이지 못하도록 한다. 삽입된 이물체는 현장에서 절대 제거하여서는 안 된다.

▶ 흉부 관통상

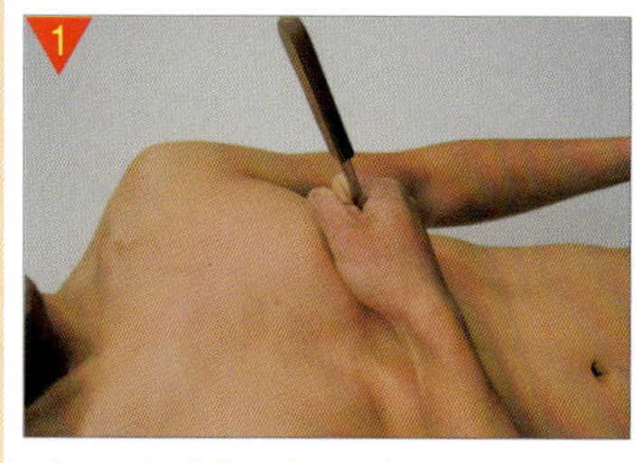	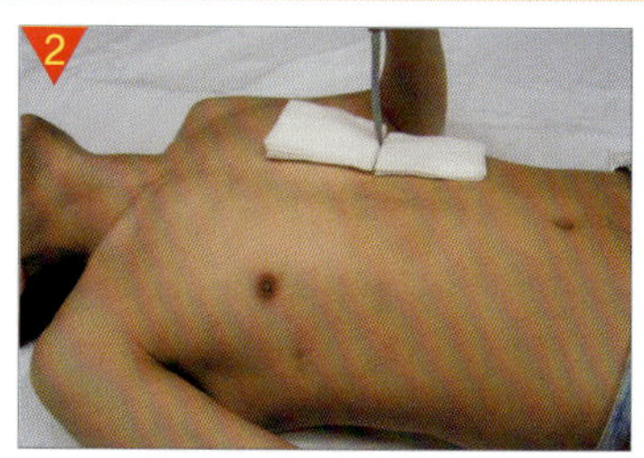	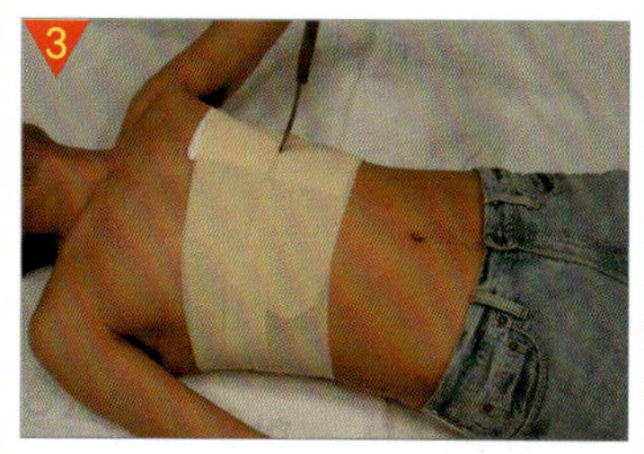
호흡 확인 후 상처부위가 지저분하면 생리식염수로 세척한다.	관통된 이물질의 둘레를 붕대로 지지하여 이물질의 움직임을 방지한다.	붕대로 지지된 이물질이 움직이지 않도록 고정한다.

기흉(pneumothorax)

외상 등으로 인해 흉벽에 손상을 입어 공기가 흉막공간으로 들어가는 경우 발생된다. 폐와 흉강 사이에 공기가 존재하게 되어 폐가 흉벽과 서로 떨어진 상태이다. 따라서 폐의 용적이 감소되어 심한 통증과 호흡기능장애로 이어져 저산소증을 일으킨다.

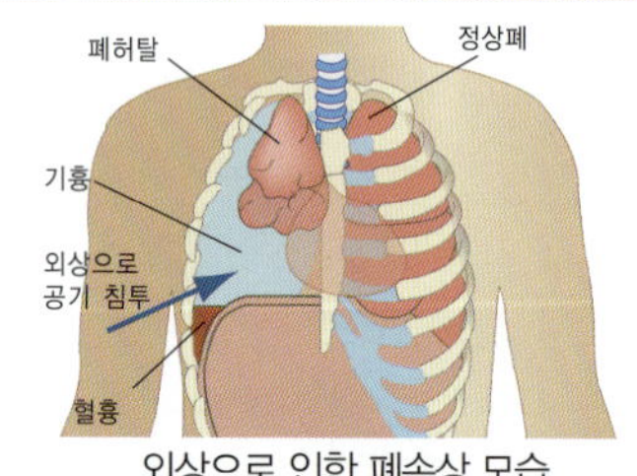

외상으로 인한 폐손상 모습

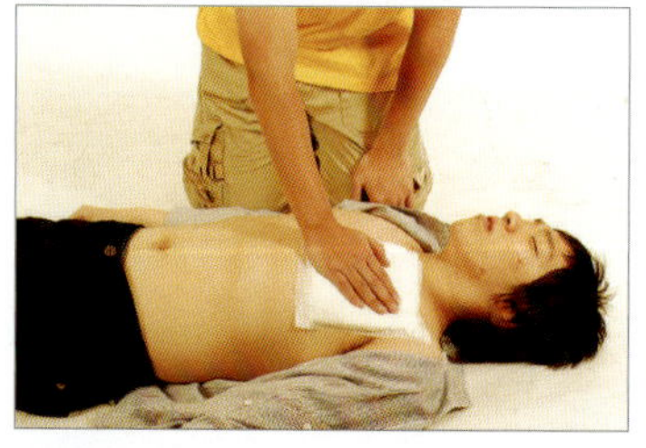

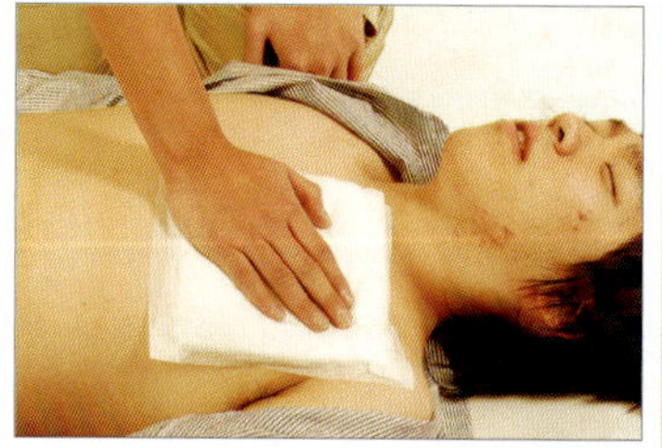

ABC's를 우선적으로 확인하고 환자를 안정시킨다. 손상부위를 드레싱한다. 거즈의 한쪽 면은 들어간 공기가 나올 수 있도록 막지 않고 3면만 밀폐시킨다(3면 드레싱).

응급처치 개방성 흉부 손상 시에는 개방성 창상부위에 '3면 드레싱'을 함으로써 기흉이 점차 커지거나 발생하는 것을 방지할 수 있다. 기도를 유지하고 산소를 투여하며 개방된 상처를 밀폐시키면서 신속히 병원으로 이송한다.

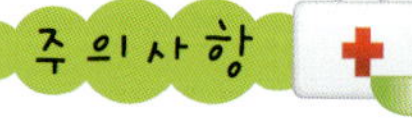

기흉 환자의 응급처치 시 주의사항

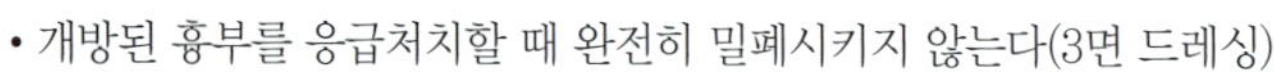

- 개방된 흉부를 응급처치할 때 완전히 밀폐시키지 않는다(3면 드레싱).
  - 반창고를 붙일 때 한쪽 면의 반 정도는 반창고를 부착하지 않는 것이 바람직하다.
- 질식 위험이 있으므로 환자에게 먹을 것이나 마실 것은 절대로 주지 않는다.

4 복부 손상

심한 복부 손상은 외부출혈, 복강 내 장기의 노출 등으로 알 수 있는 경우도 있다. 그러나 더 많은 경우 내출혈이나 복강 내 장기의 손상은 쉽게 발견되지 않는다. 복부자상, 압좌 등에 의해 복강 내 혈관이나 장기가 파열될 수 있다. 감염과 쇼크의 위험도 매우 크며 내부 장기 도출 시 소독된 거즈에 생리식염수를 부어 장기를 덮어주고 외과수술이 가능한 병원으로 빠르게 이송한다. 내부 장기 도출 시 심각한 저혈량성 쇼크가 유발될 수 있으므로 빠른 처치와 이송이 필요하다.

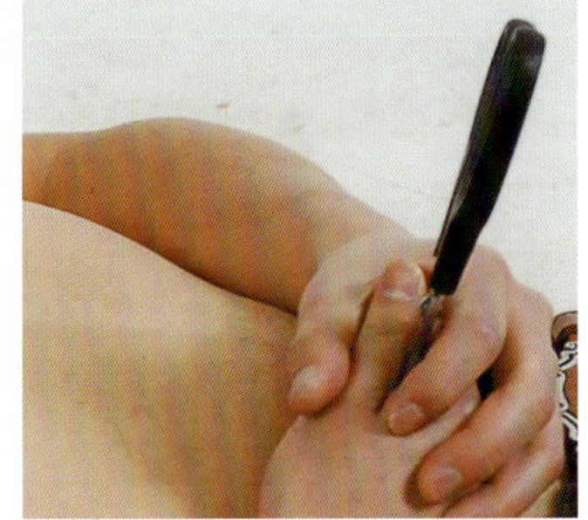

▶ 복부 손상

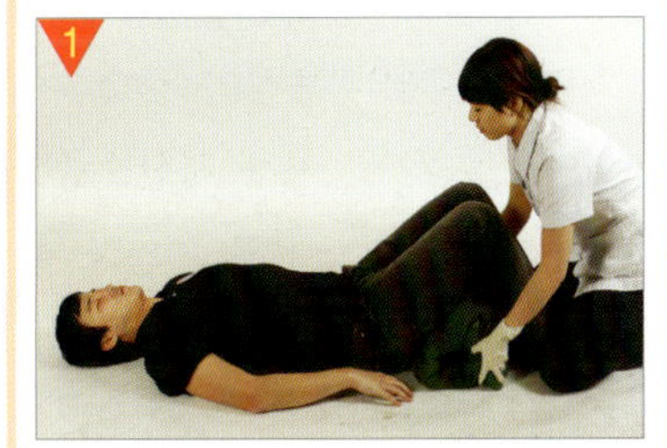

1 배의 긴장을 줄여주기 위해 다리를 배쪽으로 당겨준다.

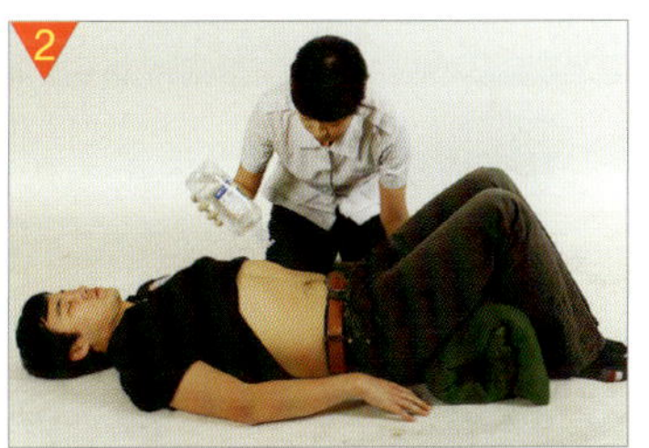

2 상처부위가 지저분하면 생리식염수로 세척한다.

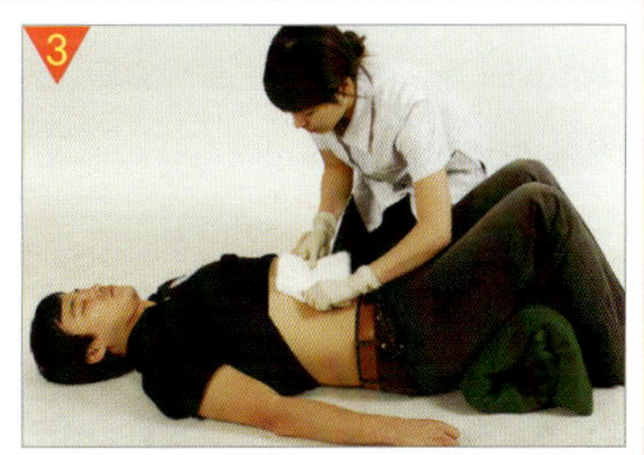

3 생리식염수를 거즈에 적셔서 드레싱한다(절대로 압박하지 않는다).

▶ 복부 관통상

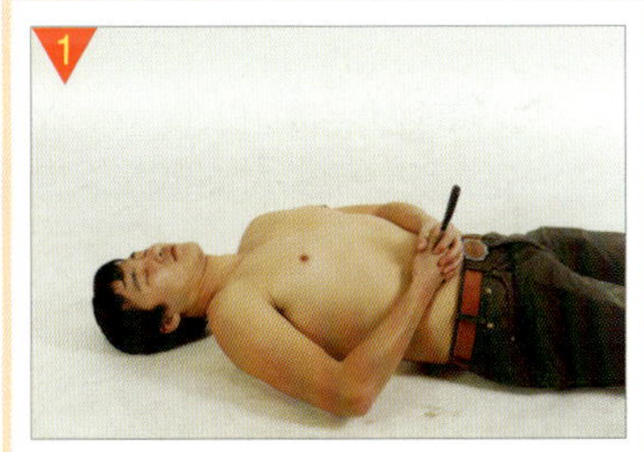

1 상처부위가 지저분하다면 생리식염수로 세척한다.

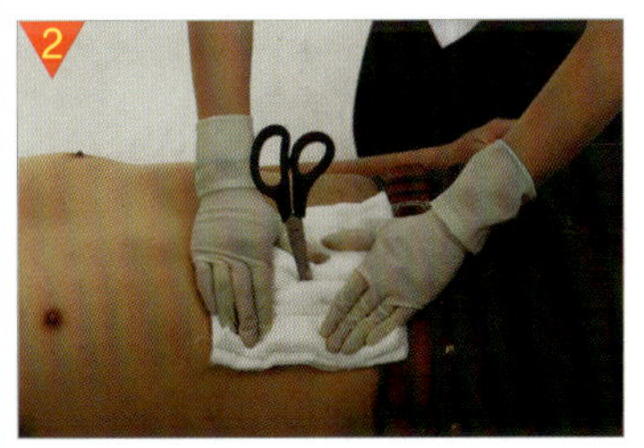

2 관통된 이물질의 둘레를 붕대로 지지한다.

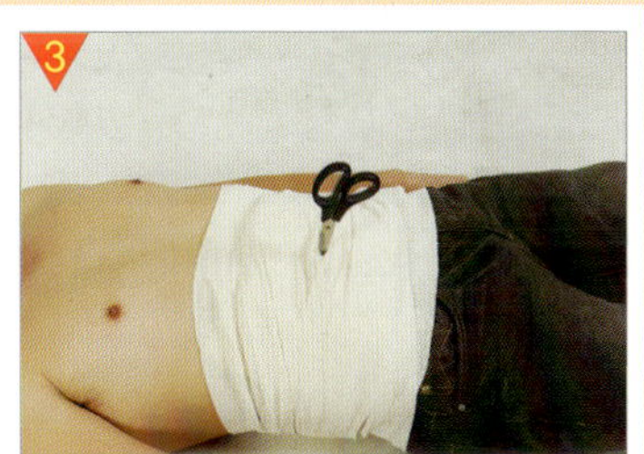

3 붕대로 지지된 이물질이 움직이지 않도록 고정한다.

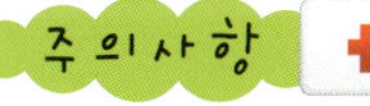

복부 손상 및 관통상 환자의 응급처치 시 주의사항

- 환자의 의복이나 허리띠를 느슨하게 하여 복부근육을 이완시킨다.
- 깨끗한 천으로 상처부위가 건조하지 않도록 한다.
- 내부출혈의 위험이 동반되므로 처치 후 신속히 이송한다.

5 절단된 신체부위

신체 손상사고 유형에서 손가락 절단사고가 주류를 이룬다. 손가락 절단은 주로 산업현장의 기계 사용 부주의, 가정에서는 아이들이 문짝 경첩이나 자동차 문짝에 의해 많이 발생한다.

▶ 경첩에 의한 손가락 절단 사고

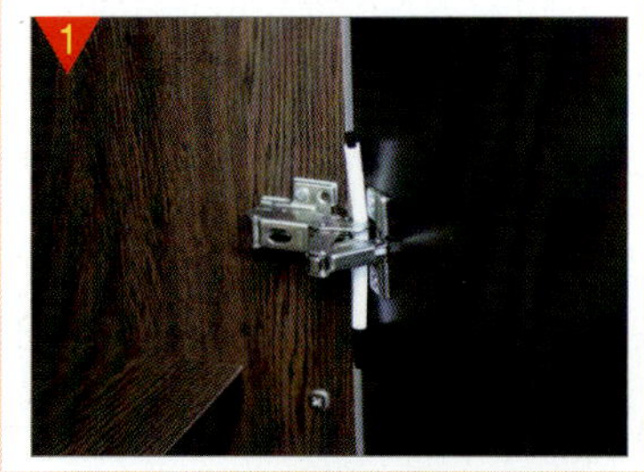
경첩에 볼펜이 절단되는 모습

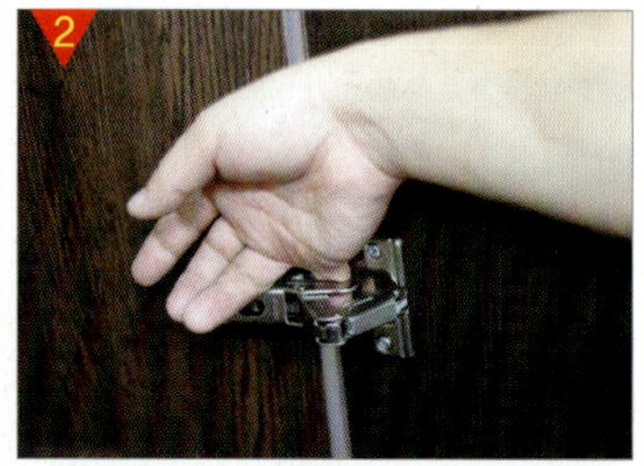
경첩에 손가락 절단되는 모습

경첩에 의한 손상은 볼펜이 부러질 정도로 위험하다. 가정에서 부주의에 의해 일어날 수 있는 손상의 유형 중 하나이다.

※ 경첩에 의한 손가락 절단은 119 이송사고 중 다발 사고에 포함

▶기계에 의한 손목 절단사고

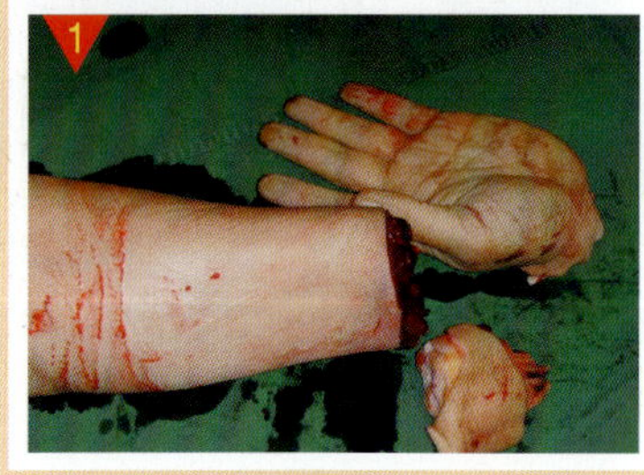

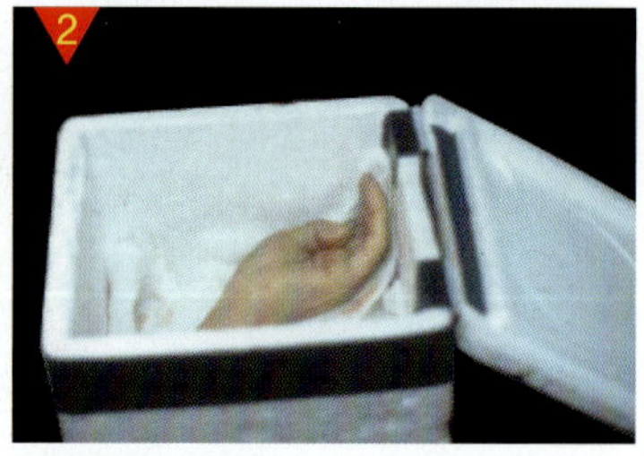

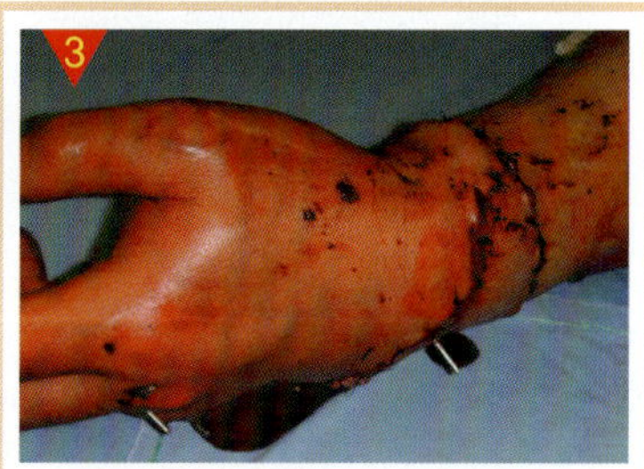

절단된 손목 부위를 얼음이 닿지 않도록 잘 보관하여 이송한다면 옆의사진처럼 완벽한 봉합이 가능하다.

자료제공: 사울마이크로병원

▶절단된 손가락 이송방법(미세 접합수술 성공 위해)

1. 절단된 손가락을 식염수로 씻고 깨끗한 천(손수건) 감싼 뒤 비닐봉지에 밀봉한다.
2. 비닐봉지에 얼음을 채우고 그 안에 밀봉한 손가락 넣는다. (절단된 부위가 직접 얼음이 닿으면 조직 손상 가능, 거즈(천)로 감싸 비닐봉지에 밀봉 후 얼음 위에 넣는다.)

▶ 절단된 손가락 응급처치

1. 과다출혈 방지위해 압박붕대로 지혈한다. (출혈이 심해 지혈대 사용시 조직과 신경 괴사에 주의)
2. 절단 부위는 심장보다 높게 올려 준다. (예리하게 절단된 경우 6시간 이내 병원 도착시 80~90% 성공률 보임)

※ 가정에서 손가락 절단까진 아니라도 긴급 응급상황에 대비하여 깨끗한 거즈나 식염수, 탄력붕대 정도는 확보하도록 한다.

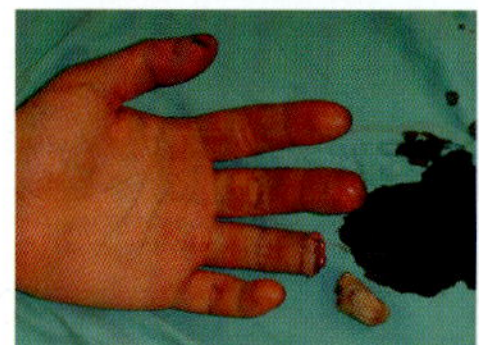

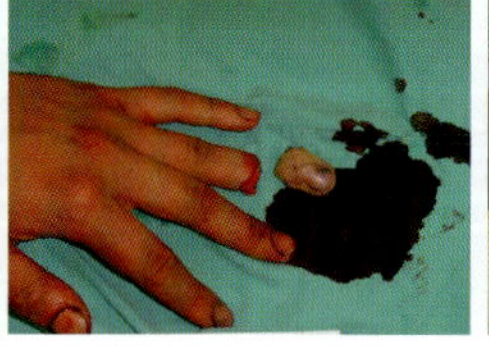

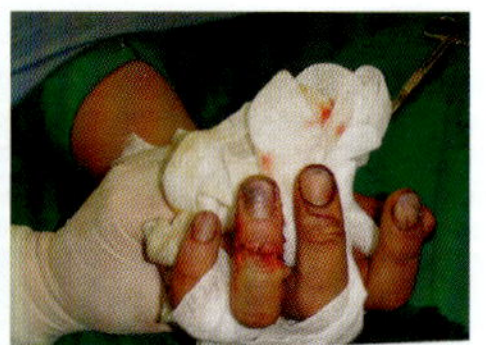

Ⅱ. 동물이나 곤충에 물린 경우

1 개나 고양이에 물린 경우

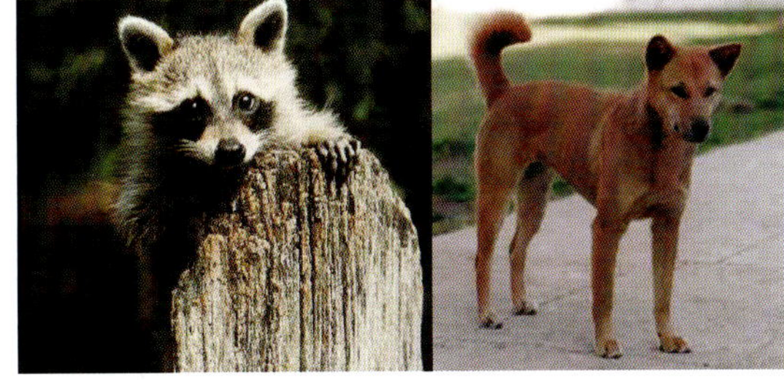

모든 동물에는 세균이 있기 때문에 날카로운 이빨에 물리면 피부조직 깊숙이 세균이 침투한다. 최근에 다양한 종류의 애완동물이나 버려진 동물에 의해 물리는 환자가 증가하고 있는 추세이다. 개나 동물에 물린 경우 광견병(rabies)을 의심할 수 있다.

고양이 같은 다른 동물의 타액(saliva)에도 불결한 잡균이 많이 있어서 중독을 유발할 수 있기 때문에 현장에서의 적절한 응급처치가 필요하다.

개나 고양이에 물린 경우의 증상과 징후

- 출혈이 생긴다.
- 통증이 유발된다.
- 부종이나 발적(rubefaction)이 나타난다.

개나 고양이에 물린 경우의 응급처치

- 환자를 안정시키고 활동을 최소화한다.
- 기도유지 후 호흡과 순환을 확인한다(ABC's).
- 지혈시키고 비눗물로 상처부위를 깨끗이 씻는다.
- 부위를 심장보다 낮게 위치시키고 상처부위 위쪽을 넓은 천으로 가볍게 묶어준다.
- 부목으로 고정 후 병원으로 이송한다.

☞ 광견병은 법정가축전염병이므로 광견병이 의심되는 가축을 발견한 때에는 그 소유자와 이러한 가축을 진단하였거나 검안한 수의사는 농림수산부령이 정하는 바에 따라 지체없이 관할 행정기관에 신고해야 한다.

동물에 물린 경우 감염이나 염증에 대한 세심한 관찰이 필요하고 이에 따라 항생제 치료나 광견병 예방주사가 필요하다. 동물에 물린 경우 증상이 당장 나타나지 않거나 설사 같은 가벼운 증상이 나타나더라도 반드시 병원으로 신속한 이송을 하여야 한다.

주의사항

개나 고양이에 물린 경우의 응급처치 시 주의사항

- 개에게 물린 상처가 크지 않을 경우에는 지혈하지 않는다.
  - 지혈을 위해 된장 사용이나 지혈가루를 뿌리면 상처 치료에 도움이 되지 않는다.
- 소아인 경우 피부가 부드럽고 조직이 얇아 심하게 물리면 많은 피를 흘려 사망할 수 있다.
  - 현장에서 동물과 격리시키고 기도유지 후 호흡과 순환을 확인(ABC's)한다.
  - 단순한 상처 치료를 최우선으로 삼지 않는다.

2 뱀에 물린 경우

산행 인구가 점점 늘어남에 따라 뱀에 물리는 사고도 많이 발생하고 있다. 전 세계에는 약 2,500여 종의 뱀이 서식하고 있으며, 국내에 서식하는 뱀은 약 14종으로, 그 중 독을 가지고 있는 독사는 살모사, 까치살모사(칠점사), 불독사의 3종류로 알려져 있다. 국내 독사는 모양으로 식별이 가능하다. 독사는 머리가 삼각형이며 꼬리에 두 개의 가로선이 있다. 교상 부위를 보면 독사는 말발굽 모양의 물린 자국 앞쪽에 두 개의 뚜렷한 잇자국이 있는 것이 구별점이다. 뱀에게 물렸을 때 뱀을 쫓거나 잡으려 하지 말고 안정을 취하는 것이 적절하다.

뱀에 물린 경우의 응급처치

- 환자의 활동을 최소화시키고 안정시킨다.
- 기도유지 후 호흡과 순환을 확인한다(ABC's).
- 상처 부위의 옷과 장신구를 제거한다.
- 물린 부위를 물로 씻고 적출기를 사용한다.
- 물린 부위를 심장보다 낮게 위치시키고 상처부위 위쪽을 넓은 천으로 가볍게 묶어준다.
- 신속하게 병원으로 이송한다.

☞ 구토, 설사와 중증인 경우 쇼크가 일어난다.

뱀에 물린 경우의 증상과 징후

- 1cm 간격으로 송곳니 자국이 부어오른다.
- 몇 분 내에 부종과 함께 통증이 나타나며 얼룩 또는 피가 고인다.
- 상처에 지속적인 삼출액과 땀이 많이 흐른다.

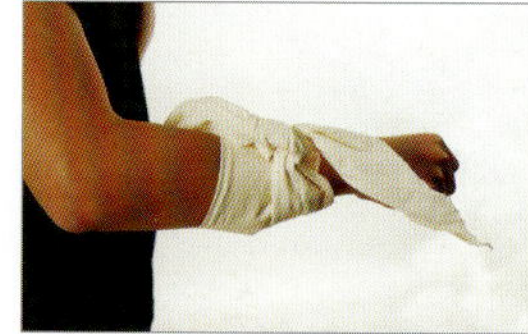
상처 부위 위쪽을 가볍게 묶음

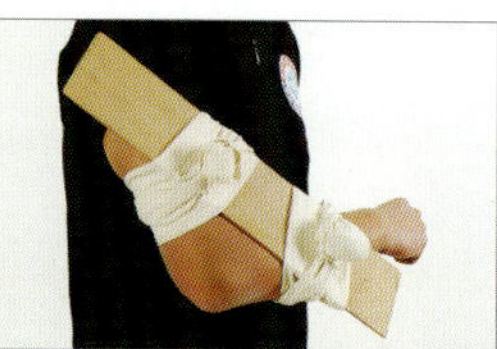
부목으로 고정

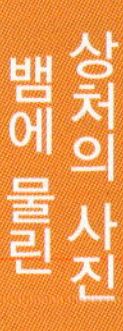

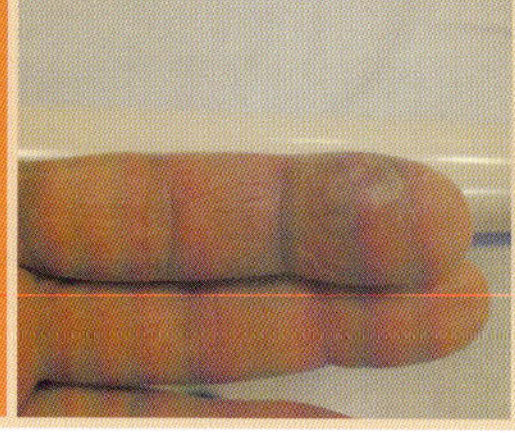

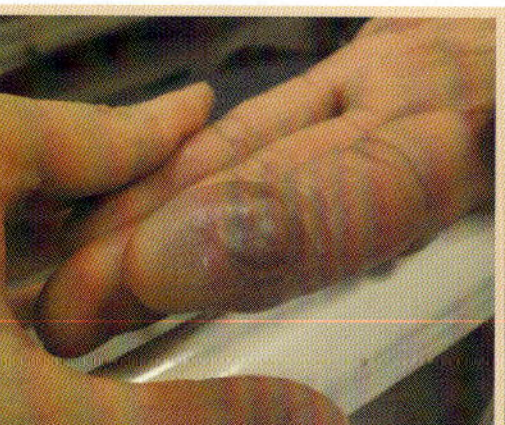

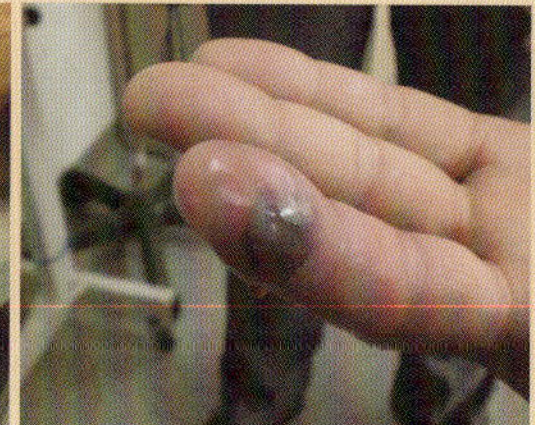

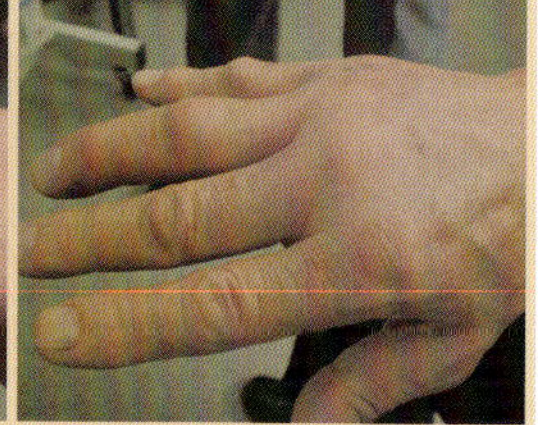

주의사항

뱀에 물린 경우의 응급처치 시 주의사항

뱀에 물린 경우에는 독사인지의 여부를 판단하고 독이 퍼지는 속도를 늦추며, 필요한 경우에는 해독제를 최대한 빨리 투여받도록 하는 것이 중요하다.

- 상처를 칼로 절개하지 않는다(혈관, 신경을 손상시켜 2차 감염 위험).
- 상처부위를 째거나 입으로 빨지 않는다(상처에 담뱃재, 된장 등을 바르지 않음).
- 상처에 얼음을 직접 대지 않는다(냉찜질은 통증을 완화시키나 독의 흡수를 지연시키는 효과는 없음).

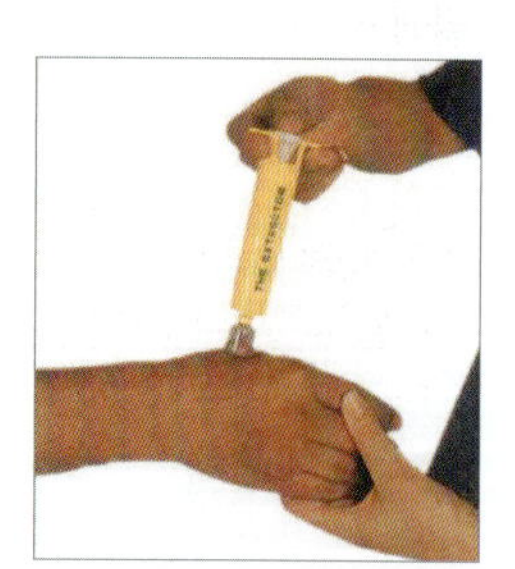

3 벌에 쏘였을 경우

사람의 활동에 자극을 받아서 공격을 하는 벌은 말벌 종류로 말벌과 호박벌이 그에 속하며, 이중 알레르기반응을 가장 많이 일으키는 벌은 노랑말벌이다. 노랑말벌은 당분이 포함된 것을 양식으로 삼기 때문에 음식, 쓰레기 등에 붙어 있다가 접근하는 사람을 공격하지만, 꿀벌과 땅벌은 온순해서 자신이 공격을 받을 때에만 사람을 쏘게 된다.

▶ **벌의 종류에 따른 모양과 습성**

	꿀벌	노랑말벌	호박벌	말벌
시기	3~9월	4~10월	4~8월	3~8월
벌의 종류				
모양	털이 많다. 노란색, 검은색 무늬	호박벌보다 작다. 노란색, 검은색 무늬	털은 성기고 짧다. 흑색, 백색, 노란색 무늬	털이 없고 허리가 좁다. 흑색, 갈색, 노란색 무늬
습성	공격받을 때에만 공격 음료, 화장품, 향수	매우 공격적 단음료, 쓰레기, 소풍지역	단음료, 화장품, 향수, 헤어스프레이, 선크림	반복 침쏘기가 가능하다. 화장품, 향수, 선크림
거주지	속이 빈 나무, 통나무의 벌집	바위 아래, 벽속, 땅속에 사방이 막힌 벌집	나무, 처마, 울타리에 매달린 벌집	아래쪽이 개방된 지붕 안쪽, 덧문 뒤, 통풍구

증상과 징후

벌에 쏘였을 때는 벌침 속에 남아 있는 독액이 인체 내에 흡수되어 국소반응 및 독성반응, 아나필락시스반 응(anaphylaxis) 등이 나타난다.

국소 반응

벌에 쏘였을 때 나타나는 가장 흔한 반응으로서 침에 쏘인 부위에 통증, 발적, 부종 등이 나타난다.

독성 반응

여러 차례 벌침에 쏘이면, 침독에 의해 전신 독성 반응이 나타날 수 있는데 오심, 구토, 설사, 어지러움, 실신 등이 나타난다.

응급처치

- 환자를 안정시키고 ABC's 확인한다.
- 신용카드 등을 이용하여 벌침을 제거한다.
- 2차 감염을 최소화하기 위해 비눗물로 상처부위를 깨끗이 씻는다.
- 국소반응 시 상처 부위에 얼음찜질을 시행하여 부종을 감소시키고 부종이 심할 때 물린 부위를 높게 한 후 안정을 취한다.
- 통증을 진정하기 위해 아스피린 등 진통제를 복용한다.
- 알레르기 반응을 보이면 신속히 병원으로 이송한다.

▶ 벌 쏘임을 예방하는 방법

- 가정이나 정원 등에서 벌집 제거 시 전문가를 통해 제거한다.
- 야외활동 시는 맨발 또는 샌들을 신지 말고, 일할 때는 긴소매 옷, 긴바지, 장갑 등을 착용하고, 어두운 색에 몰리기 때문에 밝은 색이나 흰색옷이 안전하다.
- 곤충에 심한 알레르기가 있는 사람은 성묘나 잔디 깎기를 하지 않는다.

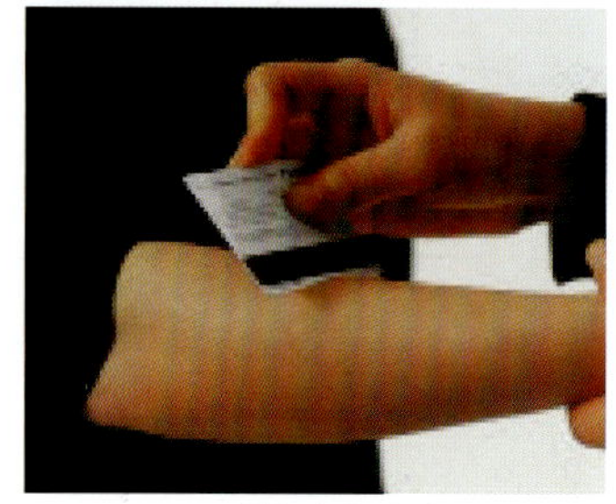
벌침 제거 방법

- 야외에서 당 성분의 음식이나 음료수를 마실 때 조심하고, 쓰레기통 근처나 과일이 썩고 있는 과일나무 근처는 피한다.
- 벌과 마주치면 급하게 움직이지 않고 침착하게 그 장소를 피한다. 피할 수 없으면 땅 주위에 눕고 팔로 머리를 감싼다.

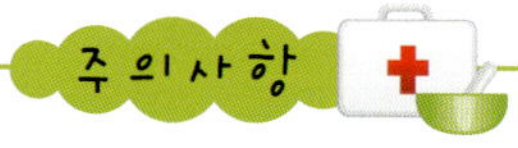

벌에 쏘였을 때의 응급처치 시 주의사항

- 핀셋이나 손톱 사용은 자제한다. 핀셋이나 손톱으로 눌러 벌침의 독액이 밀려들어갈 수 있다.
- 입으로 벌에 쏘인 부위를 빨아서 독을 제거하지 않는다. 입에 상처라도 있다면 더욱 좋지 않은 예후가 될 것이다.
- 된장, 고추장은 바르면 독성이 더 심해질 수 있으며 2차 감염이 될 수 있으므로 피한다.
- 독성분이 빠르게 퍼질 수 있으니 술을 먹는 것은 자제한다.
- 가정에서 사용하는 '버물린' 또는 '써버 쿨' 또는 '물파스'는 무방하다.
- 입안을 쏘였을 때는 병원에 가는 동안 입안에 얼음 한 조각을 넣고 빨아서 부기를 줄여준다.

4 과민반응(아나필락시스, anaphylaxis)

과민반응이 나타난 환자에게 적절한 현장 처치를 하지 않으면 수 분 이내에 사망할 가능성도 있다. 경미한 증상에서 치명적인 증상까지 다양하게 나타난다. 과민반응은 접촉 후 첫 15분 이내에 국소적으로 나타나며 6시간 이내에 거의 전신적으로 나타난다. 아나필락시스는 즉각 치료해야하는 질환이다.

벌침 등에 쏘인 후 증상이 나타나는 시간이 짧을수록 더욱 심한 반응이 나타난다. 사망원인은 기도폐쇄 또는 저혈압에 기인하며 경미한 증상일지라도 아나필락시스성 쇼크로 진행될 수 있다.

▶ 과민반응의 원인

약한 알레르기반응처럼 비정상적인 반응을 나타내는 경우로 보통은 큰 문제가 없으나 사람에 따라 지나치게 아래와 같은 과민반응을 나타낼 수 있다.

- 약물[페니실린(penicillin) 및 페니실린과 관련된 약물, 아스피린, 설파제(sulfa drug)]반응에 의해 나타난다.
- 음식첨가물(갑각류, 견과류, 달걀, 글루타민, 탄산소다, 질산염, 아질산염)에 의해 발생한다.
- 곤충에 물렸거나(꿀벌, 말벌, 불개미, 호박벌 등) 꽃가루에 의해 발생한다.

▶ 과민반응의 증상과 징후

과민성 쇼크가 발생하며 15~30분 정도 일어나고 시간이 지나면 증상이 없어진다.

- 재채기, 기침, 호흡이 곤란하고 가슴이 답답하면서 의식이 소실되기도 한다.
- 맥박이 빨라지며 점막조직(혀, 입, 코 등)이 부어오른다.
- 입과 입술 주위가 파랗게 변하면서 현기증(dizziness)이나 구토 증상이 나타난다.

▶ 과민반응의 응급처치

- 환자를 안정시킨다. 바로 치료하면 별다른 부작용이 없지만 지연되면 위험할 수 있다.
- 기도유지 후 호흡과 순환을 확인한다(ABC's).
- 환자가 에피네프린 자동주사기를 휴대하면 즉시 사용하고 병원으로 이송한다.

Medicine

등교와 함께 재개된 급식…'아나필락시스'주의해야

인천의 한 초등학교에서 A군(9세)이 급식으로 나온 카레를 먹고 사망했다. A군에게는 유제품 알레르기가 있었는데 카레 성분의 30% 이상이 우유였던 것. A군은 중증 급성 알레르기 반응인 아나필락시스를 어릴 때 진단받아 우유를 입에 대지도 않았다. 안타깝게도 카레에 우유 성분이 들어있다는 것을 생각지도 못했고 카레를 먹은 이후 호흡곤란과 저혈압을 동반하면서 뇌사 상태에 빠졌다가 끝내 숨졌다.

코로나19가 진행 중인 상황에서 감염질환에 대한 우려 및 대처가 시행되는 것은 당연하다. 그 중 하나가 단체급식에서 일어날 수 있는 '아나필락시스(중증 급성 알레르기 반응)'다. 일선 학교에서는 식단표에 '알레르기 식품정보'를 표시해, 학생들이 알레르기 식품을 먹지 못하게 하고 있다. 아나필락시스의 유병률은 상대적으로 낮지만 관련 증상을 보유한 이들에게는 치명적이며, 전체 환자 중 10대 이하 청소년들 비중도 높은 만큼 각별한 주의가 필요하다.아나필락시스는 알레르기 원인 물질, 혹은 특정 자극에 노출된 이후 단시간 내에 급격한 전신 알레르기 증상이 나타나는 질환으로 아나필락시스를 일으키는 원인은 ▲식품 ▲곤충(벌독 등) ▲항생제나 해열진통제, 조영제 같은 약물이다. 식품의 경우 우유와 계란, 땅콩이나 잣, 호두 같은 견과류, 새우와 같은 해산물, 과일, 메밀, 콩, 밀, 번데기 등이 흔한 원인이다. 특히 10대 이하 청소년들은 식품으로 인한 아나필락시스가 상대적으로 높은 비중을 차지하는 것으로 알려졌다.

보건의료 빅데이터 개방시스템 통계에 따르면 '음식으로 인한 아나필락시스 쇼크(질병코드: T780)'로 병원을 찾은 환자는 2015년 898명에서 2019년 1185명으로 약 32% 가량 증가했지만, 10대 이하는 같은 시기 250명에서 564명으로 2배 이상 급증했다. 이는 전체 환자 중 약 47.6%를 차지하는 수치이다.

코메디닷컴 2020.5.25

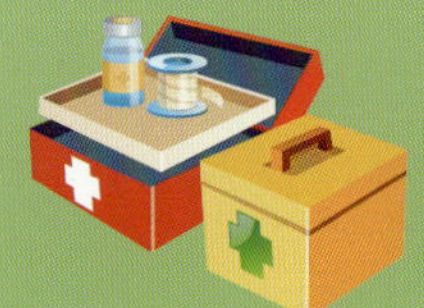

08 중독

개 요

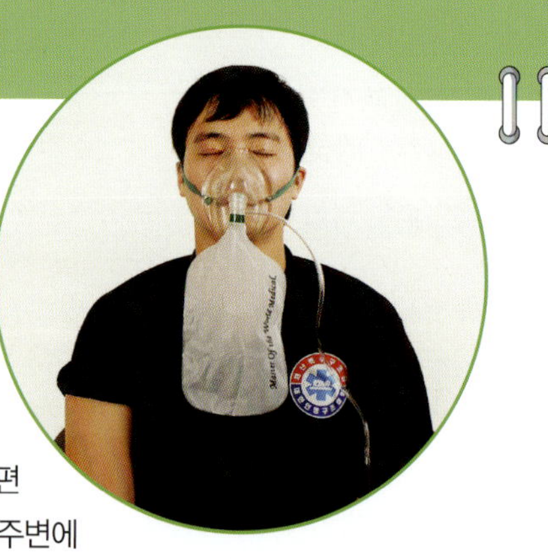

대부분 가정에서 응급 상비약과 함께 중독을 일으키는 약제들을 무분별하게 보관 · 관리하고 있다. 수면제, 진정제 등의 약품과, 농촌에서는 살충제, 제초제와 같이 자살목적으로도 사용할 수 있는 약품이 무분별하게 진열된 경우도 허다하다. 또한, 청소 및 환경 개선을 위한 세척제 등 생활의 편의를 위한 각종 화학약품이 때로는 다른 용기에 보관되거나 주변에서 쉽게 발견할 수 있다. 질병의 치료와 생활의 편의를 위해 필요한 것들이지만, 고의 또는 불의의 중독으로 인하여 환자 개인이나 가정의 불행은 물론 사회적으로 큰 문제를 야기하기도 한다.

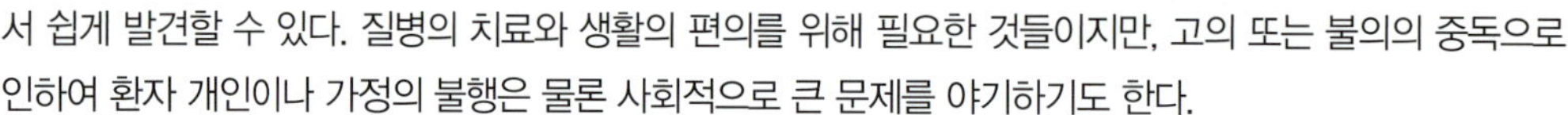

중독은 우연한 사고로 발생하기도 하지만 자의로 시행될 수도 있다. 또한, 약물이 부적합하게 사용되어 나타나는 경우도 있다. 우리나라에서 한 해 동안 생성되는 화학물질은 약 1천~2천 종에 달하며 가정과 일터에서 각종 재해와 재난 사고로 인해 이 같은 유해 화학물질에 노출되고 있다. 이 같은 노출은 중독사고로 이어질 가능성이 크며, 매년 72만 명이 화학물질에 중독되고 있는 것으로 추산되고 있지만 이들 중 10%만 병원에서 치료를 받고 있는 것으로 나타났다.

최초반응자는 중독환자의 초기 증상을 파악하여 급성 중독환자를 구분할 수 있어야 하며 중독물질을 제거하기 위한 응급처치 방법과 응급처치 시 주의사항을 숙지하여야 한다.

학습 목표

- 중독의 정의와 중독 유형에 대해 설명할 수 있다.
- 중독이 인체에 미치는 영향을 설명할 수 있다.
- 중독의 초기 응급처치를 이해하고 적용할 수 있다.
- 중독 유형에 따른 응급처치 주의사항을 설명할 수 있다.
- 중독 유형에 따른 증상을 설명할 수 있고 신속한 응급처치를 시행할 수 있다.

Ⅰ. 중독

중독(intoxication)의 정의

중독이란 사고 또는 의도적이든 비의도적이든 독성 화학물질이 체내로 유입되어 자체의 독성 화학작용으로 인체조직을 손상시키거나 기능장애를 일으키는 병태를 말한다. 중독 물질은 신체에 일정량 이상의 양이 들어오면 일시적이거나 영구적으로 손상을 가져오는 물질이며, 입으로 삼키거나 코로 흡입할 수 있고 피부를 통해 흡수되며 눈을 통해 스며들거나 주사로 주입될 수 있다.

중독 물질이 우리 신체에 미치는 영향은 다음과 같다.

- **중추신경계 독성:** 중추신경계를 억제하여 의식손실과 혼수를 유발하며, 위 내용물의 기관 내 흡입에 의한 기도폐쇄가 일어나거나 호흡정지에 의해 사망하기도 한다.
- **심혈관계 독성:** 심근 수축력 저하, 구토와 설사 및 체액 격리에 의해 저혈압과 심실빈맥, 심실세동 같은 치명적인 부정맥이 발생할 수 있다.
- **산소의 운반이나 이용 저해:** 적절한 환기와 산소 투여에도 불구하고 세포조직의 저산소증이 발생하여 빈맥, 저혈압 등을 유발할 수 있다.
- **간과 신장 손상:** 신체의 독 물질 여과기인 간과 신장이 독물질의 과다 용량으로 심각한 손상을 입을 수 있다.
- **소화기 독성:** 구토, 복통, 설사를 유발 시킨다.

2 국내 독극물 현황

중독환자를 발견했을 때 응급처치의 우선 순위는 환자가 어떤 독극물에 노출되었는지 알아야 한다. 현재 국내에 유통되고 있는 독극물은 약 6~7만 종으로 추정되며, 화학물질이 약 3~4만 종, 의약품이 약 2만 종, 농약 약 1만 종, 가정용품 및 자동차용품 약 5,000종, 독성 동 · 식물 약 1,000종, 방사능 · 습관성 약물 및 마약 등이 있다.

▶ 중독 유형에 따른 화학물질과 식품

구분		내용
화학물질 중독	가정용	변기세정제, 표백소독제, 신나, 화장품류 등
	산업용	염산, 양잿물, 청산가리, 메틸알코올 등
농약중독		제초제, 살충제 등
약물중독		신경안정제, 수면제, 해열진통제, 항고혈압제, 혈당강하제, 향정신병 약품, 진해거담제, 항경련제 등
음식 중독		버섯, 복어 등
식물 중독		옻나무, 붓꽃 등

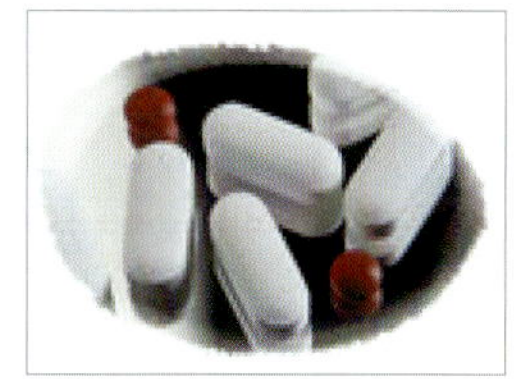
중독을 일으키는 약물

3 중독의 유형

화학물질(Chemical) 중독

산업용 화학물질에는 벤젠, 메틸알코올, 노말헥산, 염화탄화수소 등이 있고 일상생활에서 쓰이는 화학물질은 표백제, 합성세제, 모기약, 살충제, 체온계, 자동차 세정액, 샴푸와 린스, 접착제 등이다.

화학물질은 생활에 유용하고 편리한 물질이지만, 동시에 중독 사고를 일으키는 주된 원인이기도 하다. 컵라면 용기나 음료수 캔 등에서 검출되는 환경호르몬이 장기적으로 인체에 해를 입힌다면, 가정용 화학제품은 즉각적인 중독을 일으킨다. 통계청은 연간 중독 사망자 수를 약 3,400명으로 보고 있는데, 이중 화학물질에 의한 중독사고가 60%에 달한다.

▶ **화학물질 중독의 증상**

복통, 복부경련, 메스꺼움, 구토, 설사, 졸음이나 의식상실이 나타날 수 있고 물질의 종류와 침입경로에 따라 다른 양상으로 나타난다.

▶ **화학물질 중독 시 응급처치**

- 기도유지, 호흡 및 순환기능을 평가(ABC's)한다.
- 신속히 응급의료체계(119)에 신고한다.
- 화학물질을 흡입하였을 경우에는 가능하면 환자를 위험한 곳에서 대피시켜 신선한 공기를 마시게 하고 산소가 있을 경우 고농도의 산소를 공급한다.
- 피부에 화학 물질이 묻은 경우에는 차가운 물로 피부에 남아 있는 화학물질을 충분히 씻어낸다.
- ABC's에 이상이 없다면 회복자세로 눕히고 빠르게 병원으로 이송한다.
- 활력징후(체온, 맥박, 호흡, 혈압)를 안정시킨다.

▶ **여러가지 화학물질의 증상**

종 류	증 상	종 류	증 상
벤젠	조혈장애	메틸알코올	시신경장애
DMF	간독성	염화탄화수소	간장애
노말헥산	말초신경장애	이황화탄소	중추 및 말초신경장애

주의사항

화학물질 중독 환자의 응급처치 시 주의사항

- 환자 이송 시 독극물 용기나 환자의 토사물 등을 보관하여 병원에 가져가서 독극물의 성분을 분석하여 신속하고 적절한 치료를 가능하게 한다.
- 위험한 화학물질이나 화학물질을 씻은 물에 자신이 오염되지 않도록 보호용 장갑을 착용한다.
- 꼭 필요한 정보(나이, 몸무게, 독극물 이름, 먹은 양과 시간)를 확인한 후 응급의료진에게 전달한다.

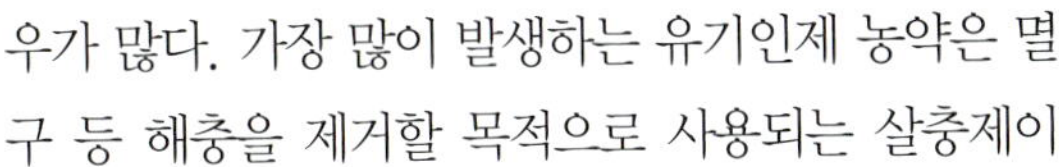

농약중독

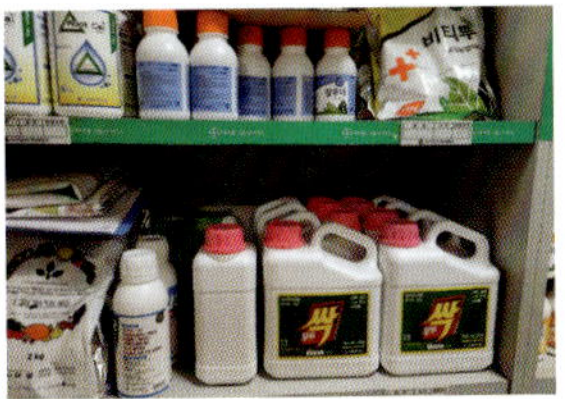

농약에는 살충제, 살균제, 제초제, 구서제(쥐약)등이 있다. 살포 중의 사고는 가벼운 것이 많고 잘못해서 마시거나 자살을 목적으로 음독할 경우 중태 또는 사상에 이르는 경우가 많다. 가장 많이 발생하는 유기인제 농약은 멸구 등 해충을 제거할 목적으로 사용되는 살충제이다. 메타유제, 모노포,디디브이피유제, 다이아톤, 엘산, 수프라이드 등의 상품명으로 판매되고 있으며, 특징적인 자극성 냄새를 띠고 있다. 유기인제는 흡입하거나 먹을 때 뿐만아니라 피부에 접촉하였을 경우에도 쉽게 흡수된다. 농약 중독은 과대 피부 접촉 및 과대 흡입시 주로 발생한다.

▶ 농약 사용시 사전 주의사항

농약에 중독되면 심각한 응급 현상이다. 농약 중독이 의심되면 즉시 **"질문", "조사", "냄새"** 3가지 상황을 파악하고 즉시 응급처치하고 의료적 도움을 요청한다.

1. 질문한다.	2. 조사한다.
• 사용한 농약 종류와 사용 양은 어느 정도 인가? • 농약사용을 언제 얼마동안 사용하였는가? • 농약 사용시 개인보호 장비는 착용하였나? • 중독 의심자는 평소 어떤 질병이 있었는가?	• 라벨, 분무기, 농약 용기 등 모든 정보를 확보한다. • 땅 또는 옷 위에 농약을 쏟았는지 확인한다. • 결함이 있거나 잘못된 장비를 사용하였는지 본다. • 환자의 조건(술, 약 복용)에서 본다.

3. 냄새를 확인한다.
농약은 다양한 냄새를 가지기 때문에 많은 양의 농약에 오염되면 냄새가 난다. 따라서 농약에 과다 노출된 것으로 확인되면 가능한 빨리 119에 신고 후 의료적인 조언을 받아야 한다. 이럴 경우 농약의 라벨을 포함해서, 환자의 상황, 신고자가 관찰한 내용을 의료진에게 알려야 한다.

▶ 농약 중독 증상

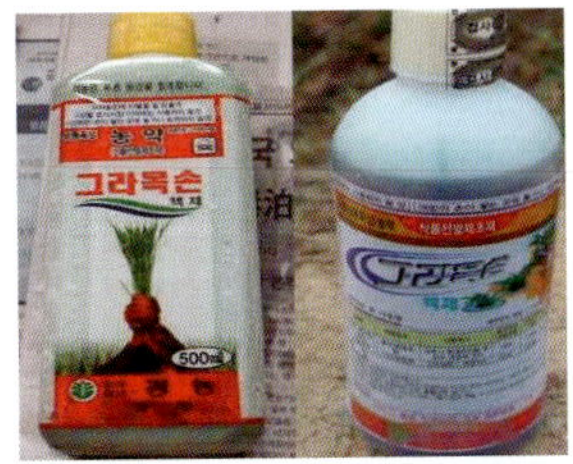

농약의 종류가 다양하고 흡수되는 경로가 다르기 때문에 여러 형태의 증상이 나타난다. 일반적으로 호흡곤란과 함께 극도의 나약함과 무기력함, 현기증, 두통과 함께 신경계 증상(눈동자의 크기가 작아(pin point)지거나, 똑똑하지 않은 발음, 발작, 의식 혼탁, 언어장애) 등의 증상이 나타난다.

구토를 유발해야 하는 환자	구토를 금지해야 하는 환자
• 제초제(그라목손) • 살충제(유기인제 제외) • 중금속 • 할로겐화 탄화수소(살충제 등)	• 의식감소, 간질발작, MI 가능성 높은 환자 • 부식성 물질을 음독한 환자(강산, 강염기) • 탄화수소 화합물을 음독한 환자 • 항구토제나 항우울제를 음독한 환자

08 중 독

▶ 농약 중독시 응급처치

농약 중독이 확인되는 환자를 발견하면 오염된 장소를 벗어나서 옷과 신발을 벗기고 피부, 머리 그리고 눈에서 농약을 제거한 후 119에 신고 후 상담원의 지시에 따라 응급처치를 시행한다.

구분	내용
기본적인 처치	환자를 지속적으로 진정시킨다. 유기인계 및 카바메이트계 살충제 중독일 경우 상태가 더 나빠질 수 있다. 의식이 없는 경우 머리를 낮게 한 채로 옆으로 돌려 턱을 앞으로 당겨 호흡이 가능하도록 한다. 중독된 환자는 구토를 하거나 호흡이 갑자기 정지할 가능성이 있다.
체온	의식이 없는 환자인 경우 을 조절에 유의한다. 열이 심하거나 땀을 많이 흘리면 찬물로 식혀 준다. 체온이 내려가면 담요나 시트로 보온하여 정상체온을 유지
구토 (삼킨농약)	삼킨 농약이 치명적인 독성이 아니면 구토를 권고하지 않는다. 구토를 시킬 경우 농약의 라벨을 확인하고 처치한다. 구토를 유발하는 방법은 다음과 같다. ① 환자를 앉히거나 일으켜 세운다. ② 환자의 목 안 뒤쪽에 손가락을 넣어 자극을 통해 구토를 유도한다. ③ 다른 두 손가락은 환자의 입을 여는데 사용한다. 구토 유도를 성공하지 않으면 물 반컵에 활성탄 3스푼을 타 마시도록 한다.
호흡	호흡을 지속적으로 관찰한다. 호흡이 멈추었다면 즉시 기도를 개방한 후에 호흡을 실시한다. 특히 유기인계나 카바메이트계 살충제를 삼켰을 때가 중요하다. 심폐소생술 인공호흡 방법으로 숨을 불어넣으면서 가슴의 팽창을 확인한다. 호흡이 돌아올 때까지 인공호흡을 계속한다.
경련	경련을 일으킬 때는 재갈(솜이나 헝겊 등 (Padded material))을 물려 자해행위가 일어나지 않도록 한다.

▶ 농약 중독시 오염제거

- **환자의 격리** : 중독현장에서 멀리 떨이지고 바람이 잘 통하는 곳으로 옮겨 더 이상의 피부접촉이나 흡입을 하지 않도록 한다.
- **오염된 옷의 제거** : 오염된 옷과 신발을 신속하게 벗겨 준비한 다른 용기에 넣도록 한다.
- **피부, 머리, 눈의 농약 제거** : 특수 세척액을 찾기 전에 먼저 다량의 물을 사용하여 몸에 묻는 농약을 깨끗이 씻는다. 특히 눈에 농약이 들어갔을 때는 눈을 뜨고 10분 이상 완전히 씻어낸다. 가능하면 중독환자의 전신을 10~15분 이상 물로 완전히 샤워시킨다. 만약 물을 이용할 수 없으면 옷이나 화장지 등으로 두드리거나 가볍게 닦아낸다. 이때 피부를 거칠게 문지르지 않도록 한다.

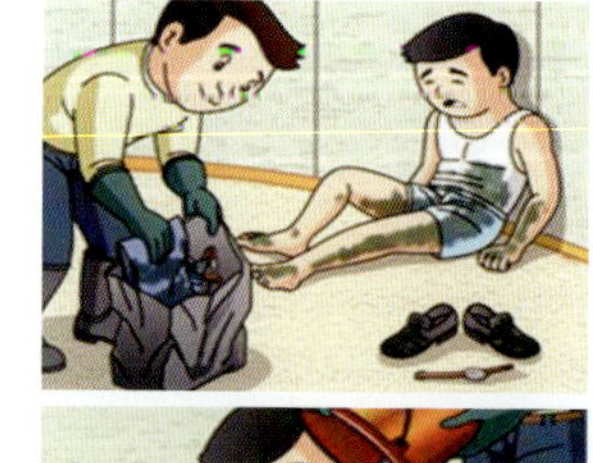

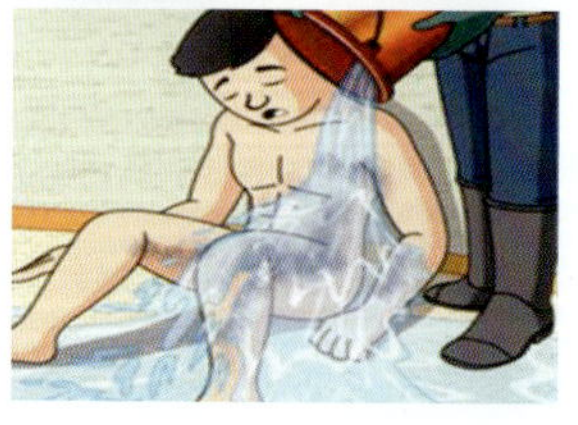

▶ 농약 중독 예방

농약은 주로 3가지 원인에 의해 인체에 흡수 될 수 있다. 농약 사용 전 라벨에 붙어 있는 위험성 표기를 확인하고 용법에 따라 안전하게 사용하여야 한다. 농약에 중독되지 않기위한 방법은 아래와 같다.

접촉중독 (피부침투)	인체의 피부는 보호 장벽이 될 수 없기 때문에 농약이 피부에 묻지 않도록 유의해야 한다. 피부 오염시는 노출 부위를 깨끗이 닦아야 한다. 농약 분무기 고장시 입으로 빨거나 불지 않는다. .
경구노출 (삼키는 것)	농약의 포장지가 없거나 다른 용기에 담길 경우 실수로 어린이나 노인들이 마시지 않도록 한다. 농약 취급 시 음식물, 음료수 등을 마시지 않는다. 음식용 용기를 농약 보관용으로 사용하지 않는다.
호흡흡입 (공기노출)	농약 살포액(폐로 가스나 분말) 준비는 야외에서나 환기가 잘 되는 곳에서 한다. 농약용기 개봉시 세심한 주의가 필요하다. 농약을 따를 때 세심한 주의를 해야 한다.

▶ 농약 살포시 주의사항

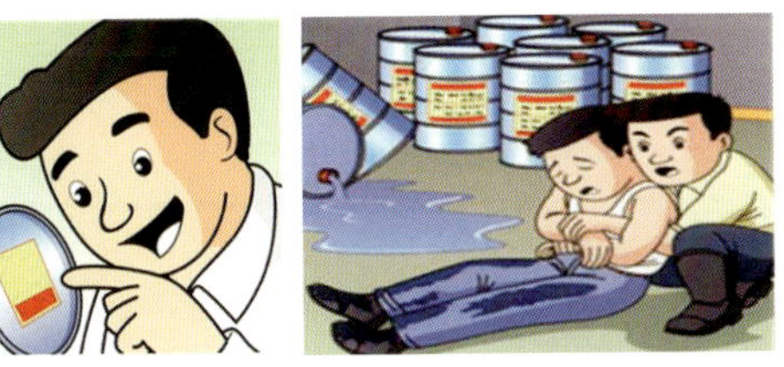

농약살포자는 농약 안전살포수칙을 철저히 준수하여야 농약 중독을 예방할 수 있다.

따라서 농약라벨(포장지)의 표시사항을 반드시 읽고 방제복, 장갑, 마스크, 보호안경 등의 보호장비를 준비한다. 방제기구는 고장 시 사고의 원인이 될 수 있으므로 사전에 정비한다. 사전에 건강관리를 철저히 하고 몸의 상태가 좋지 않으면 살포작업을 하지 않는다.

농약살포 전 주의사항	농약살포 후 주의사항
• 살포액 조제 시 피부노출을 피한다. • 농약의 사용약량(희석배수,살포량)준수한다. • 농약은 바람을 등지고 살포한다. • 장시간(2시간 이상)살포작업을 하지 않는다. • 살포작업 중에 흡연, 음식물을 삼간다.	• 농약 살포지역에 사람의 접근을 막는다. • 살포 후 남은 농약을 깔끔하게 처리한다. • 빈 농약포장 용기를 확실하게 처분한다. • 몸을 비눗물로 깨끗이 씻는다. • 몸에 이상이 감지되면 의사의 진찰을 받는다.

출처 : 농촌진흥청, 농약정보서비스 '농약정보365'

약물중독

약물중독에 의한 독물은 세포의 정상적인 대사작용을 방해하거나 세포 자체를 파괴하며 복용, 흡입, 주사 또는 피부나 점막을 통한 흡수로 체내에 들어올 수 있다. 수면제 계통의 약물이 주류를 이루지만, 최근에는 코카인, 필로폰 등의 마약류와 더불어 하제, 토제, 아스피린과 같은 일상 의약품에 의한 중독 비율이 높아지고 있다. 약물중독의 공통적인 문제점은 다양한 약물들이 의학적으로 적절한 통제를 받지 않고 사용자들에 의하여 남용(substance abuse)되며 특히 약물 복용에 의한 중독 환자는 복용 초기에 신속한 약물 제거가 환자의 생명을 구하는 데 필수적이므로 환자를 발견 즉시 의료기관 으로 이송하는 것이 가장 급선무이다.

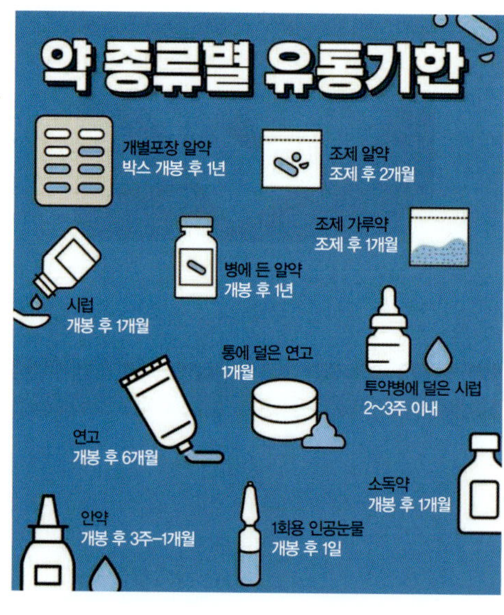

▶ 약물의 종류

중추신경흥분제	필로폰, 카페인, 코카인, 담배(니코틴), 엑스타시 등
중추신경억제제	아편, 알코올, 수면제, 헤로인, 모르핀, 날부핀, 신경안정제, 본드, 가스 등
중추신경흥분제 & 억제제	대마초, 마리화나, LSD, 메스카린, 실로사이빈 등

▶ 약물중독 증상

신체적 증상	충혈되고 흐릿해 보이는 눈, 졸음, 건망증, 팔의 주사자국, 체중감소, 경련, 영양부족 등
정신 및 행동 증상	환각(hallucination), 피해망상(persecutory delusion), 과도한 흥분, 취한 행동, 초조, 불안,
정서적 증상	무책임한 행동, 건망증, 태만, 거짓말 등

▶ 약물중독 시의 응급처치

- 기도–호흡–순환(ABC's)을 확인한다.
- 신속히 119에 신고하고 손상 부위 살핀다.
- 다른 손상이 의심되지 않으면 환자를 왼쪽으로 눕힌다(회복자세).

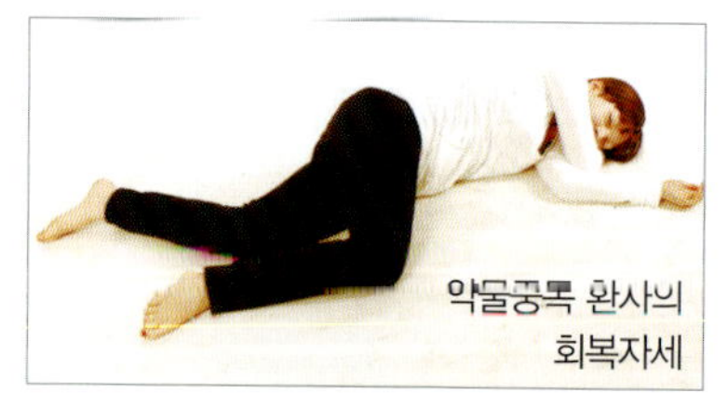
약물중독 환자의 회복자세

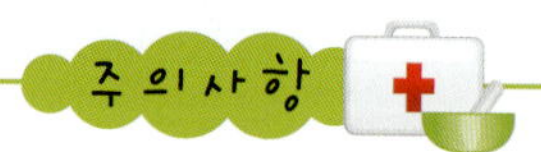

약물중독 환자의 응급처치 시 주의사항

- 구토물과 약제 용기도 보관하여 환자와 함께 병원에 보낸다.
- 약물을 흡입하였을 경우 신선한 공기를 마시게 하고 가능하면 산소를 공급한다.
- 약물이 피부에 흡수되었다면 의류, 시계, 신발 등 환자가 몸에 걸치고 있는 것을 벗긴 후 세척한다.
- 약물이 주사에 의해 신체 조직이나 혈액으로 찔려서 들어갔을 경우 상태를 관찰 후 병원 이송한다.

음식에 의한 중독

■ 복어중독

복어의 알과 내장에 들어 있는 테트로도톡신에 의하여 생기는 중독이다. 이 독소는 물에 잘 녹고 열에 견디는 성질이 강하기 때문에 끓여도 파괴되지 않는데, 중독 증상으로서 구역질, 구토, 호흡 정지, 감각마비, 전신마비, 허탈 따위를 일으킨다.

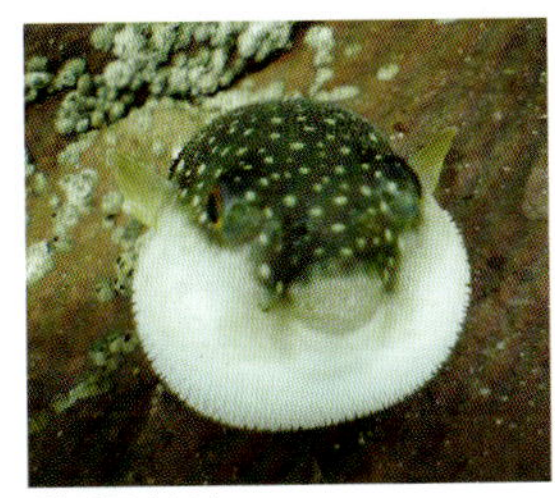
흰점목 복어

▶ 복어중독 증상

빠를 때는 식후 30분, 일반적으로는 2~3시 간 후에 발병하며 입 주위나 혀, 손, 손가락에 마비가 오고 구역질이나 구토를 하게 된다.

▶ 복어중독 시 응급처치

- 환자를 안정시킨다.
- 기도유지, 호흡 및 순환기능을 평가(ABC's)한다.
- 신속히 응급의료체계에 신고한다(119, 1339).
  - 복어독은 5~9시간이면 배설되지만 증상은 계속 진행되므로 신속히 병원으로 이송한다.
- 호흡마비에 대해서는 즉각적인 인공호흡 및 산소를 공급한다.

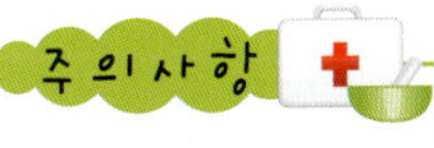

응급처치 시 주의사항

호흡마비 증상이 오래가면 산소부족으로 뇌신경 장애가 일어나므로 즉각적인 처치 후 신속히 병원으로 이송한다.

■ 독버섯중독

먹어서 식중독을 일으키는 버섯은 수천 종이 있으나 국내에 분포되어 있는 독버섯은 약 50종류이며 생명에 관계될 정도의 맹독을 가진 버섯으로 좀우단버섯, 파리버섯, 개나리광대 버섯, 노란길 민그물버섯 등 다양하다. 독버섯은 습기가 많고 기온이 20~25℃에서 주로 서식하며 여름부터 가을에 걸쳐 발견된다.

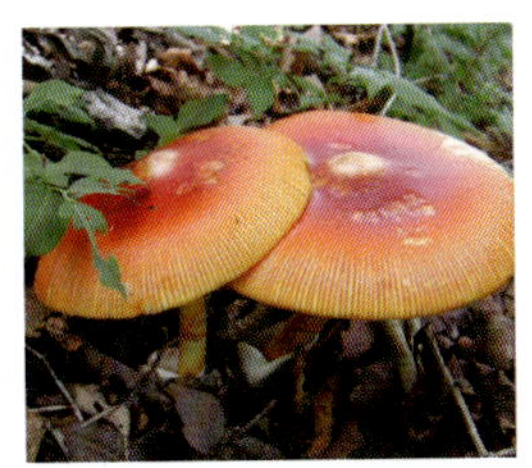
독버섯

▶ 독버섯중독 증상

독버섯을 먹었을 경우 대개 30분에서 12시간 안에 독버섯중독 증상이 나타난다. 버섯 독소의 종류에 따라 약간의 차이가 있지만 대부분은 메스꺼움, 어지러움, 복통, 구토, 설사 등이 나타난다. 심한 경우에는 근육경련, 혼수상태, 혈변이 발생할 수 있으며 쇼크가 유발되어 사망에 이를 수 있다.

▶ 독버섯중독 시 응급 처치

- 기도유지, 호흡 및 순환기능을 평가한다.
- 독버섯 섭취 시 먹었던 음식을 토하게 하고 안정시킨다.
- 버섯에 따라 독소물질이 다르므로 먹다 남은 버섯은 보관하며, 응급의료체계에 신고한다.
- 신속히 가까운 병 · 의원이나 보건소로 이송 한다.

주의사항

응급처치 시 주의사항

식용버섯이라도 오래된 것이면 위장염 증세를 일으키는 일도 있으므로 오래된 것이나 조리 후 시간이 오래 지난 것은 먹지 않도록 한다. 일반적인 경험에 의한 치료는 삼간다.

독성식물중독

피부질환 등을 일으키는 식물들이 있다. 은행나무 열매와 옻나무, 개옻나무, 독초 등은 사람에 따라서 만지기만 해도 심한 알레르기를 일으킬 수 있다. 또한, 우리나라에서 접할 수 있는 식물 중 과량 복용하면 사망할 수 있을 정도로 독성이 강한 식물들을 살펴보면 미나리 아재비과 식물, 미치광이 풀, 독미나리, 산자고, 족도리풀, 지리강활, 꽃무릇, 주엽나무, 붓순나무 등 많은 식물이 있다.

독성식물중독의 증상	독성식물중독의 응급처치
독성식물과 접촉하여 증상이 나타나는 시간은 다르나 보통 12시간 안에 가려움이나 발진, 작은 물집이나 농포 같은 것이 생기기 시작한다. 때로는 아프고 따끔거리기도 하며 점차 물집들이 터지면서 진물이 흘러나온다. 이차적 감염으로 농양이 생기기도 하는데 이때에는 38℃ 이상의 열이 나고 화끈화끈 달아오르기 때문에 고통스럽다.	• 독성식물에 접촉하였을 경우 즉시 노출된 피부를 깨끗이 닦아낸다. • 독성식물과 접촉 후 가려움이나 발진 증세가 있으면 비누와 찬물로 나뭇진을 씻어 낸다. • 증세가 가볍다면 1 ~ 2컵의 오트밀을 섞은 미지근한 물에 목욕시키거나 칼라민로션 등을 바른다.

▶ 식중독의 올바른 예방법

- 조리 전에 반드시 손을 씻고 주변 환경을 청결하게 한다.
- 냉동조류와 육류는 조리 전에 완전히 녹여야 한다.
- 육류와 닭고기, 생선, 달걀 등은 완전히 익혀 먹도록 한다.
- 음식을 미지근한 상태로 오래 보관하지 않는다.
- 음식재료에 대한 보관온도를 준수하고 유통기한을 지킨다.
- 정수기 등은 반드시 주기적으로 필터를 교환한다.
- 주방의 환기를 철저히 하여 습도가 높지 않도록 유지한다.
- 날것으로 섭취하는 식단은 피하고 음식은 조리해 먹는다.

올바른 손 씻기 방법

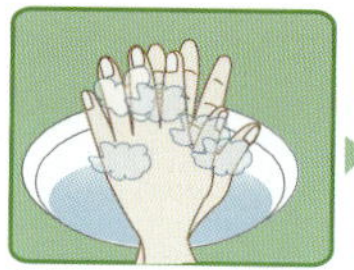
손바닥으로 거품을 낸다.

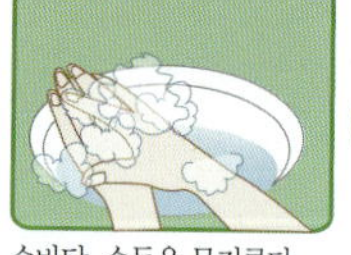
손바닥, 손등을 문지른다.

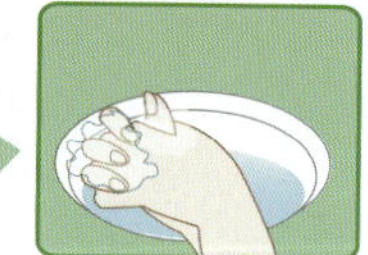
깍지끼고 비빈다.

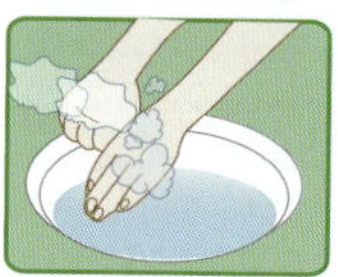
엄지손가락을 돌린다.

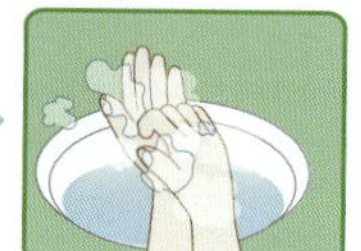
손톱으로 긁는다.

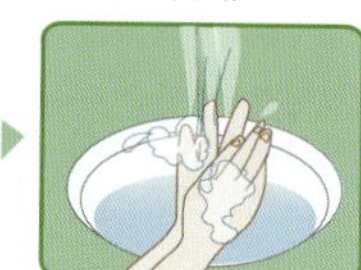
흐르는 물에 헹군다.

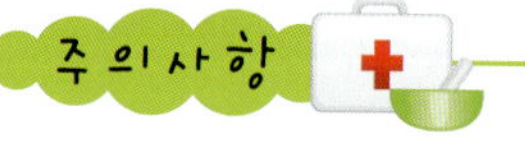

중독 환자의 응급처치 시 주의사항

- 중독관리센터나 병원의 지시가 없으면 독극물을 희석하기 위해 물이나 우유를 주지 않는다.
  - 액체는 마른 중독물질(정제 또는 캡슐)을 더 빨리 녹여 위를 채우고, 위 내용물을(독극물) 소장으로 보내게 하여 독극물이 더 빨리 흡수되도록 하기 때문이다.
- 왼쪽으로 눕히는 회복자세는 독성물질의 흡수를 약 2시간 정도 지연시키는 효과가 있다.
- 독성물질이 확인되지 않거나 석유제제, 경련 또는 무의식 환자의 경우에는 구토를 유발하지 않는다.
- 구조자의 안전을 고려하여 보호장비(마스크, 장갑, 보호의)를 착용 후 처치에 임한다.
- 심할 경우 독성식물 조각이나 구토물을 보관하여 환자와 함께 병원으로 이송한다.

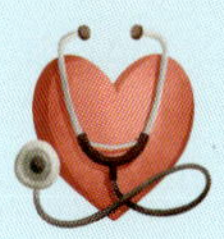

의료인이 아닌 일반 응급처치자도 꼭 알아야 할 의학 상식

■ 독버섯을 구분하는 방법에는 무엇이 있나요?

많은 사람이 독버섯에 대한 잘못된 상식을 가지고 있다. 독버섯은 화려하고, 벌레가 먹지 않고, 은수저의 색깔을 검게 변하게 하며, 보통 세로로 찢어지고, 소금물에 절이면 무독화된다는 말들은 잘못된 말이다. 식용버섯과 독버섯을 확실하게 구분하는 기준은 없으므로 의심스러우면 절대 먹지 말아야 한다.

■ 중독물질의 피부오염 시 응급처치자가 주의할 점은 무엇인가요?

중독물질에 피부가 오염되었을 경우 다량의 물과 세제로 철저히 세척하게 되는데 이때 독립된 공간에서 시행하고 독극물에 노출되지 않도록 하며 장갑 및 보호의를 착용하고 환자를 닦은 수건이나 의복 등은 위험한 폐기물로 취급되어야 한다.

■ 식중독 예방을 위해 어떤 음식을 먼저 먹어야 하나요?

음식 중에서는 탄수화물이 많은 밥, 면, 떡, 빈대떡 등이 가장 빨리 상하므로 조리한 즉시 먹는 것이 좋다. 육개장 등 탄수화물이 적은 탕이나 국은 2끼 정도는 무난하며, 김치찌개류는 하루 정도 안상할 수 있다. 냉장고에 보관하더라도 소 · 돼지고기는 2~3일, 우유는 2~4일, 어패류는 1~2일, 찌개류는 2~3일을 넘기지 않는 것이 좋다. 음식에서 쉰 맛이 나지 않아도 식중독을 일으킬 수 있으므로 의심이 가는 음식은 아깝다고 생각하지 말고 버려야 한다.

■ 비브리오패혈증, 왜 생기나요?

비브리오패혈증은 비브리오 불니피쿠스(Vibrio vulnificus) 균에 오염된 어패류를 익히지 않고 먹거나 바닷물이 상처부위에 접촉하여 발생한다. 발열, 피로감, 근육통, 구토, 설사 등의 증세를 보이고 발병 후 36시간 이내에 피부병변(출혈, 홍반, 수포 등)을 동반하며, 심한 경우 사망까지 이르게 된다. 건강한 사람은 확률이 낮지만, 만성 간질환 및 신장질환, 당뇨, 항암제 사용자, 알코올중독자에게는 발생할 확률이 높은 편이다. 따라서 간에 이상이 있거나 만성 질환자 등 저항력이 낮은 사람은 여름철에는 어패류 생식을 삼가고 피부에 상처가 있을 경우에는 바닷물에 들어가지 않도록 한다. 여름철에는 모든 음식물을 충분히 익혀서 먹도록 한다.

■ 위장관의 약물 제거는 중독물질 제거에 효과가 큰가요?

독성물질을 섭취한 경우에는 필수적이며 목표는 독성이 발현되기 전에 제거하는 것이다. 독극물 섭취 1시간 이후에 위세척이나 구토를 유도함으로써 위장관을 비우는 효과에 대해서는 상당한 논란이 있으며, 일부에서는 위장관을 비우는 노력 대신에 활성탄만 투여하는 것을 추천하기도 한다.

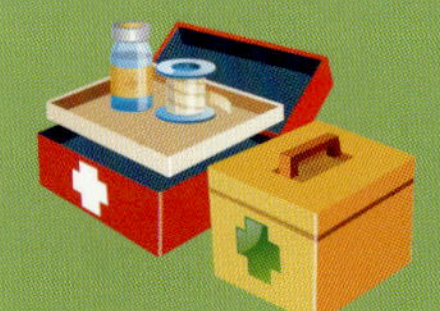

09 체온 손상과 화상

개 요

인체의 체온은 열 생산과 열 소실의 균형 상태를 반영하고, 신진대사의 결과로 열 생산량과 열 소실량의 균형을 유지할 수 없으면 체온 손상이 일어나게 된다. 우리나라 사고사의 원인 중 교통사고 다음으로 많은 것이 화상으로 인한 사망이다. 모든 화상의 2/3는 집에서 발생하며 화상으로 인한 사망의 75%는 집안 화재에 의한 사망으로, 젊은 성인 남자, 15세 미만의 소아, 노인층에서 자주 화상을 입는다. 소아의 경우 가정에서 뜨거운 물에 화상을 입는 경우가 많다.

신체적인 활동과 환경적인 영향으로 인한 체온 손상을 입을 수 있다. 이러한 경우 초기에 발견하여 적절한 치료를 하지 않으면 인체는 중증의 손상을 받는다. 더운 환경에서 일어날 수 있는 열피로는 열사병으로 이행되기 쉽고 치료하지 않을 경우 사망에 이를 수 있으며, 동상과 동창 또한 적절한 응급처치가 이행되지 않으면 신체부위를 절단해야 하거나 사망을 초래할 수 있다.

최초반응자는 체온 손상이나 화상을 입은 응급환자의 후유증을 최소화하고 소생률을 높이기 위하여 적절한 병원 전 처치를 시행할 수 있어야 한다. 또한, 호흡과 맥박이 없는 환자에게는 심폐소생술을 즉시 실시할 수 있어야 하고 환자의 상태를 적절히 파악하여 응급처치를 시행할 수 있어야 한다.

학습 목표

- 체온의 정의와 체온 조절 기능에 대해 설명할 수 있다.
- 열손상의 3가지 형태(열경련, 열사병, 열피로)와 응급처치를 설명할 수 있다.
- 한랭손상의 증상 및 응급처치에 대하여 설명할 수 있다.
- 화상의 범위를 '9의 법칙'에 따라 측정하고 중증도별로 분류할 수 있다.
- 화상의 유형별로 적절한 응급처치를 시행할 수 있다.

사고사례

설악산 대청봉 한파로 사망사고 발생

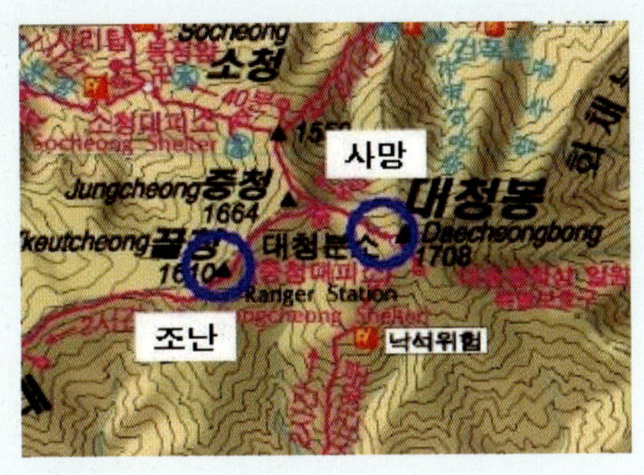

설악산에서 기온 영하 27.9℃에 초속 20미터의 강한 바람이 불면서 체감온도는 영하 48도의 한파와 강풍으로 고립된 등산객들이 사흘만에 헬기로 구조되었다. 2016년 1월 20일 강원소방본부는 오전 8시 중청대피소에 헬기를 보내 조난자 17명을 후송하였다. 조난자 중에는 사망자 1명이 포함됐다. 대청봉 인근에서 저체온증으로 숨진 김모씨(60) 시신도 헬기로 옮겨져 속초의료원에 안치됐다. 김씨는 18일 오후 5시40분경 대청봉에서 약 100미터 아래 지점에서 숨진 채 발견됐다. 일행 2명과 함께 설악산을 찾은 김씨는 겨울등산 장비와 복장을 제대로 갖추지 않은 상태에서 하산 도중 갑작스러운 탈진과 저체온증을 보였고, 일행의 신고로 산악구조대원들이 30여분 만에 김씨를 발견했으나 이미 숨진 뒤였다. 또 대학 산악부 학생을 포함한 등산객 8명과 구조대원 등 모두 15명이 중청대피소로 긴급 대피하여 피해를 최소화 할 수 있었다.

한국경제TV

명절 화상사고 잦아…화상 입었을 땐 제일 먼저 '이것'

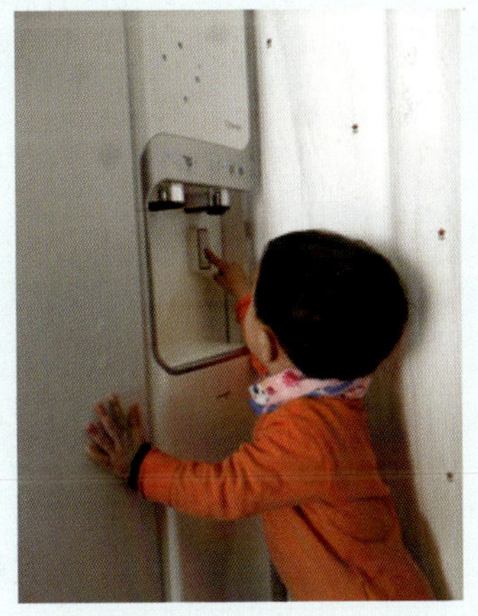

설 연휴같이 여러 사람이 한 데 모일 때 유독 실내 사고가 잘 생긴다. 그중에서도 화상 사고를 조심해야 한다. 주부들은 명절 음식을 준비하면서 달궈진 조리 용품에 손이 데일 염려가 있다. 영유아들은 정수기나 압력밥솥, 커피포트 등에 의해 화상이나 열상사고를 당하기 쉬워 조심시켜야 한다. 영유아 화상사고의 70%가 집 안에서 일어난다.

가벼운 화상사고 경우에는 찬물에 식히는 것만으로도 치유될 수 있다. 화상을 입으면 가장 먼저 상처 부위를 깨끗하고 흐르는 찬물에 15~20분 정도 대고 열을 식혀줘야 한다. 얼음으로 마사지 하는 경우도 많은데, 통증은 완화될 수 있지만 상처의 손상이 심해질 수 있으므로 되도록 삼가야 한다. 하지만 뜨거운 물이나 국을 전신에 뒤집어쓰는 등 생명에 관계되는 큰 화상은 병원에서 빨리 응급 치료를 받아야 한다. 옷 위로 뜨거운 물이나 국 등이 쏟아져 피부와 옷이 달라붙었다면 억지로 옷을 벗기려 하지 말고 일단 찬물로 열을 식힌 후 옷을 제거하는 것이 좋다. 흐르는 찬물에 열을 식히는 응급조치를 취했다면 상처부위가 오염되지 않도록 깨끗한 거즈나 수건으로 덮고 최대한 빨리 병원에 가야한다.

가벼운 화상 환자의 경우에는 피부과에서 화상 드레싱 처치를 받고 중증인 경우 화상전문 병원에서 장기간 입원하면 복합적 치료를 받아야 한다. 강진수 원장은 "화상에 기름이나 된장을 바르는 등의 민간요법은 절대 해선 안 된다."고 말했다.

헬스조선

Ⅰ. 체온손상

1 체온 유지

신체활동에 사용되는 에너지는 근육운동에 25%만 사용되고 나머지 75%는 열로 전환되어 체열에 부가된다. 따라서 우리 인체는 체온 조절을 적절하게 유지하기 위해 여러 인체조직의 협동이 필요하다.

심부조직의 체온 즉 중심체온(core temperature)은 보통 1℃ 이상 변하지 않으며 보통 정상체온은 36~38℃(97.8~104.4℉)이다. 중심체온은 상태에 따라 35~42℃ 사이를 오르내리지만 38℃ 이상을 고체온(hyperthermia)이라 하고 35℃ 이하를 저체온(hypothermia)이라 한다.

인체는 자신의 체온을 조절하는 생리적인 체온조절기전을 가지고 있으며 음식물의 소화, 포도당의 수치, 무의식적 근육의 긴장, 운동, 오한 등으로 체열의 생산과 소비에 관여하며, 열 생산과 열 소실의 균형이 맞지 않아 42℃ 이상이나, 32℃ 이하로 체온이 떨어지면 신체 조직의 손상으로 사망에 이르게 된다.

대기온도가 28℃를 넘는 경우와 태양 복사열(radiation)에 의해 인체의 경우 체온 상승을 일으킬 수 있다. 21℃ 이하의 찬물에 빠지거나 여름철 소나기를 장시간 맞을 때 체온 손실이 일어나 체온 손상의 중요한 원인을 제공한다.

체온 보온 방법	체온 방출 방법
• 체표면의 혈관이 수축하여 중심부 열을 보존함 • 땀을 줄여서 보온 • 체모를 세워 피부 주변의 따뜻한 공기를 보존 • 신체의 지방을 태움 • 몸의 근육을 움직여 열을 발생시킴	• 혈액 온도를 감소시켜 피부혈관을 확장시킴 • 땀샘을 활발히 움직여 땀이 찬 공기로 기화하면서 열을 방출 • 호흡이 깊고 더운 공기는 내보내고 시원한 공기가 폐로 돌아와 혈관 속의 혈액을 식힘
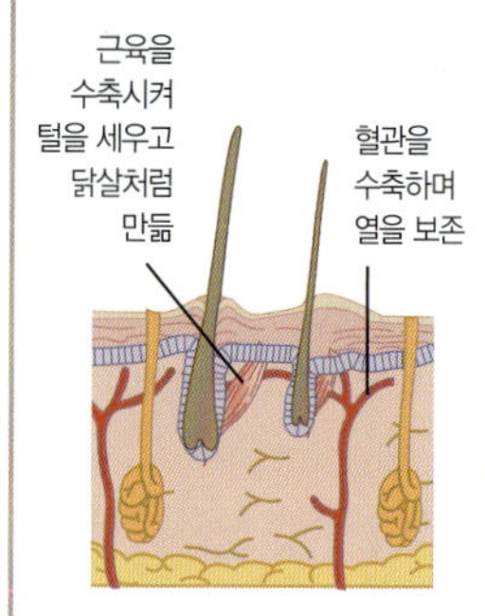	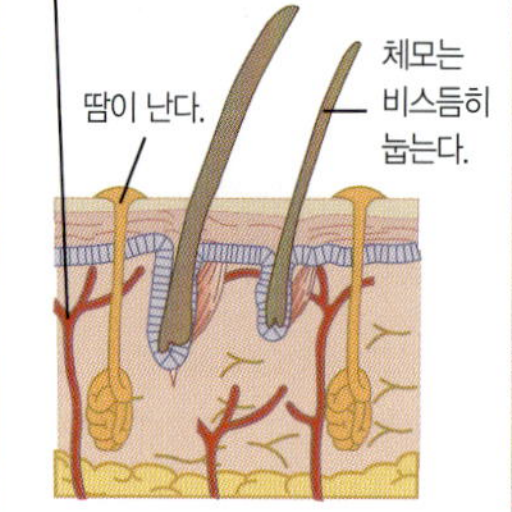

체온손상에 따른 피부의 변화

이마 체온계

피부 접촉없이 체온 측정이 가능한 체온계이다. 적외선 기술을 통해 신체와 접촉 없이 2초 만에 체온을 측정할 수 있다. 기존 제품인 귓속형, 이마형 등 접촉 체온계는 접촉성 피부염, 2차 감염 유발, 측정 시 유아의 거부 등의 단점을 비접촉으로 보완하였다. 비접촉성 체온계는 다양한 용도로 물온도(아기 목욕물 온도)측정, 실내온도 측정, 사물의 표면 온도 측정이 가능하다. 비접촉식 체온계는 신체 접촉 없이 체온 측정이 가능하기 때문에 어린이에게 많이 사용하는 체온계이다.

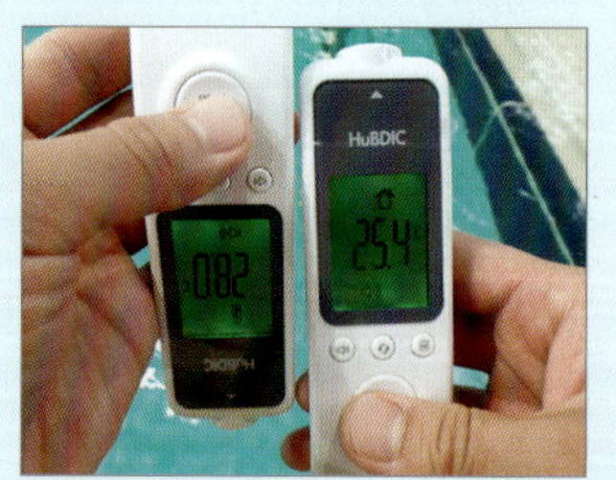

실내온도/물온도 측정장면

2 체온 조절

인체의 내부온도는 일정한 범위에서 일일 섭씨 1℃ 정도의 변화를 나타낸다. 체온이 너무 높을 때 신체 조직에서는 손상이 발생한다.

더운 환경에서 심한 운동을 하거나 장시간 햇볕을 받거나 시간당 2L의 수분을 땀으로 흘리고 보충을 하지 못하면 탈수증에 빠지게 된다.

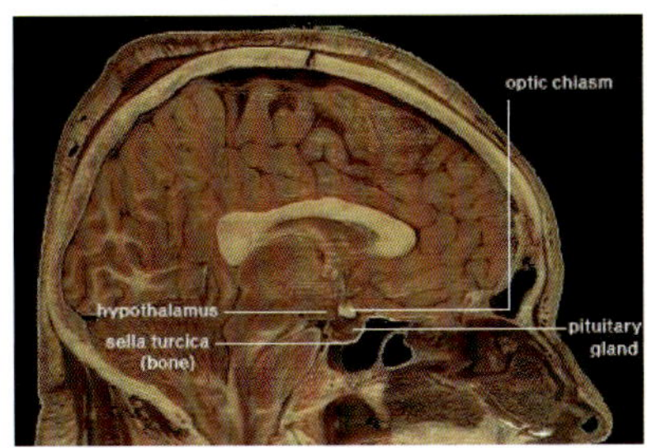

체온을 조절하는 뇌의 구조

짧은 시간에 체온이 40~41℃ 이상으로 상승할 때는 돌이킬 수 없는 손상으로 이어진다. 개인의 체온 한계를 벗어나며 이 상태가 계속되어 42.2℃ 이상이 되면 세포 단백질이 변성되어 결국은 사망에 이르게 된다.

또한 심박출량을 감소시키고 피부로 혈류와 땀을 감소시키는 악순환에 빠지게 된다. 고온다습한 환경에서는 무리한 운동을 피해야 한다. 고온에 노출되면 피부 밑에 있는 혈관들이 확장되고 표피 쪽으로 더운 혈류를 많이 보내며 그로 인해 열이 표피를 통해서 방출 되고 체온이 떨어져 체온이 유지된다.

체온유지에 가장 중요한 3가지 요인은 온도, 습도, 바람이다. 대기온도가 매우 높으면 혈관확장을 통한 열발산만으로는 체온조절이 불가능해 진다. 이때는 땀이 많아져 증발에 의해 체온을 감소시키는 효과가 나타난다.

그러나 주변 습도까지 높으면 땀의 증발이 잘 안되고 피부에 오랜 기간 머물게 되어서 체온조절기능이 떨어지게 된다.

체온 조절 수단

인체는 주위 환경과 물리적인 현상으로 복사(radiation), 전도(conduction), 대류(convection), 증발(evaporation) 등의 외부적인 요인에 영향을 받으며 아래와 같은 기능으로 체온을 조절한다.

체온 보존 수단	체온 보존 기전	체온 보존 수단	체온 방출 기전
혈관수축	피부에서 인체의 심부로 혈류를 전환하여 중심부의 열을 보존	혈관확장	피부 혈관이 확장하여 혈액의 온도가 감소
기모(모발)	체모를 세워 따뜻한 공기 보존	발 한	땀이 기체로 변하면서 인체의 열에너지를 흡수
근육운동	근육의 떨림으로 열을 생산	열생산 감소	떨림과 화학적 열 발생이 억제되어 열생산이 감소
인체세포	음식물을 열에너지로 변환함	심박출량 증가	피부의 혈액순환을 증가시켜 열배출 도움
피부접촉	피부에 태양열, 불, 더운 공기, 더운 음식이 접촉 시 열을 흡수함	호흡량 증가	호흡량이 증가하면 따뜻한 공기가 배출되고 물이 증발함

3 체온 측정

열은 우리 몸이 보내는 대표적 이상 신호이다. 정상 체온보다 체온이 높으면 열이 난다. 열이 날 때는 체온을 측정하여야 한다. 체온 측정은 체온계 종류에 따라 조금씩 차이가 난다.

수은 체온계(2020년부터 사용금지)		전자 체온계	
구강 측정	액와 측정	고막 측정	비접촉 측정
더운 음식 및 수분 섭취 후 측정시 부정확	안전한 측정 방법이지만 시간이 오래 걸림	비교적 정확한 측정가능, 귀지 많을시 오차 발생	감염 위험은 낮으나 외기 온도, 거리에 의해 오차발생
구강은 가장 정확한 측정 가능, 입속에서 깨물거나 찔렸을 때 수은 중독, 신경계통 장애 유발		빠른 측정이 가능하나 측정 방법따라 오차 발생	적외선 방식, 생활온도 물온도 측정까지 가능

☞ **정상 체온은 나이에 따라 조금씩 달라진다.** 1세 이하는 37.5℃가 정상 체온이지만, 7세가 넘으면 어른과 비슷한 36.6~37℃가 정상이다. 70세 이상은 이보다 더 낮은 36℃가 정상적인 체온이다. 체온을 재는 위치에 따라 정상 체온은 조금씩 다르다. 일반적으로 항문은 36.2~37.7℃, 구강은 35.7~37.3℃, 겨드랑이는 35.2~36.7℃ 사이일 때 정상 체온으로 간주한다.

◆ 수은 체온계는 위험

수은체온계는 항문에 넣어야 가장 정확하다. 하지만 유리 재질이라 깨질 경우 수은에 노출될 위험이 있기 때문에 피하는 게 좋다. 2020년부터는 **'미나마타협약'**에 따라, 의료기관에서도 수은혈압계와 수은체온계 등 의료장비는 사용이 금지된다. 항문으로 측정할 때 영 · 유아에게 직장 내 2cm 내외(괄약근을 약간 지난 곳)로 온도계를 삽입해야 정확한 측정이 가능하다.

구분	체온측정방법	
	고막식	비접촉식
방법	① 전원 버튼 누름 ② 감지부 귓구멍 바짝 ③ 시작 버튼 누름 ④ 측정 체온 확인 ⑤ 온도 감지필터 소독	① 전원 버튼 누름 ② 학생 측면에 위치 ③ 이마에 초점 맞춤 ④ 3~5cm 간격 버튼 누름 ⑤ 측정 체온 확인
주의	측정 시마다 소독필요 과도한 귀지는 장애물 주위 온도 10~40℃	땀/머리카락 측정 방해 측정 5cm 넘지 않도록 주위 온도 10~40℃유지

◆ 전 자체온계는 겨드랑이가 정확

전자체온계는 겨드랑이에 넣고 재는 것이 좋다. 탐침을 겨드랑이 중간에 밀착해 재면 정확하다. 땀이 있으면 체온이 낮게 나오기 때문에, 측정 전에 겨드랑이를 가볍게 두드려 닦는 게 좋다.

◆ 고막 체온계는 귀 잡아당기고 측정

고막체온계, 적외선 이마체온계, 비접촉식 체온계 등은 정확하게 측정하지 않으면 부정확하다. 고막체온계는 귀를 살짝 위로 잡아당겨서 외이도를 일직선으로 펴고 재야 정확하다. 이마체온계는 탐침 부분을 이마 중앙에 밀착하고, 측정 버튼을 누른 상태에서 관자놀이까지 문지르듯 3~5초간 잰다. 이마에 땀이 나면 정확도가 떨어진다. 비접촉식 체온계는 이마 중앙에서 2~3cm 떨어져서 측정한다. 2초 내외의 측정 시간 동안 이 거리를 유지해야 정확하게 측정된다.

4 열(더위) 손상(heat injury)

더운 환경에 인체가 노출되었을 때 발생하는 열 손상의 유형을 열경련, 열피로, 열사병의 3가지로 분류한다. 열 손상은 주로 노인이나 영아, 비만한 사람이 발병할 가능성이 크며, 무리한 운동을 하는 사람들에게도 많이 발생한다.

인체가 견딜 수 있는 체온의 상한은 41℃이다. 41℃ 이상인 고체온에서는 체세포의 장애, 전신성 피하출혈이나 장기의 부전이 일어난다. 42.2℃ 이상의 고체온이 지속되면 혼수상태에서 죽음으로 이른다(통상 일사병의 의학적인 용어는 열실신, 열피로라 한다).

열경련(heat cramp)

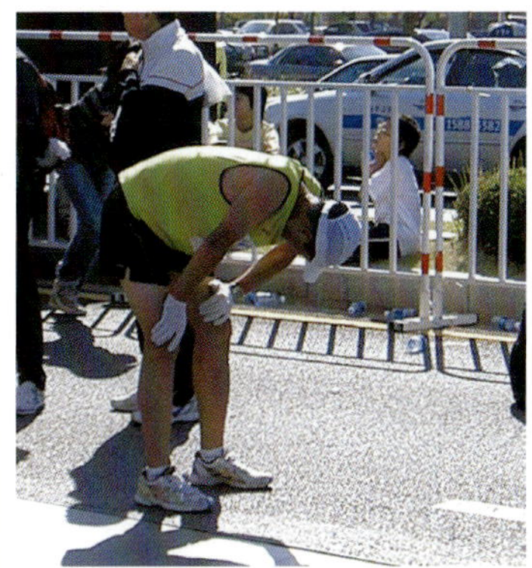

우리 몸은 더우면 땀을 흘려 체온을 발산시킨다. 땀을 너무 많이 흘리게 되면 전해질을 잃어버리게 되고 몸에는 전해질의 균형이 깨어져 경련이 일어나게 되는데 이것을 열경련이라 한다.

여름철에 과도한 운동을 하면 수분과 염분 등이 땀으로 소실되면서 전해질이 고갈되고 경련을 유발한다. 주로 축구나 마라톤 등 강도 높은 운동을 할 때 발생하는 근육의 경련 및 통증이 여기에 속한다.

만약 몸에서 이런 전해질의 농도가 변하게 되면 우리 몸은 그것을 유지하려는 방향으로 작동한다. 이런 몸의 자동 조절 기능을 초과하는 분량, 즉 탈수나 구토 등으로 인해 필요한 양의 전해질이 부족해지면 몸에서 이상이 발생하게 된다.

열경련의 증상과 징후

- 얼굴이 창백해지고 식은땀으로 피부가 축축해진다.
- 호흡이 약하고 맥박이 느려진다.

열경련의 응급처치

- 시원한 곳으로 옮기되 체온을 지나치게 떨어지게 하면 안 된다.
- 옷을 느슨하게 하고 발 쪽을 약간 높게 한다.
- 의식이 있어 물을 마실 수 있으면 전해질 보충을 위해 티스푼으로 1/2~1/4 정도의 식염을 물 한 컵에 타서 마시거나 이온음료(스포츠음료)를 마시게 한다.
- 의식이 없을 때는 주사(수액)로 전해질 용액을 공급한다.

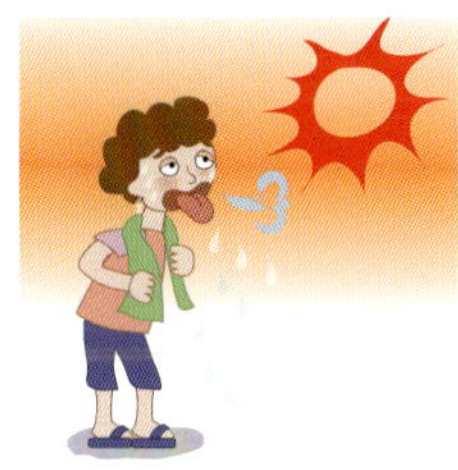

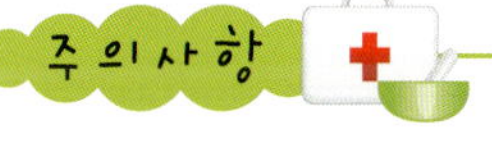

열(더위)손상 예방을 위한 주의사항

- 고온과 관련된 질병은 모두 예방이 가능하므로 바깥온도가 높을 때는 과도한 신체 활동을 피한다.
- 운동 전에 염분과 포도당이 든 음료를 충분히 섭취하고 미리 스트레칭을 한다.
- 더위에 오래 있지 않도록 하고 규칙적으로 수분을 150~200mL 섭취한다.
- 고온다습한 환경이나 하루 중 제일 더운 시간에는 과도한 신체 활동을 하지 않는다.

열피로 · 일사병 · 열허탈증(heat exhaustion)

오랜 시간 동안 머리와 전신에 직사광선을 받으면 갑자기 어지러워지면서 눈앞이 캄캄해지는데, 보통 이런 현상을 '열피로' 또는 '열실신'이라고 한다. 열실신이란 몸이 갑자기 뜨거운 기온에 노출되면 말초혈관이 확장되어 혈액이 다리 쪽으로 몰려 나타나는 증상이다. 뇌에 혈액이 제대로 공급되지 않아 실신하게 되는 현상으로 체온조절장치 이상으로 나타난다. 일부에서는 열피로를 일사병이라고도 한다.

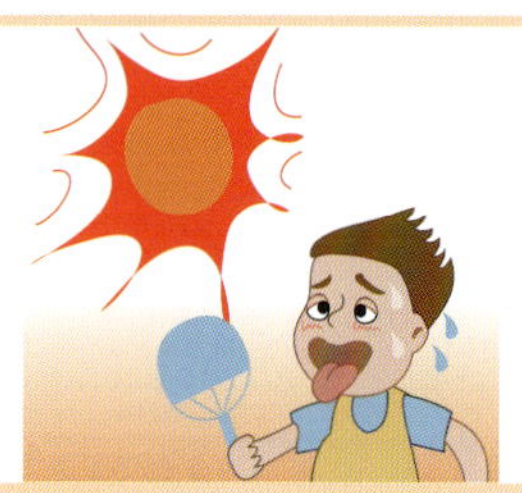

열피로의 증상과 징후

- 체온이 상승하고, 열이 나고, 한기가 든다.
- 어지러움을 느끼고 얼굴이 창백해진다.
- 머리가 아프고, 전신에 힘이 없다.
- 심한 경우에는 경련이 나타나고 의식이 소실된다.

열피로의 응급처치

- 일시적인 것으로 그늘에서 휴식을 취하고 수분을 보충해 주면 대부분 의식을 회복한다. 체질적으로 정상이 아닌 사람들이 더 잘 발생하며 재발 가능성이 높다.
- 먼저 시원한 그늘에 옮겨 다리를 높게 하고 물수건이나 부채 등을 이용해 열을 낮춘다.
- 물을 마시게 하되 알콜이나 뜨거운 음료는 주지 않는다.
- 의식이 없을 때는 먹을 것을 주면 안 된다.

열사병 · 울혈증(heat stroke)

직접 태양에 노출되거나 뜨거운 공간에서 강한 열에 장기간 노출된 경우, 주로 발생한다. 피부가 뜨겁고 건조하며 갑자기 중풍이 오듯 대뇌 허혈증상으로 인해 무의식 상태로 빠져든다. 더위로 인한 질환 중 가장 치명적으로 사망에 이를 수 있다.

고온다습한 환경에서 심한 육체노동을 하면 인체의 체온조절기능 장애로 체온이 40℃까지 상승해도 땀이 나지 않아 피부가 마르고 뜨거워지며, 40℃ 체온이 급격하게 상승하여 세포들을 파괴하고 의식이 회복되지 못하는 경우가 많아서 신속한 응급처치가 필요하다.

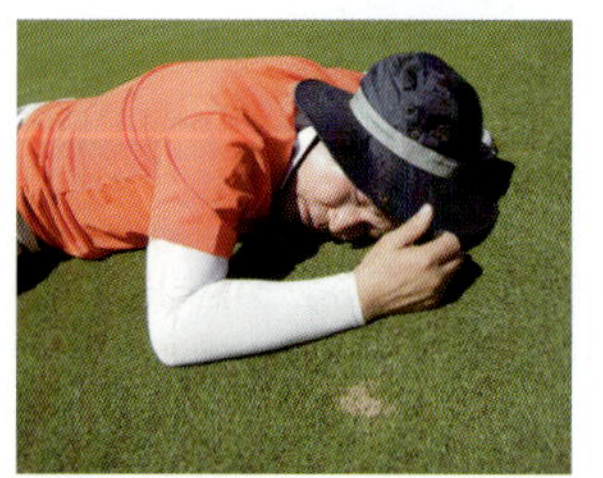

열사병의 증상과 징후

- 피부는 뜨겁고 건조하며 붉은색으로 변한다.
- 의식은 혼수상태로 통증자극에 반응이 없다.
- 땀 분비가 없다(열피로는 땀 분비가 많다).
- 체온은 40℃ 이상 상승한다.
- 초기 맥박은 빠르고 강하나 시간이 경과할수록 약해지고 혈압은 저하되며 경련이 일어날 수 있다.

열사병의 응급처치

- ABC's를 확인한다.
- 체온 하강이 가장 중요하며 우선 환자를 서늘하고 그늘진 곳으로 옮긴다.
- 적극적인 냉각요법(얼음 목욕, 물뿌리기와 바람불기)을 통해 체온을 빨리 39℃ 아래로 떨어뜨리고 즉시 병원으로 이송한다.
- 의복을 제거하고 젖은 수건이나 시트로 환자를 덮고 바람을 불어준다(부채, 선풍기).
- 순환이 정지되면 신속히 심폐소생술을 시행하고 병원으로 신속히 이송한다.

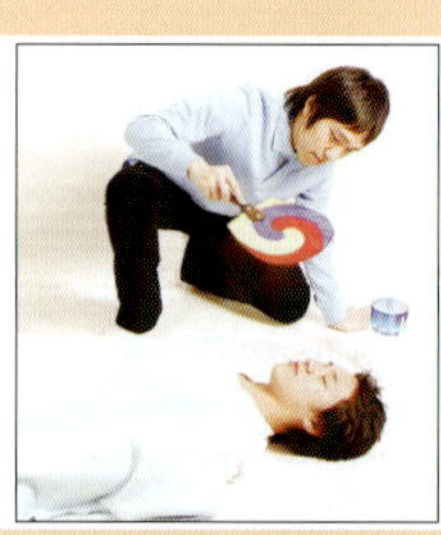

폭염(暴炎)과 열대야

폭염

폭염은 햇볕쪼일 폭(暴), 불탈 염(炎)으로 심한 더위를 뜻하는 폭서, 불볕 더위를 말한다. 폭염은 열사병, 열경련 등의 온열질환을 유발할 수 있으며, 심하면 사망할 수도 있다. 또한 가축 · 수산물 폐사 등의 재산피해와 함께 여름철 전력 급증 등으로 생활의 불편을 초래하기도 한다. 기상청의 폭염 특보는 아래와 같이 발생한다.

폭염특보	폭염주의보	폭염경보
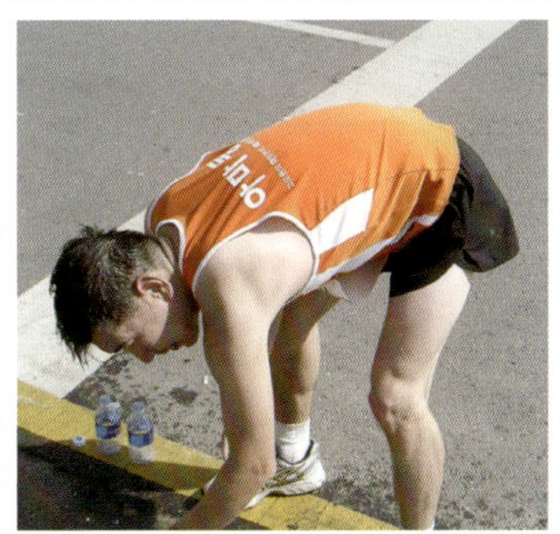	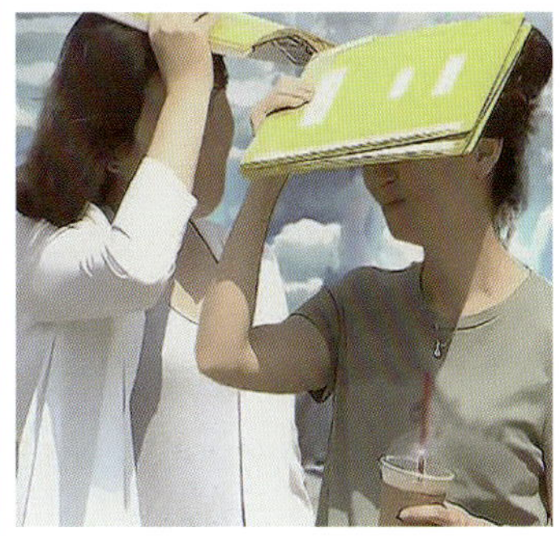	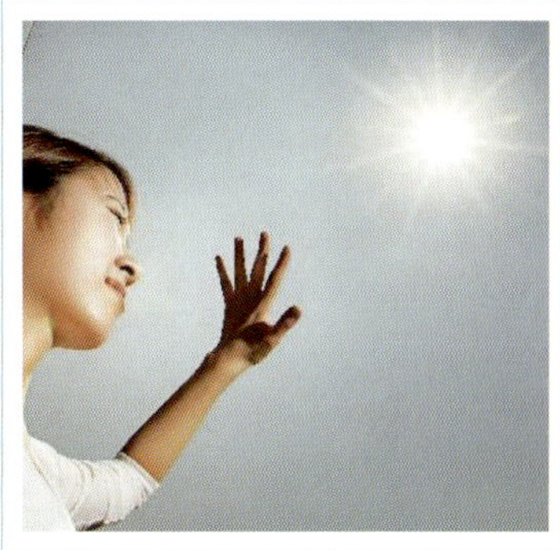
'하루 최고기온'과 '열지수'를 기준으로 발령(기온과 습도로 인해 열로 인한 스트레스를 수치화한 것)	6~9월에 일일 최고기온이 33℃이상이고, 열지수(Heat Index)가 32℃ 이상인 상태가 2일 이상 지속될 것으로 예상될 때	6~9월에 일일 최고기온이 35℃이상이고, 열지수(Heat Index)가 41℃ 이상인 상태가 2일 이상 지속될 것으로 예상될 때

열대야

하루 최고 기온이 30℃ 이상인 한여름 기간에 야간에도 최저 기온이 25℃ 이하로 내려가지 않아 마치 열대지방의 밤처럼 잠들기 어려운 여름밤을 가리킨다. 우리나라의 경우 장마 후 고온다습한 북태평양 고기압이 발달했을 때 공기의 흐름이 원활하지 않은 도시에서 찜통 더위가 많이 일어난다.

폭염(열대야) 피해

폭염(열대야)은 더운 땡볕 찜통더위에 농업에 종사하거나, 밀폐된 공간 또는 환기가 되지 않는 곳에 거주하는 노령자 또는 더운 여름날 문이 잠겨진 차량에 갇힌 어린이, 65세 이상의 노인, 만성질환자 등이 많은 피해를 받는다. 이러한 온열 질환으로는 중추신경계 이상(열사병), 수분부족으로 인한 탈수(열탈진), 근육경련(열경련), 급성피로(열실신)가 대표적이다. 열사병은 심한 경우 사망하기도 한다.

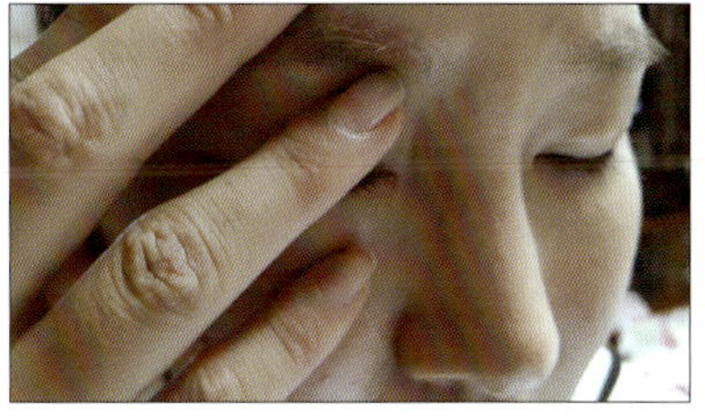

무더위 안전상식

- 냉방기기 사용 경우, 실내 · 외 온도차 5℃ 내외로 유지.(건강 실내 냉방온도 26℃~28℃ 적당)
- 무더위에는 카페인이 들어간 음료나 주류를 삼가, 생수나 이온음료를 마신다.
- 혈압약 · 이뇨제 · 정신과 약 복용자는 탈수나 어지럼증을 특히 조심한다.
- 여름철에는 음식이 쉽게 상하기에 외부에 오랫동안 방치된 것은 먹지 않는다.

폭염(열대야) 예방 및 현장 대응 방법

평소보다 적은 양의 음식을 균형있게 먹는다. 과식은 신체를 피로하게 하기 때문이다. 수분 보충을 위해 평소보다 물을 많이 마신다. 더위에 땀을 많이 흘리거나 어지러우면 바로 에어컨이나 선풍기가 있는 시원한 실내에서 신체의 온도를 낮추도록 한다.

야외활동 중지	충분한 수분섭취	주차된 차량 안 승차 금지
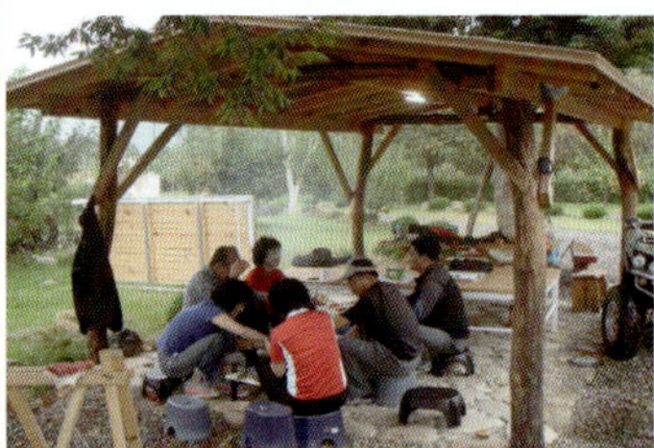	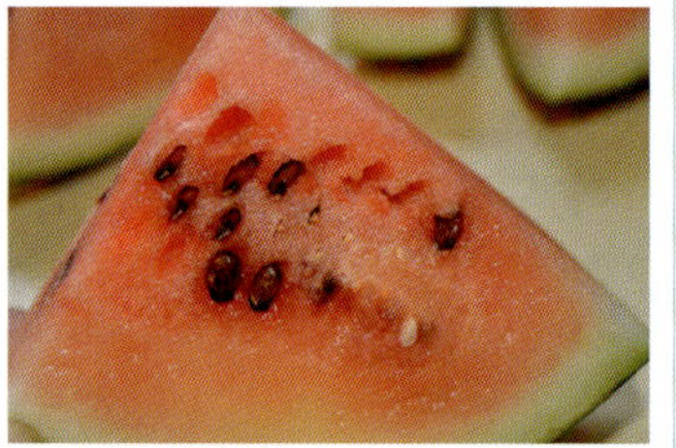	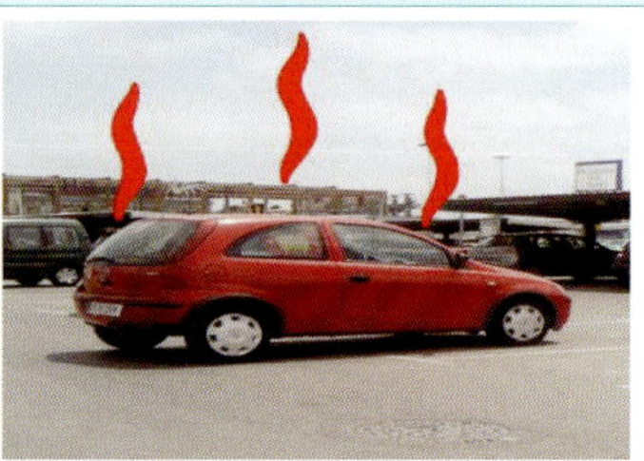
직사광선이 많은 밖에서의 활동(오후1~4시)을 중지하고 신체의 온도를 낮추기 위해서 시원한 실내 또는 그늘에서 충분한 휴식을 취한다.	땀을 흘리면 염분과 미네랄이 많이 배출된다. 소금을 먹는 것도 좋지만, 적당한 영양분과 염분 미네랄의 전해질음료나 설탕물을 섭취한다.	주차된 차량에 어린이나 애완견 등을 두지 않는다. 높아진 실내온도로 인해 온열사고가 발생할 수 있다. 평소에 창문을 조금 열어둔다.

☞ 온열사고 예방을 위해 물(술, 카페인 음료는 제외)을 평소보다 자주 많이 마시고, 한낮(낮 12~17시 사이)에는 외출이나 논밭일, 비닐하우스 작업은 하지 않는다. 외출 시는 헐렁한 옷차림에 챙이 넓은 모자 또는 양산을 쓰고 물병(생수)을 반드시 휴대하도록 한다.

불쾌지수(DI: discomfort index)

불쾌지수는 기온과 습도를 이용하여 사람이 불쾌 감을 느끼는 정도를 수량화로 표시한 값으로 온습도지수(THI)라고도 한다. 불쾌지수를 일반적으로 실내의 무더위 기준으로서만 사용되지 복사나 바람 조건은 포함되어 있기에 사용에 유의하여야 한다. 불쾌지수가 80 이상이면 불쾌감을 느끼면서 조그마한 일에도 예민해지거나 짜증을 낸다.

단계	불쾌지수	불쾌를 느끼는 정도
매우높음	100~80	전원 불쾌감을 느낌
높음	75~80	50% 정도 불쾌감을 느낌
보통	70~75	불쾌감을 나타내기 시작함
낮음	65~70	전원 쾌적함을 느낌

자외선(UV)지수(Ultraviolet Index)와 자외선 차단(SPF)지수(sun protection factor, SPF)

- 자외선 지수는 태양에 과다 노출로 예상되는 위험에 대한 지표로 자외선 위험 노출 단계는 5개(낮음, 보통, 높음, 매우 높음, 위험)단계로 나눈다. 특히 흰 피부의 사람들은 자외선 지수를 확인한 뒤 야외 활동을 하는 것이 바람직하다.

지수	노출 정도	피부손상(분)	권고 사항
0~2	낮음	15~90	모자, 선글라스, 긴 소매 셔츠 착용
3~5	보통	10~60	모자, 선글라스, 몸 전체를 가리는 옷 착용, 그늘 밑에 있음
6~7	높음	07~40	모자, 선글라스, 몸 전체 가린 옷 착용, 그늘 밑에 있음, 태양광에 노출 제한
8~10	매우 높음	03~30	위 모든 방법들을 동원하여 태양광에 대한 노출 최소화 혹은 실내에 머무름

- 자외선 차단지수는 선크림에 매겨진 등급으로 선크림이 자외선으로부터 피부를 어느 정도 보호하는지를 나타낸다. 피부의 색과 나이에 따라 30~50 사이의 SPF를 주로 권장한다. 선크림은 야외 활동하기 30분 전에는 발라야 효과가 뛰어나다. 차단 지수 1은 15분간의 지속력이 있다. 보통의 생활에서는 30 정도를 쓰면 무난하다.

5 한랭(추위) 손상(cold injury)

온도가 낮은 저온 환경에서 장시간 노출되면 방어기전이 억제되어 체온이 떨어지게 된다. 수분은 공기보다 온도 전도율이 25배 정도 높아서 체온이 빠른 속도로 떨어지게 된다. 체온이 35℃ 이하로 저하되면 저체온증이 발생하며 신체 일부분이 동결되어 동상과 동창이 발생한다.

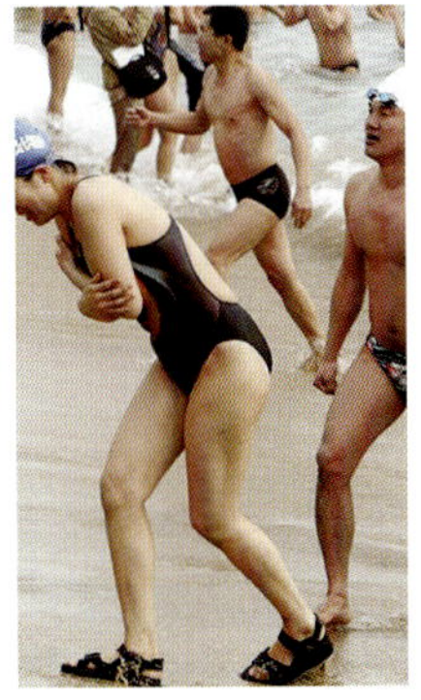

체온손실은 피부를 통해 순환되며, 전도(낮은 온도의 물에 잠겼을 때), 대류(추운 날 얇은 의복을 입었을 때), 기화(물이 증발하면서 신체의 열을 잃게 되어 한기를 느낄 때), 호흡(폐 속에 따뜻한 공기를 호기로 내쉬게 되어 체 열을 잃음), 복사(열이 차가운 물체로 이동하는 것으로 추운 방에 서 있는 사람의 경우)의 기전에 의해 발생된다.

Tip

한랭(추위) 손상

피부가 추위에 노출되면 온도 하강에 대한 반응으로 신체는 열을 추가로 생성하기 위해 다수의 보호 기전을 이용한다. 근육은 떨림으로 열을 추가 생성하고 피부의 작은 혈관이 좁아져(수축), 보다 많은 혈액이 심장과 뇌와 같은 실질 장기로 방향을 전환한다.

그러나 덜 따뜻한 혈액이 피부에 닿기 때문에 손가락, 발가락, 귀, 코 등의 부위는 보다 빠르게 냉각된다. 체온이 약 88℉(약 31℃)미만으로 떨어지면 이 보호 기전이 작용을 중단하고, 신체는 스스로 보온을 할 수 없기 때문에 83℉(약 28℃) 아하로 떨어지면 사망할 수 있다.

동창(chilblain)

동상의 전단계로 조직의 수분은 결빙되지 않아 조직괴사가 발생하지 않은 상태이고, 통증이 심하지 않아 발병을 인지하지 못하는 경우가 많다. 동창은 주로 귀나 코에서 빈번히 발생하며, 손상된 피부가 창백하게 보인다. 찬물에 지속적으로 노출되거나 겨울산행자, 사냥꾼, 군인들에게 자주 발생한다.

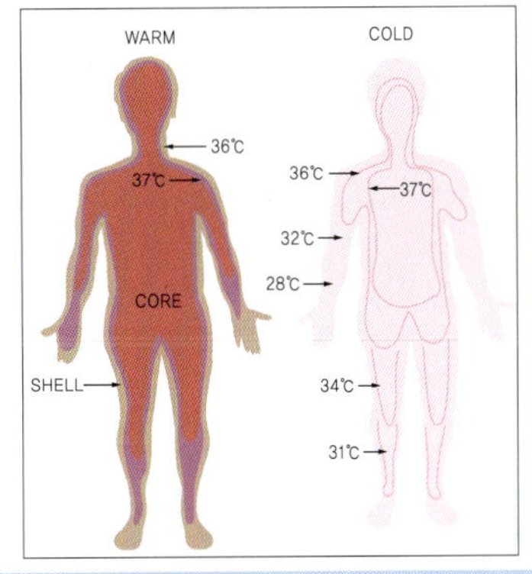

동창의 증상과 징후

- 환부 부위 말단 부위부터 붉어지고 근질근질한 증상이 동반된다.
- 심한 동창은 물집이 잡히기도 하며 저리고 화끈거리며 감각둔화가 나타난다. 대부분 완전한 회복이 가능하다.

동창의 응급처치

- 말단 부위를 따뜻하게 하고 38~42℃의 따뜻한 물에 담근다(직접 열을 가하지 않고, 물의 온도는 온도계로 정확히 측정 함). 붉은색이 회복될 때까지 시행한다.
- 재결빙될 가능성이 있으면 뜨거운 물에 담그지 않는다.
- 너무 심하게 문지르지 말고 잘 말려준다.

동상(frostbite)

동상은 가장 심한 한랭손상으로 피부가 실제로 얼어버린 결빙 상태를 뜻한다. 영하 2~10℃ 정도의 심한 추위에 노출되어 혈액이 얼어 혈액공급이 없어진 경우를 말한다. 손상을 받은 세포가 괴사되거나 정상적인 기능을 상실하게 되는 것으로 가장 잘 발생하는 부위는 손끝, 발가락, 코끝, 귀 등이며 추운 환경에 지속적으로 노출된 경우에 발생한다. 중증인 경우는 피부 심층까지 손상되거나 심하면 근육이나 골격까지 손상되기도 한다.

신체조직은 섭씨 영하 2도(화씨 28도) 이하가 되면 얼기 시작한다. 세포 내에 얼음 결정이 생겨 손상이 발생하고 이 세포들이 재 가온을 통해 세포가 터지게 되면서 추가적인 손상이 일어난다. 체액과 단백질이 손상된 혈관으로 새어나와 부종과 수포를 일으키면서 동상이 생기게 된다.

동상의 4단계

표재성 손상		심부 손상	
	1단계(1도) : 부분적인 피부의 동결, 발적, 부종, 수포나 괴사는 없으며 때때로 손상 발생 5~10일 후에 피부 박탈은 있을 수 있음		**3단계(3도)** : 피부전층의 손상 및 피하층의 동결, 자주빛 혹은 출혈성 수포, 피부괴사, 청회색으로 변색
	2단계(2도) : 피부전층의 손상, 발적, 부종, 맑은 액체가 들어 있는 작은 수포, 피부박탈 및 흉터를 일으키는 수포		**4단계(4도)** : 피부전층, 피하층, 근육, 인대와 뼈의 동결, 부종은 거의 없음. 초기에 얼룩덜룩한 반점, 혹은 청색증, 이후 점차 검은색으로 변함

동상 증상과 징후

- 주요 증상은(약 75%) 무감각으로 초기에는 가벼운 통증, 온도에 대한 감각의 손실을 가져온다.
- 부분적인 조직 손상의 경우 간헐적인 통증이 생기며, 정상감각, 따뜻함, 수포가 초기에 생기는 경우에는 좋은 예후를 나타내지만, 출혈성 수포, 부종 형성이 안 되는 경우는 예후가 나쁘다.

동상 응급처치

- 동상 부위에 절대로 충격을 가하지 않고 뜨거운 물(섭씨 39 ~ 42℃)에 30~60분 동안 담근다.
  - 갑자기 불을 쬐고 따뜻한 물에 담그거나 동상 부위를 비비면 얼었던 부위가 바로 녹으면서 프로스타글란딘과 같은 물질이 세포에서 발생해 혈관벽을 손상시킨다.
- 몸을 녹이기보다 마른 수건으로 동상 부위를 감싼 후 빨리 병원으로 이송한다.

〈 동상 응급처치 주의사항 〉 세포의 60%는 수분으로 동상은 세포 내부의 수분이 결빙되어 고체(얼음)가 된 상태이기에 동상 부위를 외부에서 비비거나 충격을 가하면 세포 내의 고체가 세포막을 파괴한다. 따라서 동상 부위를 비비는 것 자체가 세포의 손상유발과 손상을 심화시킨다.

- 추운 곳에서 담배를 피우면 말초혈관을 수축시켜 동상의 위험이 커지며 등산 중 음주 역시 열을 빼앗기고 순환장애가 발생해 동상 및 동사의 위험이 커진다.
- 두꺼운 옷보다는 가볍고 느슨한 옷을 여러 벌 껴입고 목도리와 모자 등을 이용한다.

저체온증(hypothermia)

중심체온이 35℃ 이하로 내려가면 중요 장기의 기능저하로 저체온증이 발생한다. 여름철이라도 건강하지 못한 사람이 바람이 많은 날 비를 맞는 경우에 쉽게 발생한다. 겨울철에는 외부온도가 영하로 내려가거나 물에 빠져 차가운 수온에서 일정한 시간이 경과하면 발생한다. 이때에는 얼어 죽는 동사(凍死) 전에 저체온증으로 사망한다.

중심체온이 30℃ 까지는 소생이 가능하지만 28℃ 이하에서는 자력에 의한 회복은 불가능하며 치료하지 않을 경우에는 혼수상태에 빠져 사망하게 된다.

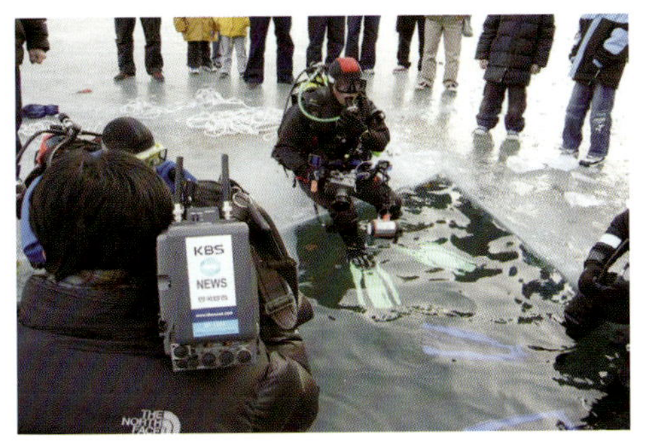

겨울철 스쿠버 활동은 저체온증 유발 가능성 높음

중심체온 감소에 따른 생리적 현상

체 온	증 상	자신이 느끼는 감각
35~33℃	격렬한 떨림이 지속됨 생각이 활발치 못하여 건망증 나타남 걸음걸이가 비틀거림	추위를 심하게 타고 무감각해짐 분별력이 흐려짐
33~31℃	불규칙적인 경련이 일어남 비순응적이며 떨림이 감소 / 근육이 경직됨	건망증이 생기고 무력감 느낌 환각상태에서 환경적응 안됨
31~29℃	생체징후가 파괴됨 근육이 경직되고 맥박과 호흡이 느려짐 청색증이 나타나면서 호흡수 감소	졸음이 쏟아짐 혼미하여 사람을 알아보지 못함
29~27℃	의식 불명상태에 빠짐 심장박동 불규칙 / 동공반사 소실	의식 없음
27℃ 이하	심장 기능 소실과 함께 호흡 기능 상실 부종과 폐로부터의 출혈이 생김 혼수 및 죽은 것처럼 보임	의식 없음

저체온증 분류

분 류	증 상	처 치
경증(32~35℃)	사지 차가움, 오한, 대사량의 증가, 빈맥, 빈호흡, 가벼운 운동장애, 말초혈관 수축	추위로부터 격리 몸통에만 열 공급
중등증(28~32℃)	운동장애 심화, 피로, 대사량의 감소, 서맥, 오한소실, 말더듬, 기억상실, 허약감, 탈수	추위로부터 격리 능동적 외부 재가온(병원)
중증(28℃ 미만)	오한 완전소실, 행동부적절, 의식수준 저하, 근강직, 저혈압, 서맥, 부정맥(심실세동), 혼수	추위로부터 격리 능동적 내부 재가온(병원)

저체온증의 응급 처치

저체온증을 방치하면 심각한 결과를 초래할 수 있으므로 모든 환자들은 즉시 병원으로 이송한다. 응급치료를 현장에서부터 시행하지만 적극적인 체온 회복은 현장에서 시도해서는 안된다.

- 젖은 의복은 제거하고 신체를 건조시킨다.
- 환자의 움직임을 최소화(발견 당시의 체위유지)하고 조심스럽게 다룬다(거칠게 다룰 경우 심실세동과 같은 치명적인 부정맥발생 가능).
- 따뜻하게 가습된 산소를 공급한다.
- 젖은 몸은 닦아주고 몸과 머리까지 담요나 옷으로 감싸준다

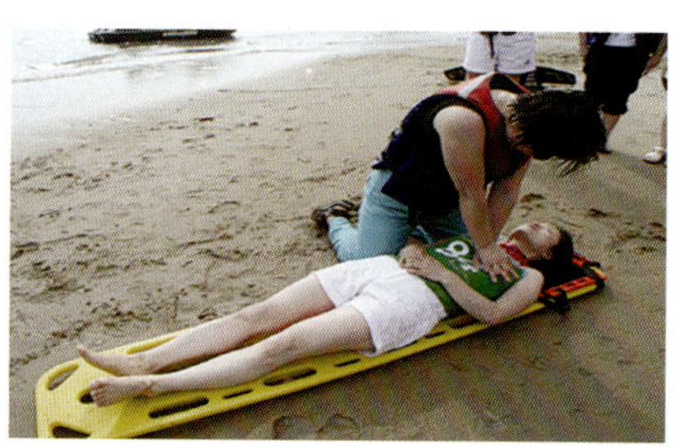
바닷물에 빠진 익수자를 응급처치하는 모습

체온손실 방지	체온회복(담요 등 보호)	따뜻한 보온병 등 사용
	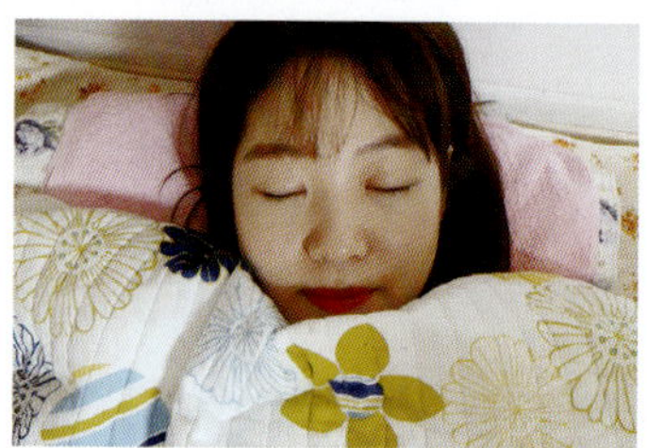	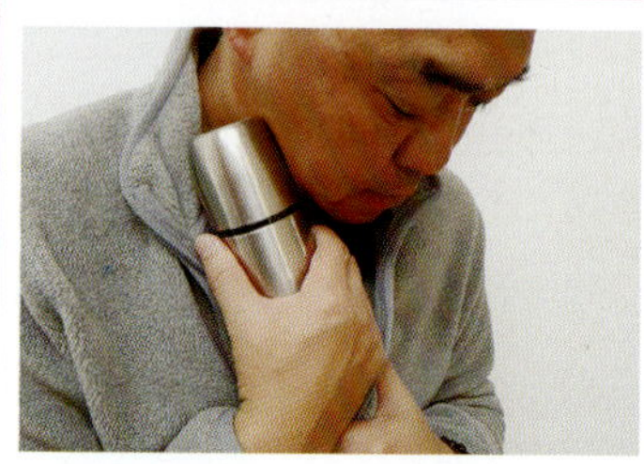
젖은 의복 제거, 신체를 건조시켜 따뜻한 환경으로 이동한다. 추위에 노출 되는 것을 방지한다.	체온 손실이 가장 많은 머리, 목, 가슴, 사타구니를 담요 등으로 감싸 보호한다.	젖은 옷은 벗기고 따뜻한 물병이나 수건 등으로 가슴 부위를 따뜻하게 한다.

☞ 21℃ 이하 찬물에서 저체온증 발생 시 호흡과 맥박이 없을 경우 즉시 심폐소생술을 실시한다.

겨울철 아닌 여름철에도 저체온증 사망 가능

의학적으로 저체온증은 체온이 내려가면 신체의 신진대사를 주관하는 모든 효소 활동이 중단되므로 중추신경과 뇌신경에 마비가 오면서 호흡과 심장박동이 줄어들고 결국 사망에 이른다. 성인의 경우 일반적으로 체온이 27℃ 이하로 내려가면 성인의 경우 30분~1시간 사이에 사망한다. 더욱이 탈수현상이 어른보다 빠른 아이들인 경우 그 시간이 단축된다.

특히 봄비, 여름 소낙비, 가을 산행은 저체온증에 노출되기 쉽다. 여름 소낙비를 장시간 맞거나 산행에서 땀을 많이 흘린 경우 젖은 옷으로 인해 옷과 피부 사이의 습도가 높아져 체온을 빼앗는 속도가 빨라지기 때문이다. 이외 여름에 술을 마시고 에어컨이나 선풍기를 틀어놓고 자는 경우에도 발생한다. 저체온증은 체온보다 낮은 체온을 장시간 방치할 경우 일어날 수 있는 것이다. 평소 야외활동시 날씨가 화창하더라도 보온용 옷과 비옷을 반드시 준비하도록 한다. 만약 산행 중 저체온증에 걸린 사람을 발견하면 옷을 벗기고 마른 수건으로 온몸을 닦은 뒤 마사지를 하고 보온 조치를 하도록 한다.

Ⅱ. 화 상

 화상(burn)

화상으로 주로 손상 받는 부위는 피부다. 화상은 열에 의해 피부세포가 파괴되거나 괴사되는 현상을 말하는 것으로 직접적인 열손상, 방사선, 부식성 화학물질, 전기 등에 의해서 신체 조직이 손상된 상태를 말한다. 즉 신체가 손상받지 않고 흡수할 수 있는 에너지의 양보다 많은 에너지에 노출된 경우에 발생하며 불이나 뜨거운 물에 의한 피하조직의 상해로 흔히 열상이라고도 한다.

화상의 분류

열화상 (thermal burn)	• 손상의 정도는 환자의 피부로 전달된 에너지의 양과 비례하며 화상유발인자의 3가지 요인(온도, 열에너지의 농축 정도, 접촉시간)에 의해서 결정된다. – 열탕화상: 가장 흔하게 발생하며, 뜨거운 액체가 원인 – 화염화상: 불꽃에 직접 손상을 입는 것 – 섬광화상: 순간적인 폭발로 인해 손상(천연가스, 화염성 액체 등) – 접촉화상: 뜨거운 물체에 피부가 장시간 노출되면서 발생	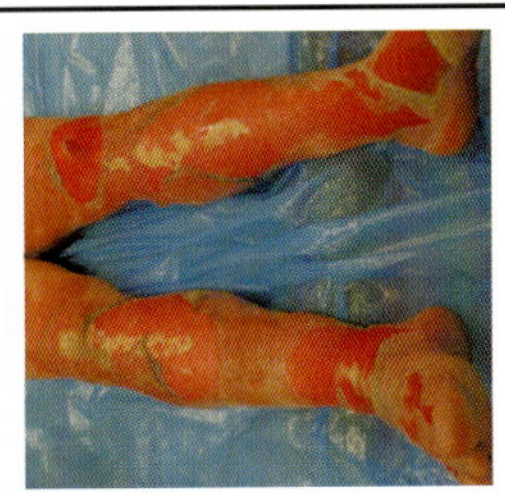 불에 의한 화상
전기화상 (electrical burn)	• 인체의 양쪽에 전압 차이가 발생하여 전기가 흐르면 열에너지가 발생하면서 광범위한 손상을 유발하며 신경계는 전기적 화상에 특히 민감하다. • 일반 가정에서 사용하는 낮은 전압에서도 화상을 입을 수 있으며 종종 심각한 후유증을 입게 된다. • 어린이의 경우 전기 플러그나 껍질이 벗겨진 전선을 입으로 물어 입술에 화상을 입는 경우와, 특히 우리나라의 경우 220V 콘센트에 젓가락, 철사 등의 전도체를 넣어 양측 손에 전기 화상을 입는 경우가 많다. • 성인의 경우 작업 중에 고압선에 직접 몸이 닿거나 철근 등을 들고 가다가 고압선에 닿아서 전기 화상을 입는 경우가 많다.	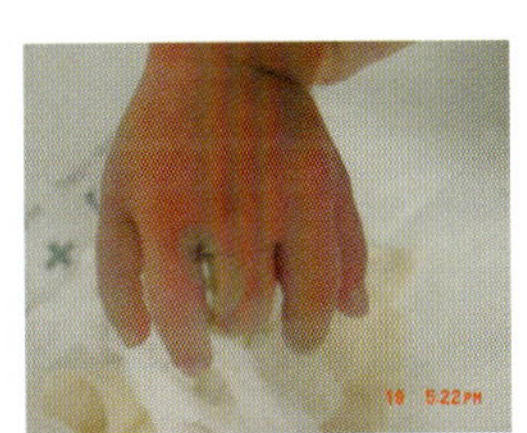 전기코드에 의한 화상
화학약물에 의한 화상 (chemical burn)	• 강산이나 강알칼리가 조직에 침투하면서 발생한다. • 괴사의 양은 화학물질의 유형, 노출시간, 농도와 활동기전에 관계하며 열손상과는 다르게 원인 물질이 중화될 때까지 손상이 지속된다. ☞ 강알칼리는 피부에 깊숙이 침투할 수 있으므로 강산보다 더 심한 화상 손상을 일으킨다.	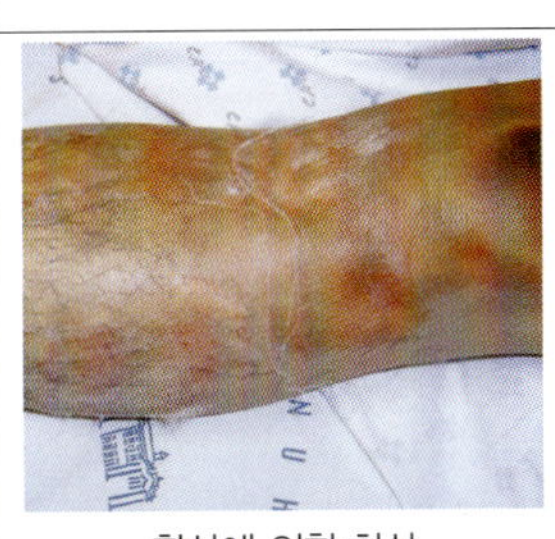 황산에 의한 화상

➲ 화상에 의한 사망의 50~80%가 흡입 화상으로 이는 주로 일산화탄소가스(CO)로 인한 질식과 화학적 기도손상 즉 기관-기관지염을 유발한다.

2 화상 깊이에 따른 분류

구분	1도 화상	2도 화상	3도 화상
사 진			
형 태	표피, 피하조직	수포	
원 인	태양열, 반사경	뜨거운 액체, 화염, 불빛	화학약품, 전기, 화염, 가열된 금속
깊 이	표피	진피	피하조직
통 증	심함(+)	매우 심함(++)	없음(–)
양 상	발적	발적, 수포(blister)	창백, 반흔, 투명, 양피지모양
예 후	흉터(–)	흉터(+), 변색, 탈모	심한 흉터(++)
치 료	자연 치유(3~6일)	깊이가 진행(2~4주)	피부이식 필요

화상 면적 산출 방법

손상된 피부의 총 표면적은 '9의 법칙'으로 신속히 계산될 수 있다. 성인은 신체 각 부위에 각각 9%씩 차지하여 99%가 되며 나머지 1%는 외부생식기로 한다.

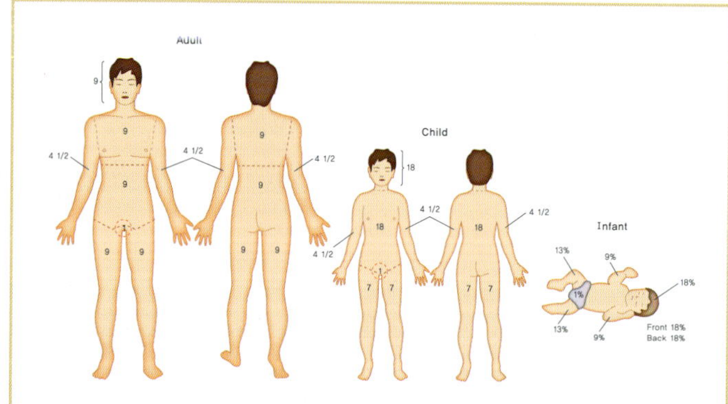

구분	성인(100%)	영아(100%)
두 부	9%	18%
상지(양측)	9%(총18%)	9%(총18%)
몸통 전면	18%	18%
몸통 후면	18%	18%
하지 전면(양측)	18%	14%
하지 후면(양측)	18%	14%
회음부	1%	0%

3 화상 환자의 분류

중증 화상 (major burn)	• 흡입화상이나 골절을 동반한 화상 • 손, 발, 회음부, 얼굴화상 • 영아, 노인, 과거 병력이 있는 화상환자 • 전기화상 • 체간과 상하지의 원통형 • 체표면적 10% 이상의 3도 화상인 모든 환자 • 체표면적 25% 이상의 2도 화상인 모든 환자 • 체표면적 20% 이상의 2도 화상인 10세 미만, 50세 이후의 환자 3도 전신 화상
중등도 화상 (moderate burn)	• 체표면적 2% 이상, 10% 미만의 3도 화상인 모든 환자 • 체표면적 15% 이상, 25% 미만의 2도 화상인 10세 이상, 50세 이후의 모든 환자 • 체표면적 10% 이상, 20% 미만의 2도 화상인 10세 미만, 50세 이후의 모든 환자
경증 화상 (minor burn)	• 체표면적 2% 미만의 3도 화상인 모든 환자 • 체표면적 15% 미만의 2도 화상인 10세 이상, 50세 이후의 모든 환자 • 체표면적 10% 미만의 2도 화상인 10세 미만, 50세 이후의 모든 환자

4 화상 환자의 평가

1차 평가

- 기도확보 확인: 초기 기도확인 중 열손상이나 흡입손상을 확인한다.
- 호흡곤란일 경우 기도부종이 진행되어 기관삽관이 어려우므로 즉시 이송한다.

2차 평가(치명적인 경우 이송 중 시행)

- 의식과 반응 평가: 옷을 벗기고 온몸을 자세히 관찰(화상으로 호흡장애 발생 가능)한다.
- 화상범위 측정: 9의 법칙(rule of nine)
- 화상의 심도 측정: 통증 유무로 확인하는데 판단이 어렵다.
- 신체 주요 부위의 화상 확인: 얼굴(호흡기 화상을 고려), 손, 발, 관절, 생식기, 원통형 화상
- 경증환자, 중등도 환자, 중증환자로 분류

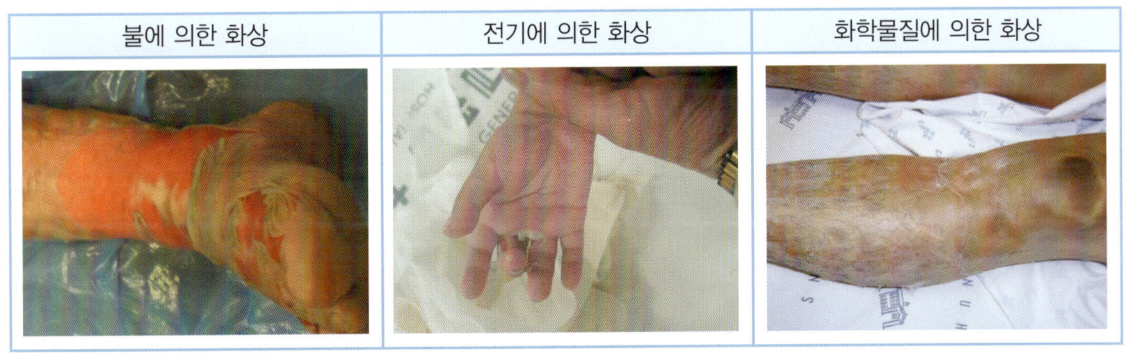

5 화상 응급처치

갑자기 화상을 입으면 처치방법을 몰라 당황한다. 이때 가장 먼저 화상이 더 진행되지 않도록 조치한다. 화상 부위를 건조시키고 소독거즈(화상거즈)로 덮어 열의 손실을 막고 감염의 위험을 최소화시키고 즉시 화상 전문병원으로 이송한다.

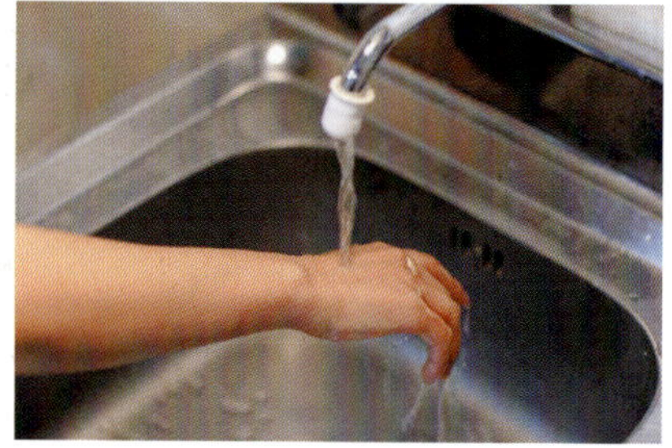
화상부위 열을 식히는 모습

☞ 열기를 식힌다고 얼음/얼음물로 식히는 경우는 바람직하지 않다. 상처 회복위해서는 혈액 순환이 잘되어야 한다. 차가운 물은 혈관을 수축시켜 회복이 늦어질 수 있기 때문이다.

유형별 화상의 응급처치

구분	내용
열화상 응급처치	• 화재나 뜨거운 증기, 기름, 물 등에 의해 주로 어린이에게 많이 발생한다. 어린아이들은 화상부위를 찬물에 10분 이상 담그지 않는다. 체온 손실로 인한 저체온증에 빠질 수 있다. • 화상부위를 즉시 찬물로 식힌다. 3도 화상인 경우는 감염 위험이 있으므로 찬물에 담그지 않는다. • 화상부위의 물집은 터트리지 않는다. 세균감염 위험이 있기 때문에 작은 화상은 축축한 드레싱을 하지만 손바닥의 5배 정도로 크면 소독된 거즈 등으로 화상부위를 덮어 감염을 최소화한다.
화학약품화상 응급처치	• 염산이나 황산 또는 강알칼리에 의한 화학화상일 경우 연기가 호흡기나 눈에 화상을 일으킬 수 있다. 손, 발, 관절 등의 화상은 48시간이 지나면 수축의 힘으로 구축성 변형을 방지하기 위해서 부목을 사용하여 관절을 적절한 위치로 고정하여야 한다. • 손상된 부위를 흐르는 물로 씻는다. 높은 압력의 물은 화학물질이 피부 깊숙이 침투할 수 있으므로 주의한다. • 옷은 제거하고 통증이 사라진 후에도 10번 이상 씻어 준다. • 안전을 위해 장갑을 착용한다. 화학물질이 눈에 들어간 경우 실명을 가져오므로 15분 이상 물로 씻고 눈을 만지지 못하게 한다.
전기화상 응급처치	• 감전사고는 전기에너지에 의해 부정맥으로 심정지를 발생시킬 수 있다. 근육을 수축시키고 뼈가 부러지거나 빠질 수 있으며 조직에 손상을 주기 때문에 매우 위험하다. 안전한 곳으로 환자를 이동시켜 응급처치한다.

화상 시 즉시 이송해야 할 경우

- 광범위한 부위의 3도 화상
- 얼굴, 관절, 손, 발 화상이 있는 환자
- 노인, 소아화상 환자
- 외상이 동반된 화상 환자
- 연기를 많이 흡입한 환자
- 증기, 화염화상 환자
- 기존 질병이 있던 화상 환자

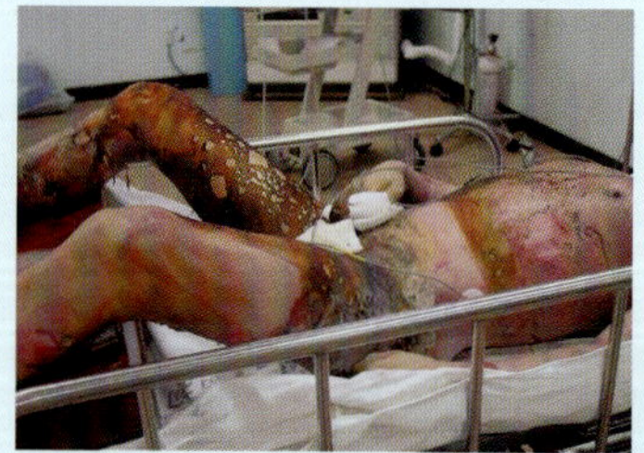
중증의 화상

현장에서의 일반적인 응급처치

- 구조요원과 환자의 안전을 위해 위험요인(건물붕괴, 오염, 전기손상) 유무를 살핀다.
- 화염 진화 후 화상이 진행되는 다른 원인이 없는지 확인한다.
  - 가죽제품(구두, 허리띠, 시계끈 등)은 수 시간 동안 열손상을 유발할 수 있다.
  - 귀금속(시계, 반지 등)도 열을 전도하므로 제거한다.
- 국소화상이 아닌 경우 환자의 몸 전체(누워있는 환자의 뒷면 포함)를 검사한다.
- 화상을 입은 환자의 옷은 모두 벗긴다. 벗겨지지 않는 경우 주변을 잘라낸다.
- 의식 유무를 확인한 후 기도확보에 유의하고 일산화탄소중독 가능성을 확인한다.

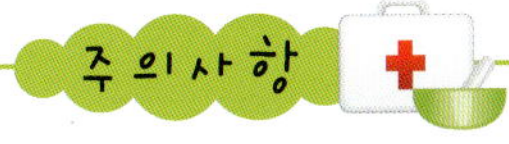

화상 환자의 응급처치 시 주의사항

- 화상부위에 얼음주머니를 올려놓을 경우 피부가 벗겨진 상태이므로 저온손상에 주의한다.
- 민간요법(소주, 참기름)은 환부의 상태를 악화시키고 2차 감염을 유발하거나 피부에 손상을 준다.
- 안면 화상은 부종으로 인한 호흡장애의 가능성이 있으므로 상체를 반쯤 일으킨 상태로 이송한다.
- 화상 직후에는 음식물과 물을 먹지 않는 것이 좋으며 술은 금기하고 물집은 터트리지 않는다.
  - 물집은 화상을 소독한 상태로 보호하는 역할을 한다.

대부분 화상은 가정에서 일어나는 경미한 화상으로 병원에서 진료가 필요하지 않는다.

다만 5세 이하 55세 이상의 환자, 호흡곤란 환자, 화상 이외의 손상, 전기에 의한 손상, 성기 화상, 아동학대에 의한 화상, 폐쇄된 공간에서 화재나 폭발 화상에서 연소물질로 인한 호흡기 손상일 경우에는 반드시 병원으로 이송하여 전문가의 치료를 받아야 한다.

화상센터의 전문처치가 필요한 경우

- 흡입화상이 의심되는 경우
- 안면부, 손, 발, 회음부, 관절 등의 2 · 3도 화상
- 전기화상이나 화학물질에 의한 손상
- 심장 질환, 호흡기 질환, 당뇨병 등의 전신적인 질병이 있는 환자
- 연부조직의 손상이나 골절 등이 동반된 경우
- 11~50세로 2 · 3도 화상이 20% 이상인 경우
- 50세 이상 혹은 10세 이하로 2 · 3도 화상이 10% 이상인 경우
- 3도 화상이 5% 이상인 환자
- 중증의 과거병력이 있는 환자가 화상을 입은 경우

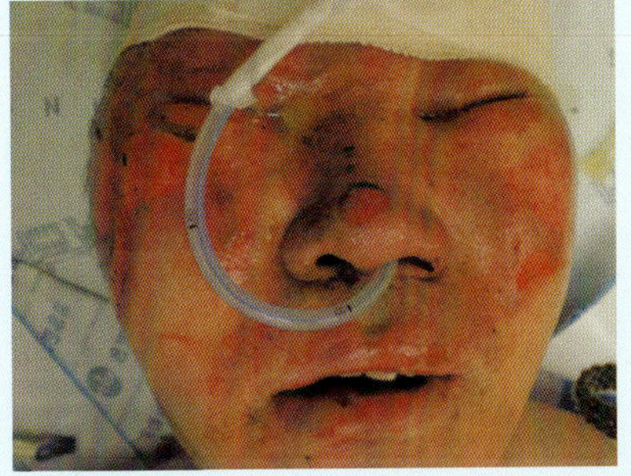

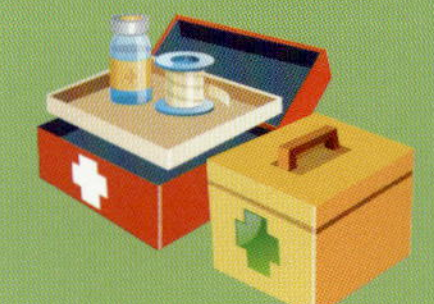

10 환자 이송

개 요

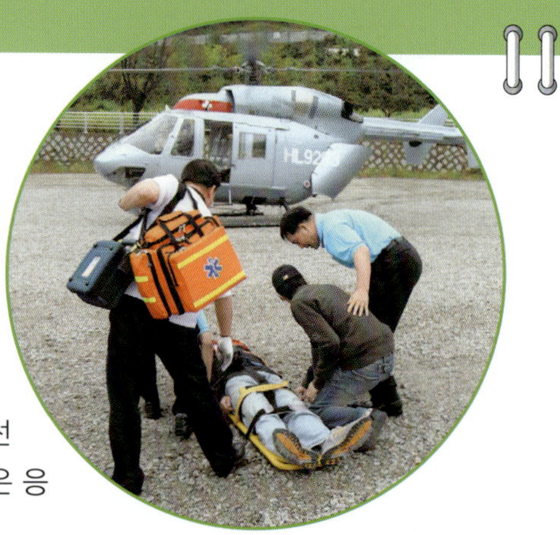

응급환자가 5분 이내에 전문적인 응급처치를 받기 위해서는 현장 응급처치와 함께 빠른 환자 이송이 이루어져야 한다. 하지만 우리나라(39.6%)는 선진국(20%정도)에 비해 예방 가능 사망률이 매우 높은 것은 환자 이송이 늦어짐에 따라 환자에게 가해지는 위험도가 높기 때문에 나타나는 현상이다. 환자 이송은 육상이송이 우선되어야 하지만 긴급한 시간이 요구될 때 빠른 항공이송은 응급환자에게 많은 시간적인 도움을 줄 수 있다.

환자 이송 시는 사고 현장 위험의 징후가 없다면 기본적인 응급처치를 시행한다. 또한 모든 환자에게 이송 중에 생길 수 있는 2차 손상을 예방하는 세심한 주의를 기울이고 동시에 사전에 병원이나 응급의료시스템에 미리 연락을 취한다. 특히 원거리 이송 때는 보온에 주의를 하여야 한다.

최초반응자는 응급환자의 신속한 이송을 위해 사고 위치, 상해 정도, 운반기구, 도움 인원에 따른 적절한 환자 운반법을 숙지하고 긴급 상황에서 일어나는 항공이송과 항공이송 중 일어날 수 있는 질병의 부작용과 함께 대처법을 숙지하여야 한다.

학습 목표

- 환자이송의 중요성 및 원칙에 관해 설명할 수 있다.
- 상황에 따른 응급환자의 긴급 및 응급이송의 구분과 중증도 분류를 설명할 수 있다.
- 환자이송 및 운반법을 이해하고 적용할 수 있다.
- 들것(긴 척추 고정판, 분리형 들것)을 이용한 환자이송을 시행할 수 있다.
- 항공 이송(헬기)을 위해 구조요청 및 응급환자 이송 시 주의사항을 설명할 수 있다.

I. 환자 이송

1 환자 이송(patient transfer)

응급환자를 이송할 경우 자신이나 환자에게 어떤 위험이 미칠 수 있는지를 우선적으로 판단해야 한다. 안전에 위험이 없다고 하더라도 환자의 상태가 절박하지 않거나 응급처치자가 이송에 자신이 없을 경우(환자운반법 미숙 등)에는 가능하면 환자를 운반하지 않는다.

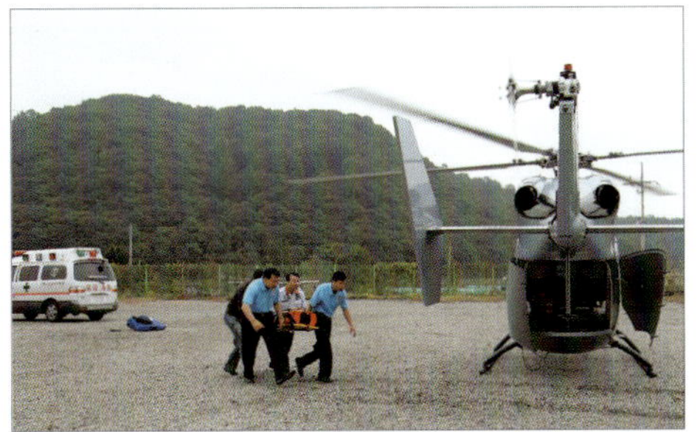

환자를 즉시 운반하지 않으면 중대한 위험에 처할 경우에는 신속한 응급이송이 필요하다. 이럴 경우 척추가 손상되어 영구적인 마비나 생명의 지장을 초래할 가능성을 항상 염두에 두어야 한다. 따라서 응급처치자는 생명에 위험이 없는 대부분의 경우라면 이송을 하지 않는 것이 좋다.

▶ 환자 이송의 원칙

- 환자가 위험에 처해 있거나 필요한 경우가 아니면 절대로 환자를 옮기지 않는다.
- 환자에게 처치할 내용이나 앞으로 진행될 내용을 설명하여 동의를 구한 후 행동한다.
- 여러 사람이 합쳐 구조해야 할 경우에는 한 사람이 운반을 통제하도록 한다.
- 척추손상 가능성이 없거나 척추보호가 가능할 때 운반하여야 한다.

환자 이송

환자 이송은 상황에 따라 긴급이송(emergency move), 응급이송(urgent move), 비응급 이송(non-urgent move)으로 나뉜다. 긴급이송은 척추손상을 악화시킬 수 있기 때문에 생명이 위급할 때 사용하며 응급이송은 간단한 척추고정을 할 시간이 있을 경우에 사용한다. 환자 이송에 가장 중요한 것은 척추손상을 보호하는 것이다.

긴급이송(emergency move)	응급이송(urgent move)
• 화재 등으로 주변이 위험할 경우 • 생명이 위급할 때 • 다른 생명이 위험한 환자의 응급 처치를 할 경우	• 자극에 반응이 없는 경우 • 부적절한 호흡 • 쇼크의 증상과 징후 • 환자의 상태가 점점 악화될 때

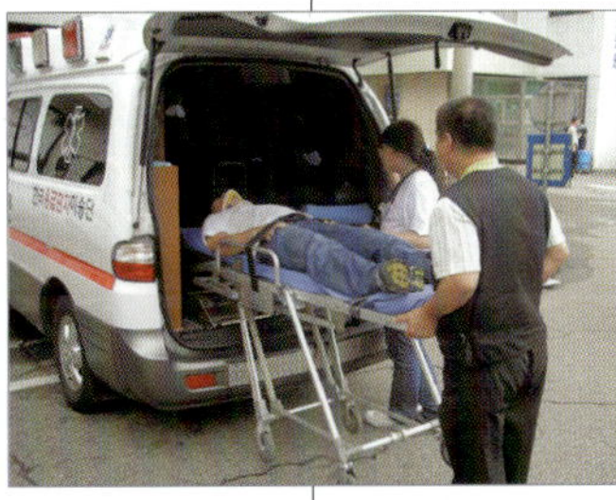

환자를 안전하게 드는 방법

환자를 운반하기 전에 먼저 운반 계획(들 수 있는 한계치를 정함)을 세우고 환자를 들도록 한다. 이때 손 전체를 잡고 되도록 들것에 몸을 밀착시킨 후 무릎을 굽히고 등을 편 다음 들어 올린다. 등과 척추를 일직선으로 하고 복부에 힘을 가한 후 한 사람이 구령을 붙여서 동시에 일어선다.

신체역학을 이용한 원칙	기본자세
• 굴리거나 밀거나 당길 수 없는 환자만 들어올린다. • 큰 근육을 사용하도록 하고 어깨너비로 발을 적절히 벌려야 한다. • 몸을 틀거나 비틀지 않으며 물체를 몸 가까이 붙인다. • 들어 올릴 때는 허리를 이용하지 않고 다리를 이용하여 들어 올린다.	

나쁜 자세	좋은 자세

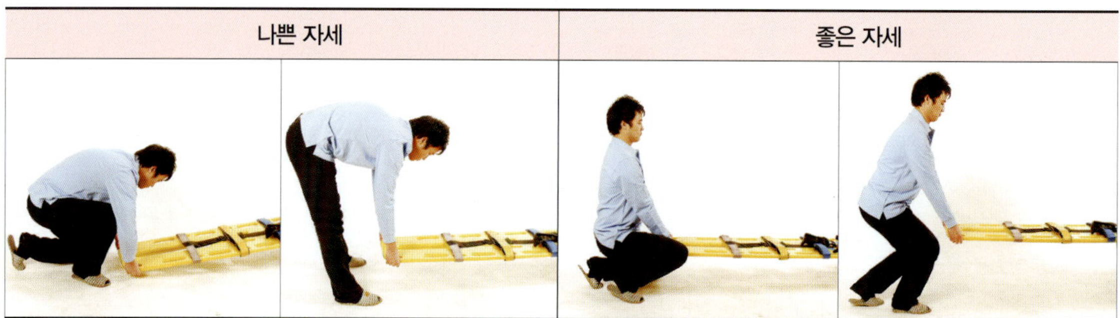

응급환자의 중증도 분류(triage)

응급환자의 중증도 분류는 대형 재난사고 시 처치의 우선순위를 정하고 병원으로 이송하기 위해 응급 환자의 상태를 판단하는 과정이다. 환자의 우선 순위에 따른 분류표(triage tag)의 의미는 다음과 같다.

순위	분류	색	내용
1 순위	긴급	적색 (red)	수 분 혹은 즉시 응급처치를 시행하지 않으면 생명을 잃을 가능성이 있는 환자
2 순위	응급	황색 (yellow)	수 시간 내에 응급처치를 하지 않으면 생명을 잃거나 치명적인 합병증 발생 환자
3 순위	비응급	녹색 (green)	응급처치가 필요없는 경미한 손상 환자 일명 '보행환자'라 함
4 순위	지연	흑색 (black)	이미 사망하였거나 생존 가능성이 없는 환자

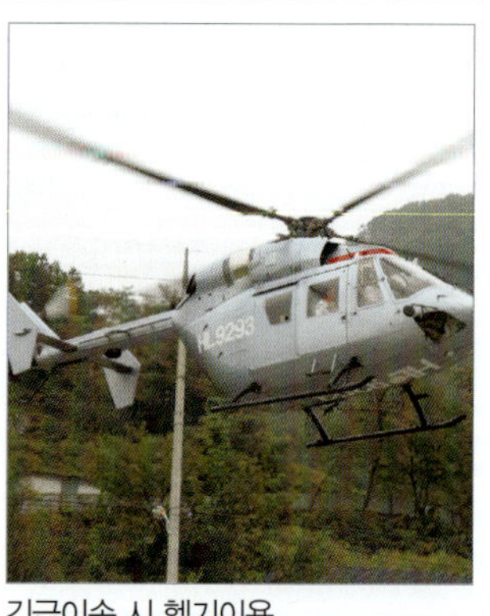
긴급이송 시 헬기이용

(Grant HD, Murry RH, Bergeron JD : Brady Emergency Care. p515, Prentice Hall, Inc., 1990)

환자 이송 방법

▶ 환자 1인 끌기 방법

주변에 구조를 도와줄 사람이 없거나 운반 보조기구가 없을 경우 구조자 혼자서 이동시키는 방법이다. 화재, 유해가스가 가득 찬 지역, 붕괴 위험이 있는 건물 등으로부터 환자를 단독으로 이동시켜야 할 경우에(오직 긴급을 요하는 상황에서만) 시행한다. 도움을 받을 시간적 여유가 있다면 시도하지 않는다.

팔교차 끌기

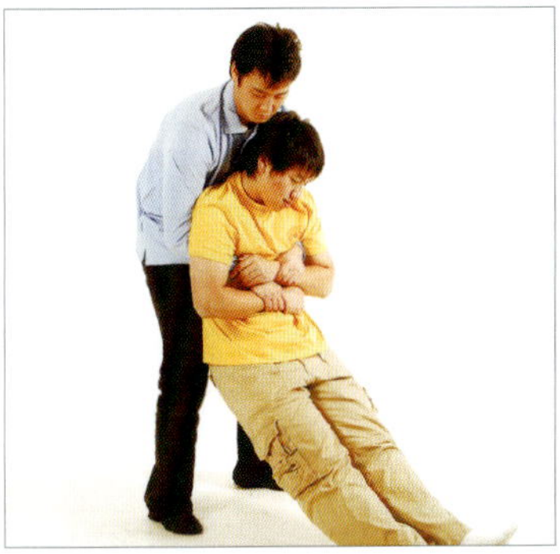

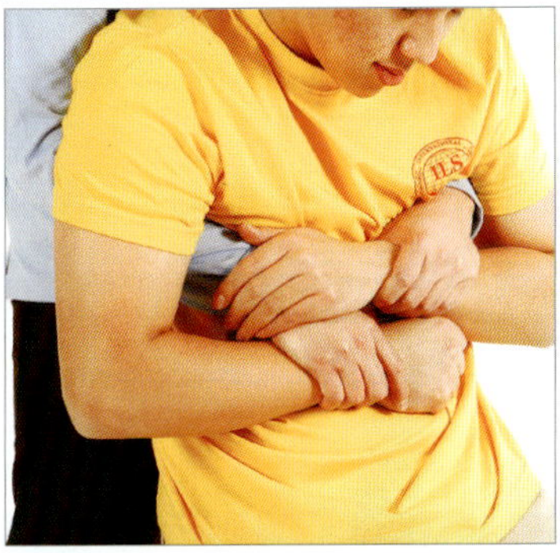

팔 끌기

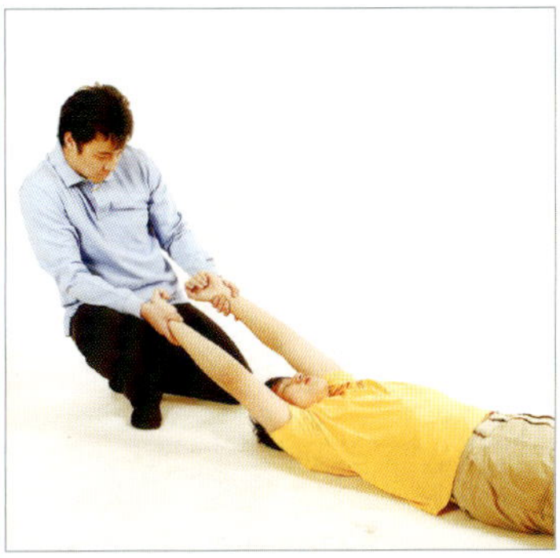

다리 끌기

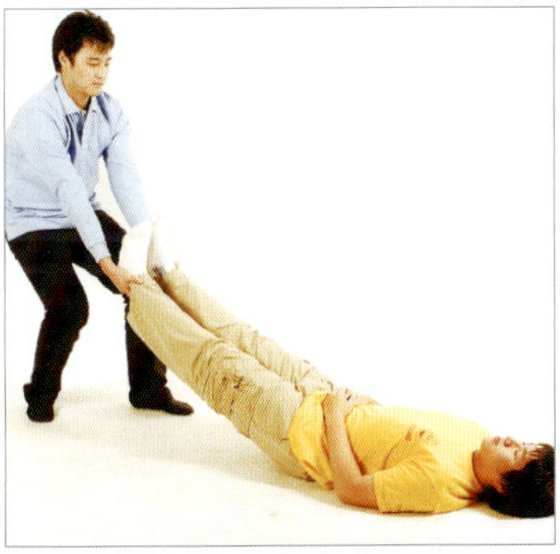

어깨 끌기

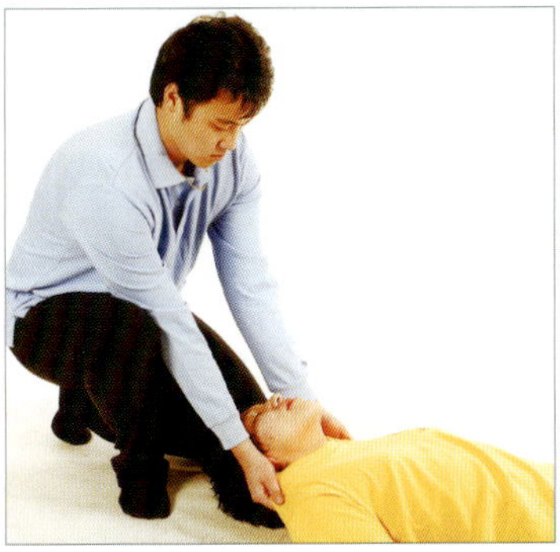

겉옷(재킷) 끌기

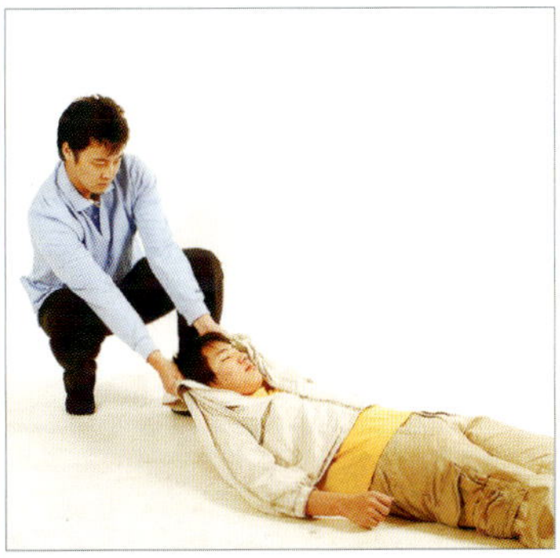

겨드랑 끌기

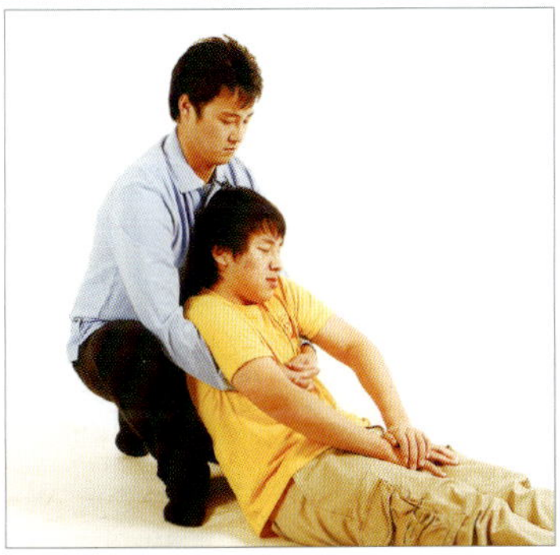

목잡고 끌기

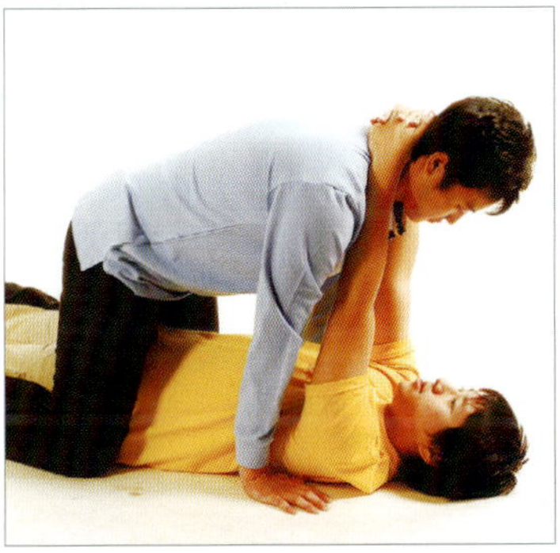

이불 끌기

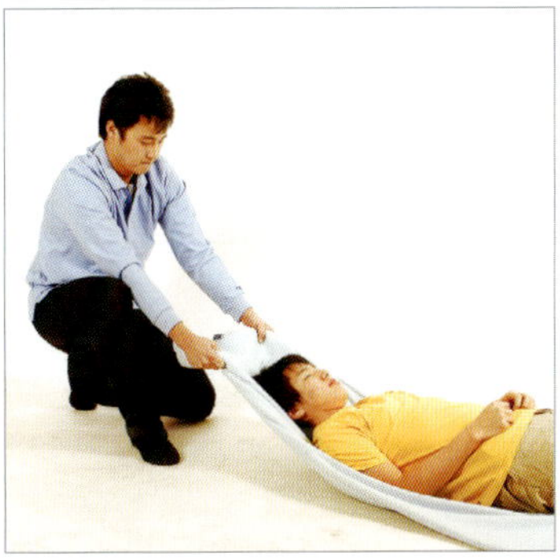

누워 있는 환자의 몸을 끌 때는 머리에서 발끝까지의 축 방향으로 끌어야 한다. 되도록 환자의 몸을 비틀거나 굽히지 않는다.

▶ 환자 1인 끌기 방법

환자의 생명이 위협받는 위험한 사고 현장에서 구조자 혼자서 환자를 안전한 지대로 이동시키기 위한 방법이다. 화재, 유해가스가 가득 찬 지역, 붕괴 위험이 있는 건물 등으로부터 환자를 단독으로 이동시켜야 할 경우에 시행한다. 도움받을 시간적 여유가 있다면 시도하지 않는다.

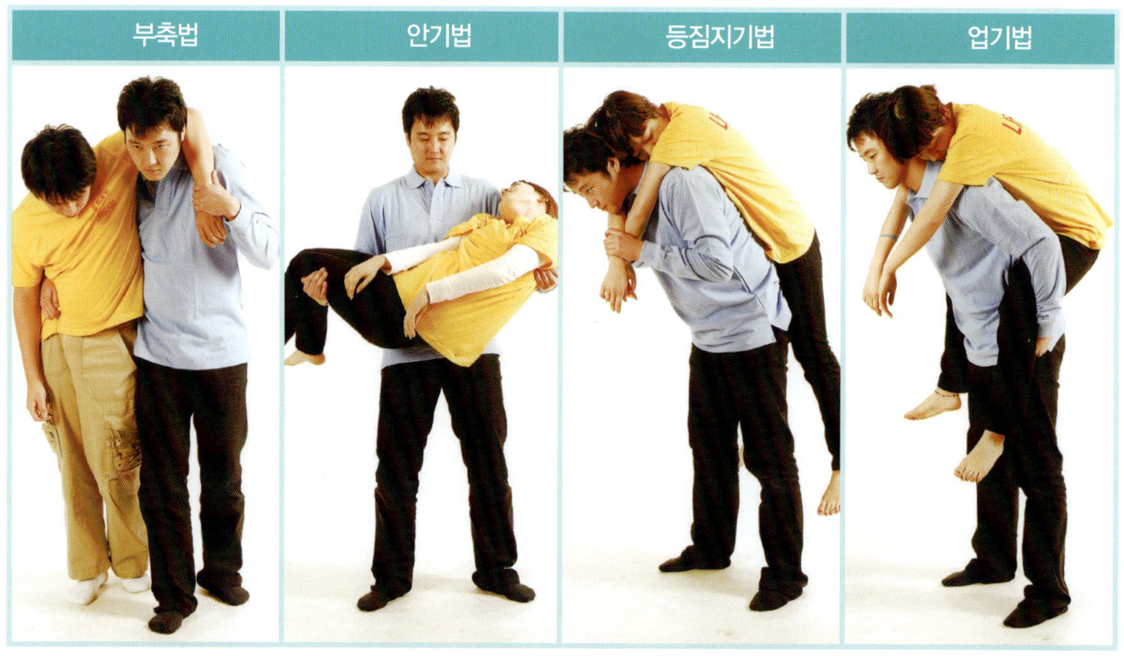

환자를 운반하는 방법은 응급처치와 같이 중요한 일이며 옮기는 방법이 잘못되면 도리어 처음 상태보다 나쁜 결과를 가져올 수 있다.

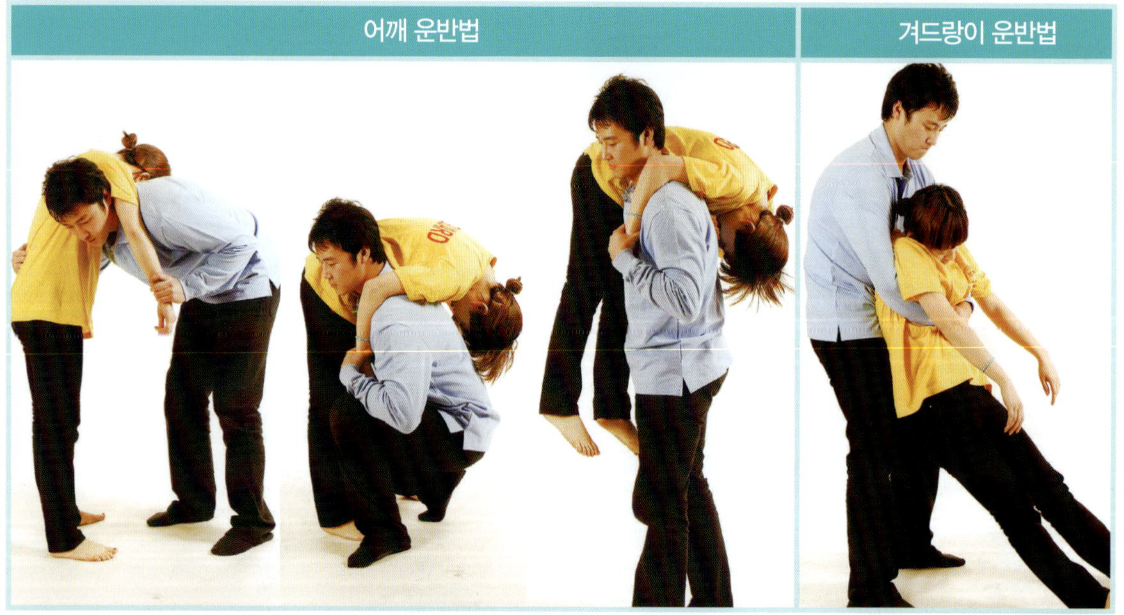

환자의 척추손상에 주의하며 구조자가 발로 균형을 유지하며 들어올릴 때 갑작스러운 체중이동으로 균형을 상실하는 것을 조심해야 한다.

▶ 환자 2인 운반법

환자 상태가 안정되고 2명 이상의 구조자가 있을 경우에 환자를 이동시키는 방법이다. 보조기구가 없을 경우에만 시행하며 보조기구가 있다면 반드시 보조기구를 사용하도록 한다.

2인 부축법	2인 잡기법	서로 손목 잡는법
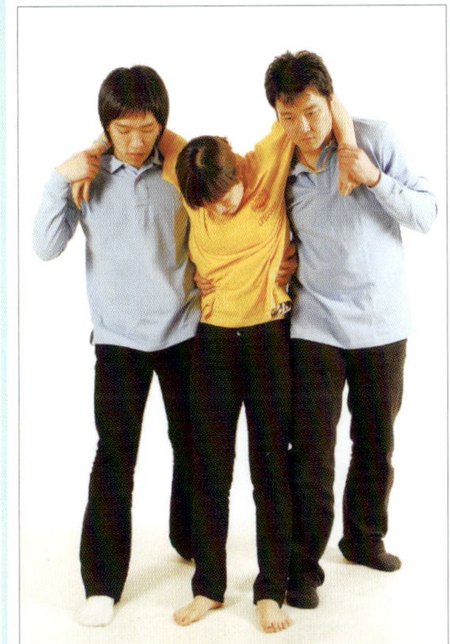	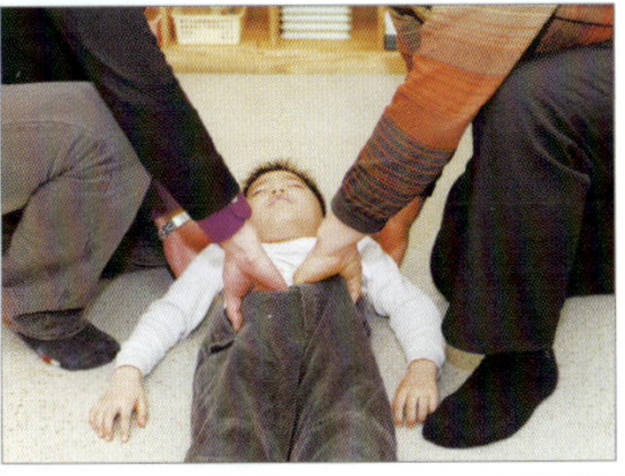 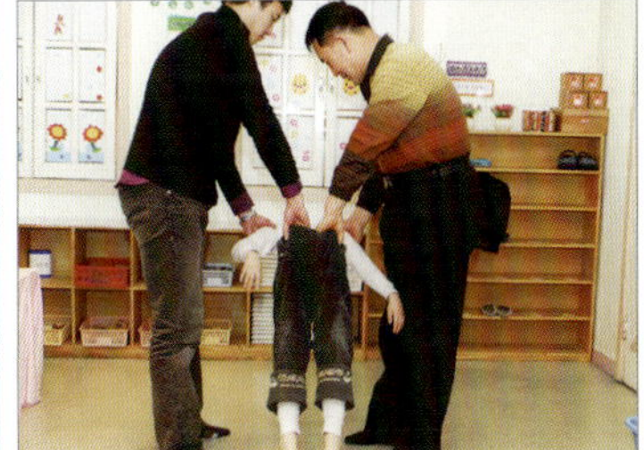	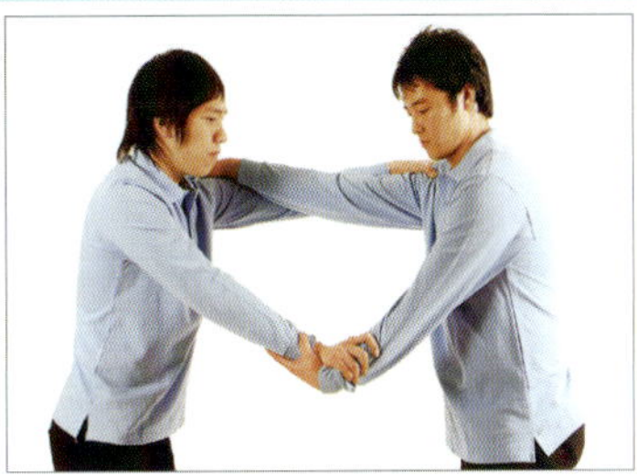 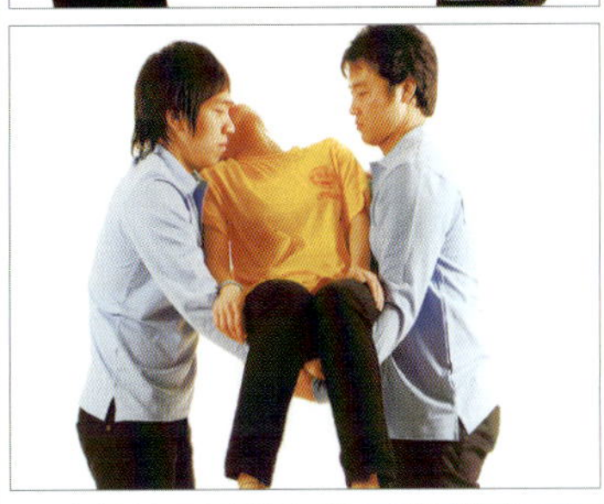
동시에 구령을 하여 양측이 대칭이 되도록 환자를 부축하는 방법		환자의 등쪽으로 손을 교차시켜 동시에 환자를 들어올리는 방법

무릎-겨드랑이 들기법(1)	무릎-겨드랑이 들기법(2)	안장 운반법
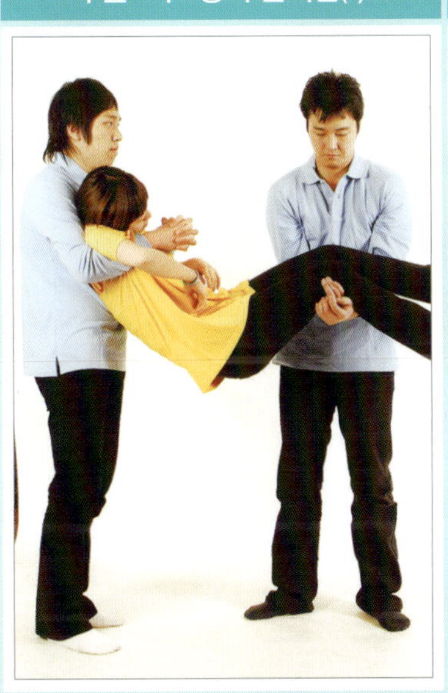	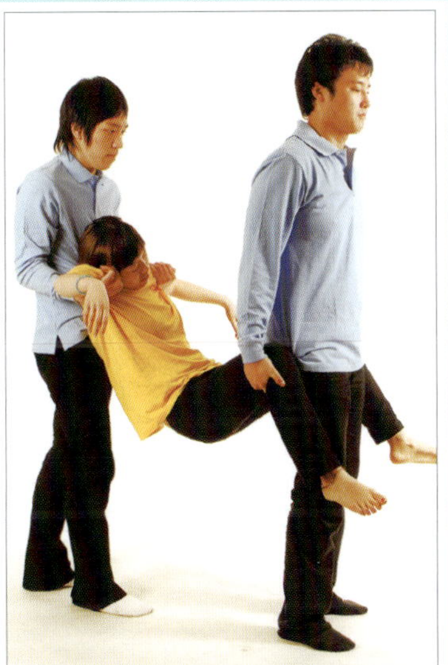	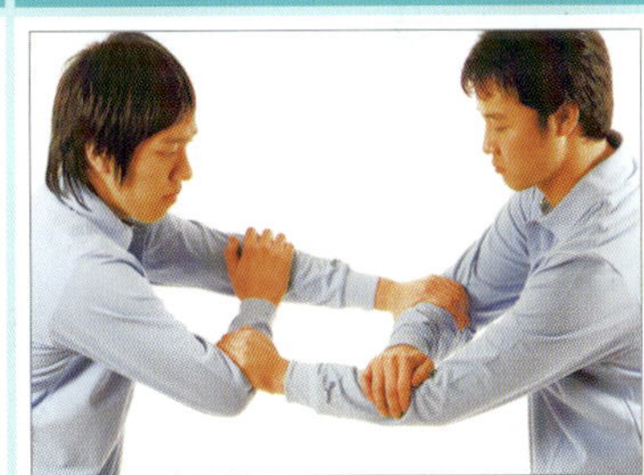 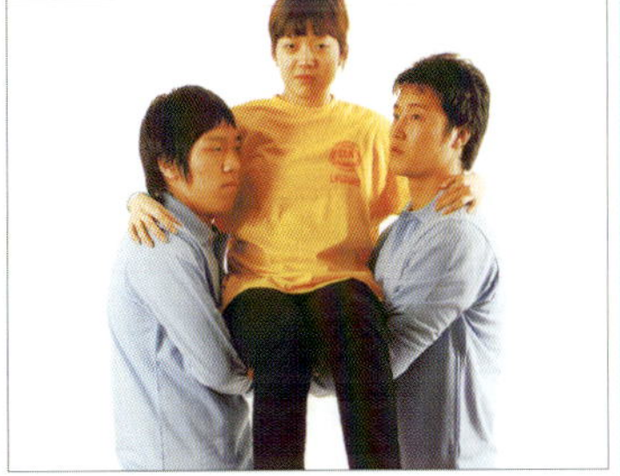
한 명은 환자의 상체를, 한 명은 하체를 지지하는 방법		2명의 구조자가 팔을 엮은 다음 그 사이에 환자를 앉히는 방법

➲ 골절이 의심되는 환자는 무릎-겨드랑 들기법 이동 시 흉곽을 압박하므로 늑골 골절환자는 피하여야 한다.

환자 3인 운반법

3명 이상의 구조자가 있을 경우에 의식이 없는 환자를 이동시키는 방법이다. 척추손상이 의심될 경우 환자를 조심스럽게 다룬다. 보조기구가 있을 경우에는 보조기구를 사용하며 환자의 현장이 안전하고 ABC's를 확인하여 이상이 없다면 응급 의료진을 기다리도록 한다.

양쪽으로 손 넣어 운반법	한쪽으로 손 넣어 운반법	이불말이 운반법
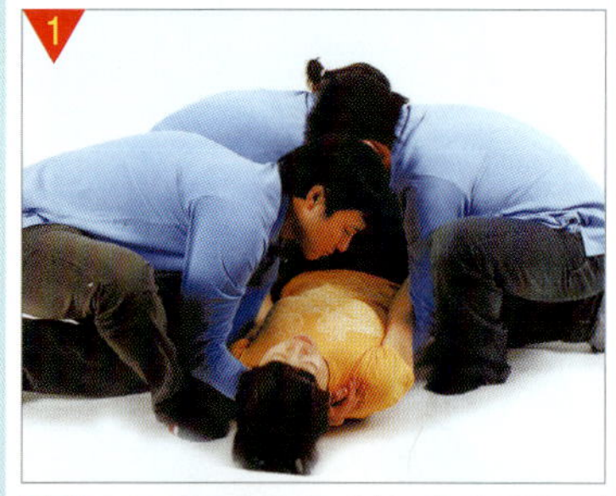	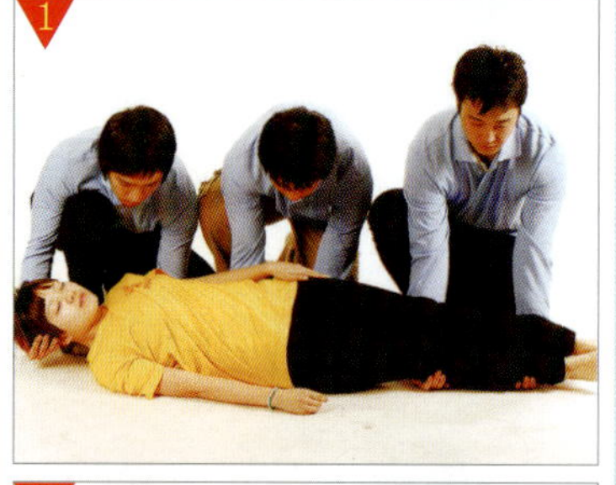	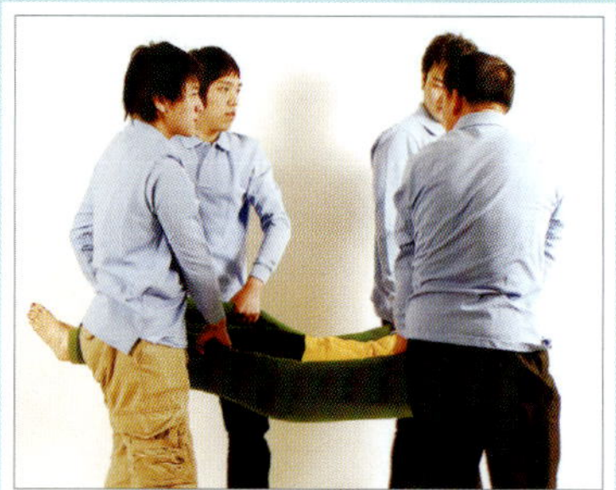
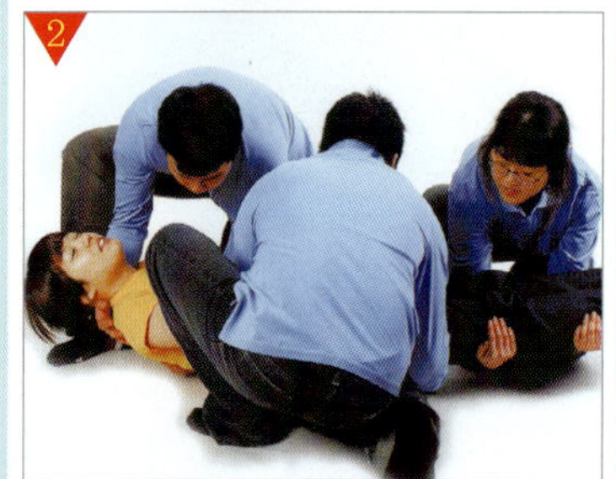	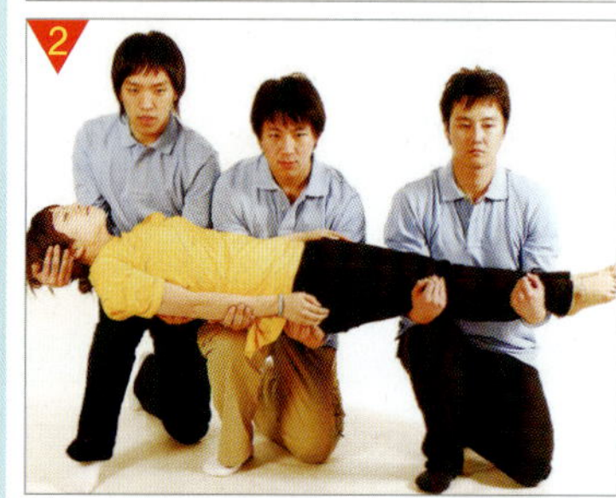	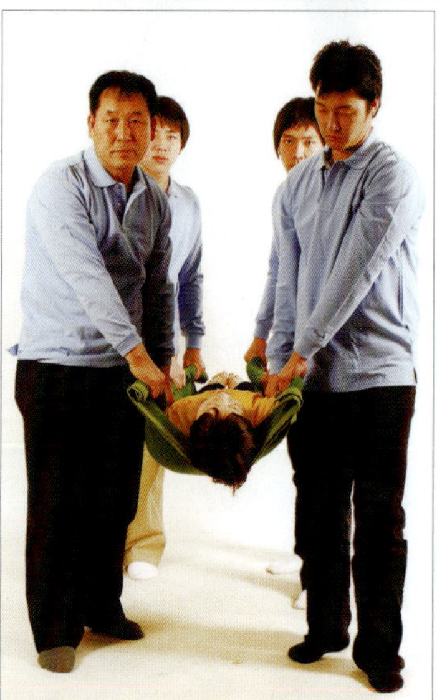
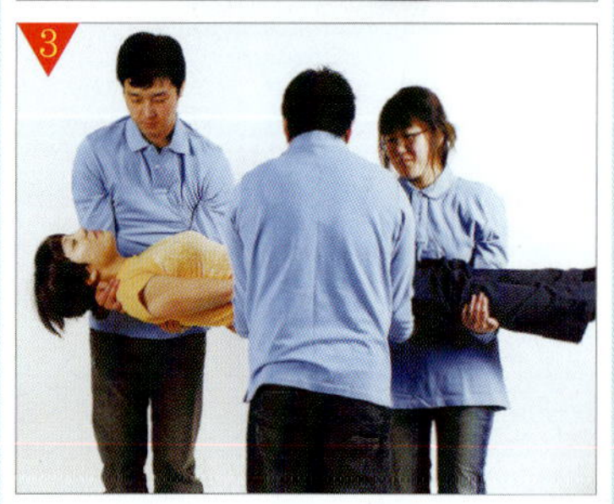		
부상자 밑으로 손을 넣어 맞잡고 부상자의 척추를 보호하여 수평을 유지한 상태에서 옮기는 방법	부상자 밑의 한쪽으로만 두 손을 넣어 들고 이동하는 방법	부상자 밑에 이불이나 보자기를 넣어 들고 이동하는 방법

주의사항

환자 운반 시 주의사항

- 꼭 필요할 경우에만 환자를 이송하며, 이송 상황을 설명하고 이해를 구한다.
- 구조대를 기다리는 동안 위험이 없거나 대피소로 옮길 필요가 없을 경우 현장에서 기다린다.
- 혼자 이송이 곤란할 때에는 주변 사람에게 협조를 구한 후 각자의 역할을 충분히 설명한다.
- 환자의 발쪽으로 운반하고 뇌출혈 환자는 머리가 발보다 위에 오도록 한 다음 이송한다.

▶ 의자 및 휠체어 운반법

부상자를 통로나 계단을 이용할 경우에 사용하는 방법이다. 우선 의자가 부상자의 무게를 지탱할 수 있 는지 확인한 다음 등으로 편히 앉히고 팔을 포개고 발을 발판에 올려놓고 부상자를 묶는다.

의자 운반법	휠체어 운반법
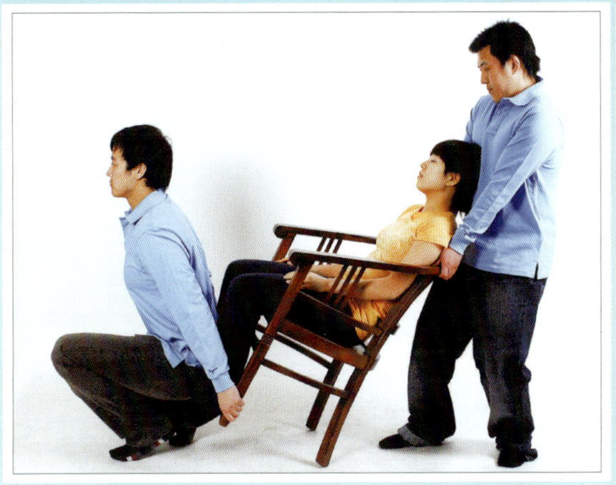	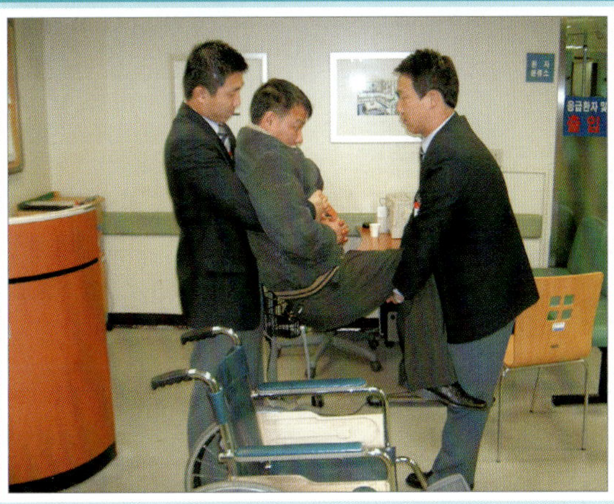
체력이 좋은 응급처치자가 의자의 앞쪽을 잡고 환자가 앉은 자세를 유지할 수 있도록 하는 방법	한 명의 응급처치자는 머리와 상체를 지지하고 다른 응급처치자는 하체를 지지하여 휠체어에 옮기는 방법

구출고정 장비 및 들것 장비 소개

환자의 2차 손상을 방지하고 환자 이동 시 용도에 맞는 효과적인 장비들은 아래와 같다.

▶ 짧은 척추고정판(short backboard)과 구출고정장비(KED)

차량사고와 같이 제한된 공간에서 경추, 두부 및 상반신을 고정하여 구출할 수 있는 장비이다.

짧은 척추고정판(short backboard) 구조	구출고정장비(KED) 구조
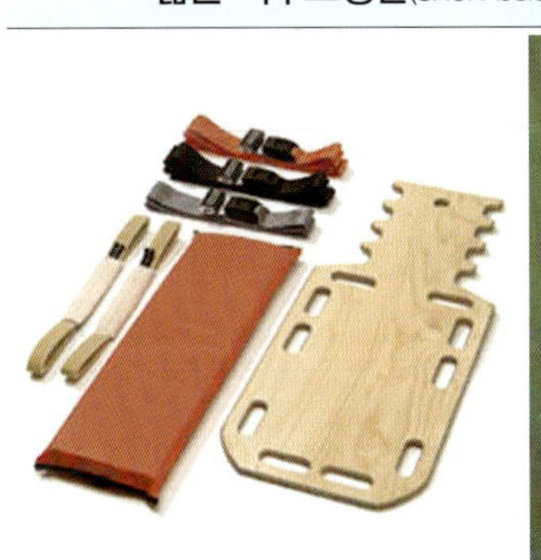	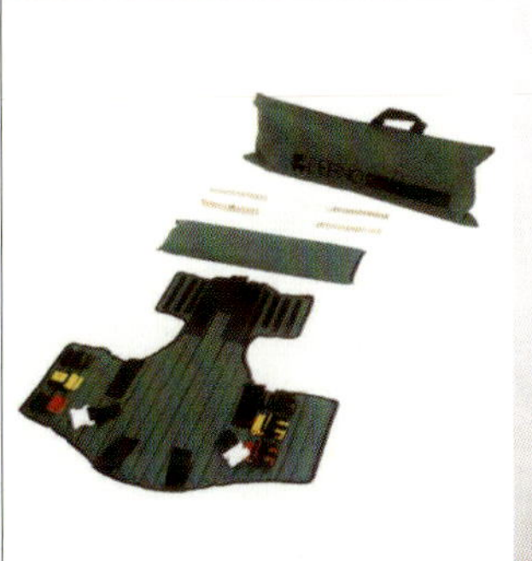 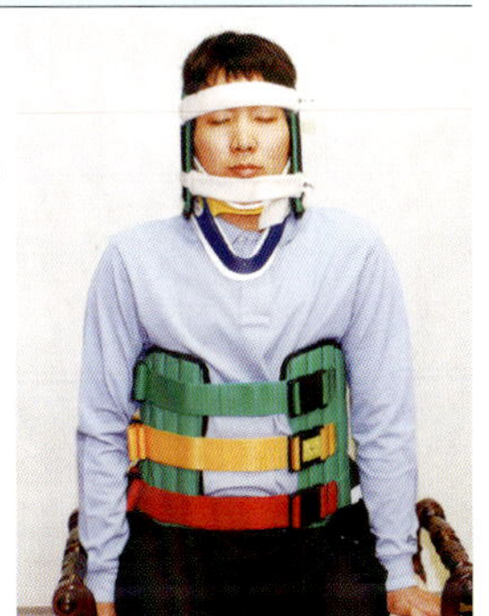
긴 척추고정판을 사용할 수 없는 경우에 환자의 경추와 척추를 고정하여 중추신경계를 보호하기 위한 장비	주로 차량에서 발견된 앉아 있는 환자에게 사용하며 짧은 척추고정판보다 더 효과적으로 고정하는 장비

▶ 들것 장비 소개

국내에 보급되는 들것의 종류는 다양하다. 각기 장비의 특징과 사용방법이 다양하므로 일반 응급 처치자는 장비 사용법을 잘 알아야 효과적으로 사용할 수 있다.

단순 들것 (pole stretcher)	전신 긴 척추고정판 (long backboard)	알루미늄 긴 척추고정판 (long aluminum backboard)	분리형 들것 (scoop stretcher)
간편하게 환자를 이송하기 위한 장비	환자의 척추를 고정하여 신경계를 보호하기 위한 장비	가벼운 알루미늄으로 구성된 반으로 접을 수 있는 척추고정판	환자를 쉽게 들것에 올려 놓을 수 있도록 분리가 되는 장비
플라스틱 분리형 들것 (plastic scoop stretcher)	**구급차 주들것 (main stretcher)**	**바구니형 들것 (basket stretcher)**	**의자변형 들것 (combination stretcher chair)**
플라스틱으로 된 분리형 들것	환자를 구급차에 싣고 내리는 데 사용하는 환자 운반용 장비	산악지역과 헬기를 이용한 공중이 송에 편리한 장비	의자 형태로 변형이 가능한 장비

접이식 들것 (folding emergency stretcher)
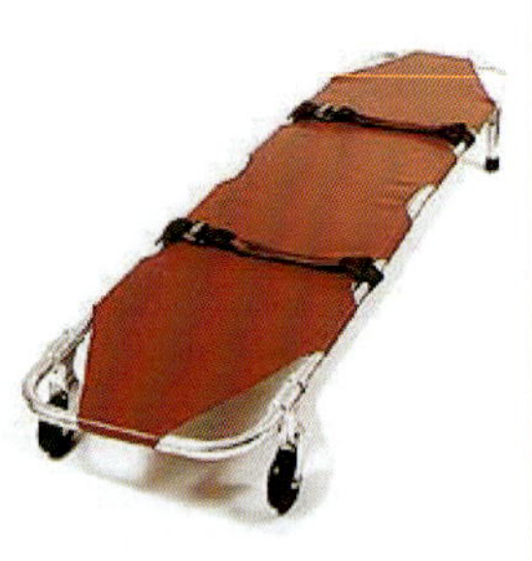
간편하게 환자를 이송하기 위한 장비

국내 보급되는 단순 들것(pole stretcher)

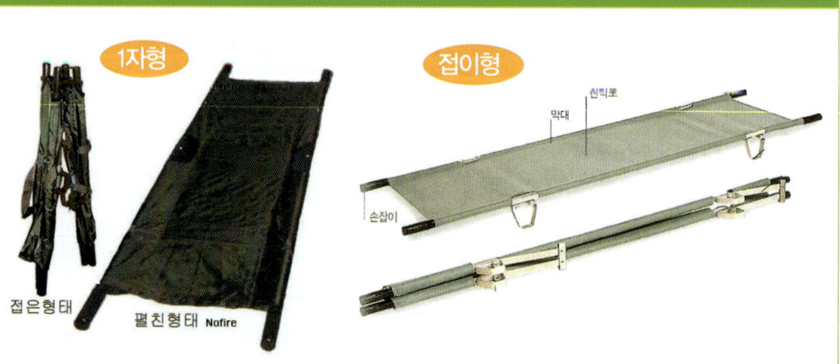

단순 들것은 간편하게 휴대하여 어느 장소에서도 사용이 편리한 장점이 있으나 척추보호를 할 수 없는 들것이기에 사용에 주의가 필요하다.

3 전신 긴 척추고정판(long backboard) 구조

긴 척추고정판은 척추 손상이 의심되는 부상자를 추가 손상 없이 운반하는 장비로 머리 손상이 있을 때에는 척추 손상을 의심하여 절대로 부상자를 들어 올리거나 움직이게 해서는 안 된다.

▶ 야외에서 구조

실내에서의 구조와 다른 점은 구조를 시작하기 전에 현장이 안전한지 우선적으로 확인한다.

1

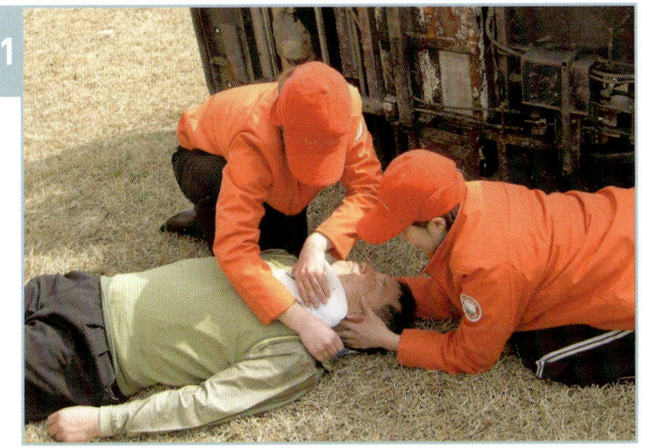

응급환자의 머리를 손으로 지지하고 경추보호대로 고정한다.

2

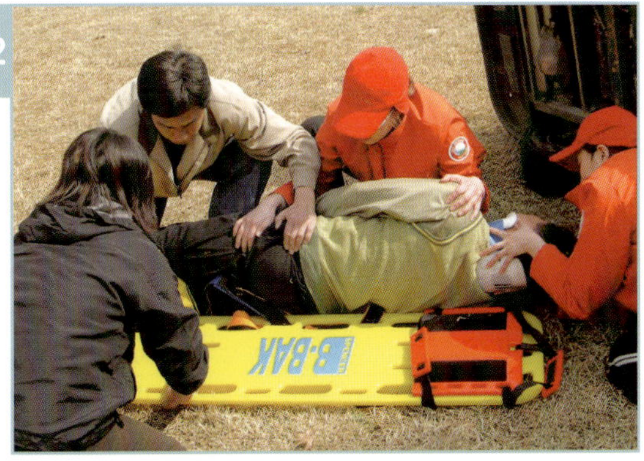

통나무굴리기방법으로 긴 척추고정판에 올린다(구령과 동시에).

3

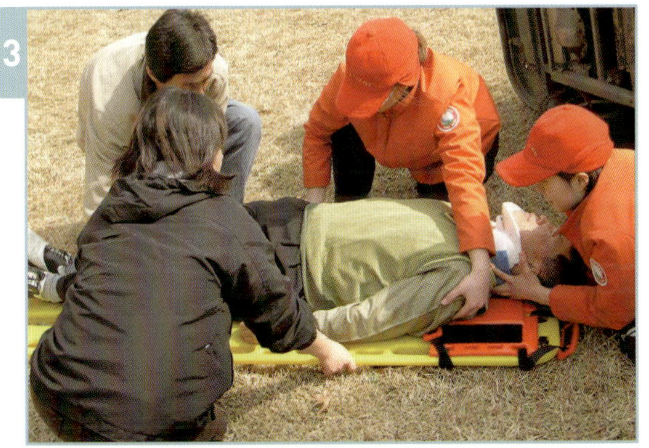

긴 척추고정판 중앙에 고정시킨다. 이때 머리는 계속 손으로 지지한다.

4

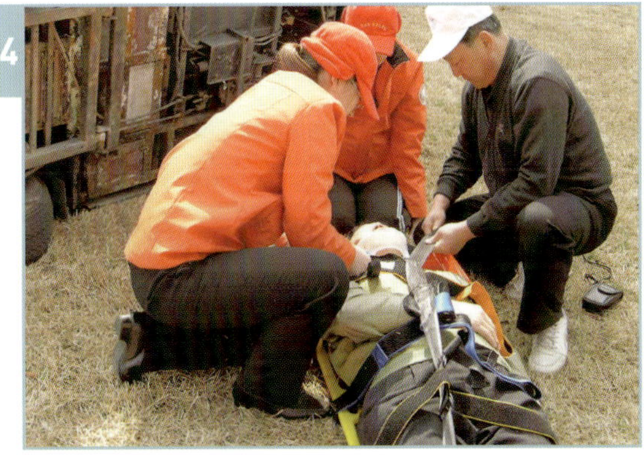

목뼈(경추), 등뼈(흉추), 허리뼈(요추)가 일직선으로 유지 되도록 한 다음 부상자를 고정한다.

5

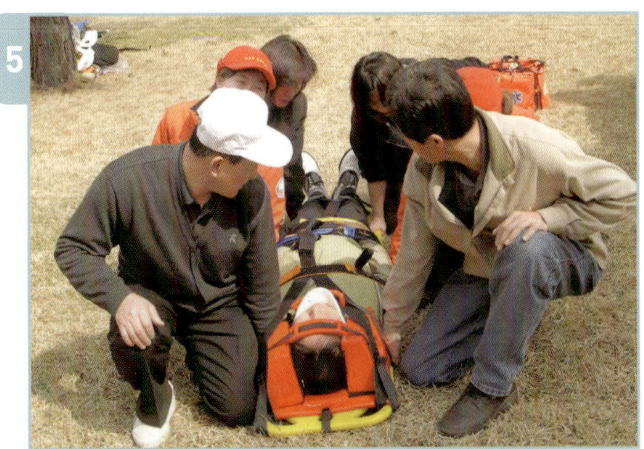

긴 척추고정판을 수평으로 유지한 후 구령과 동시에 일어난다.

6

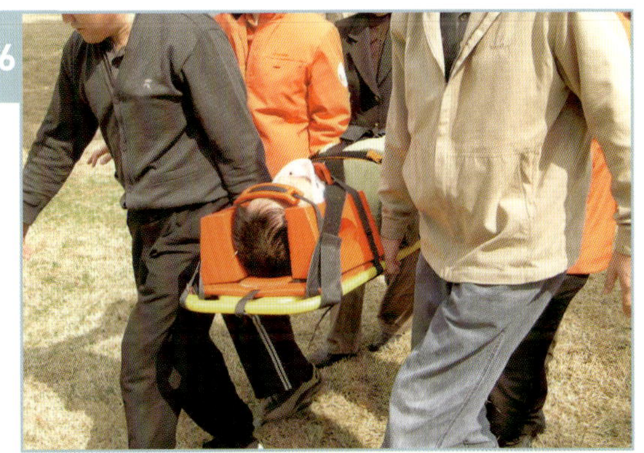

응급환자의 머리가 앞으로 가도록 한 다음 이송한다.

실내에서 구조

환자에게 경추를 우선 고정하고 경추보호대를 착용시킨다. 환자를 하나의 단위(통나무)처럼 척추고정판 위로 조심스럽게 굴린다. 머리가 완전히 고정되기 전까지 경추를 고정한 응급처치자는 지속적인 경추 고정을 시행한다.

1

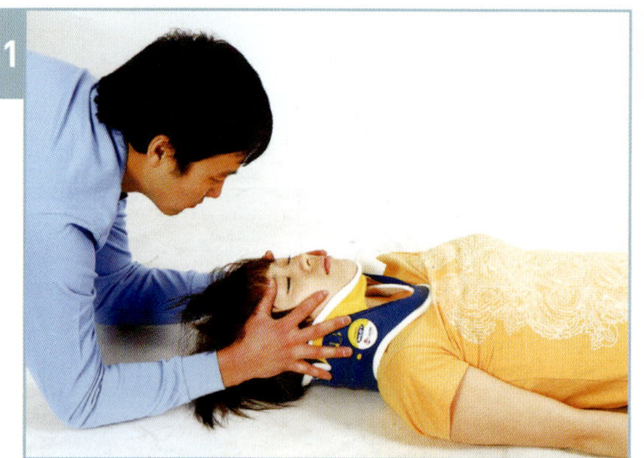

환자의 머리를 고정시킨 후 경추보호대를 착용시킨다.

2

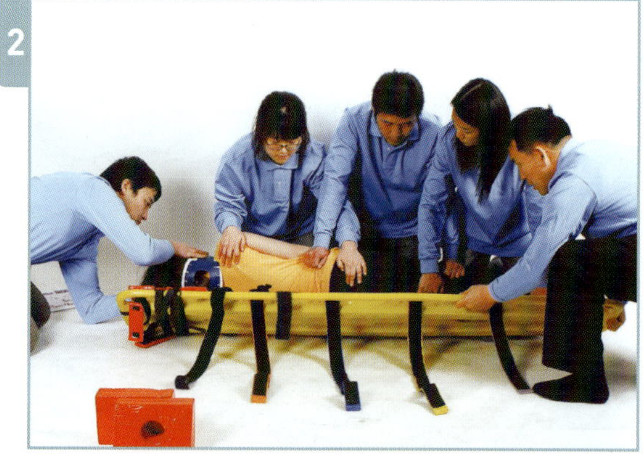

척추고정판을 환자와 나란히 밀착한다.

3

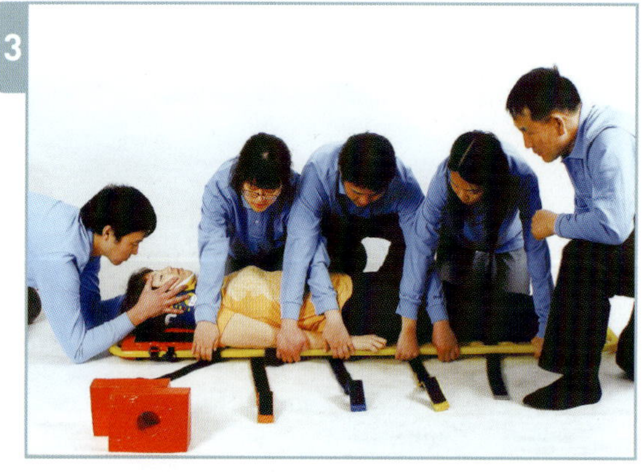

통나무굴리기방법으로 긴 척추고정판에 올린다(구령과 동시에). 이때 머리는 계속 손으로 지지한다.

4

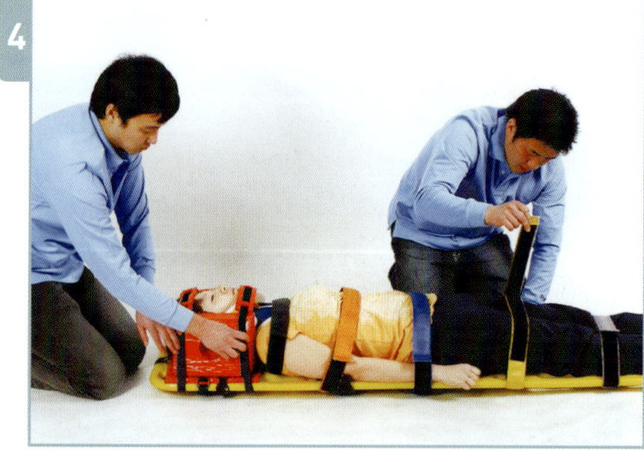

목뼈(경추), 등뼈(흉추), 허리뼈(요추)가 일직선으로 유지 되도록 환자를 고정 한다.

5

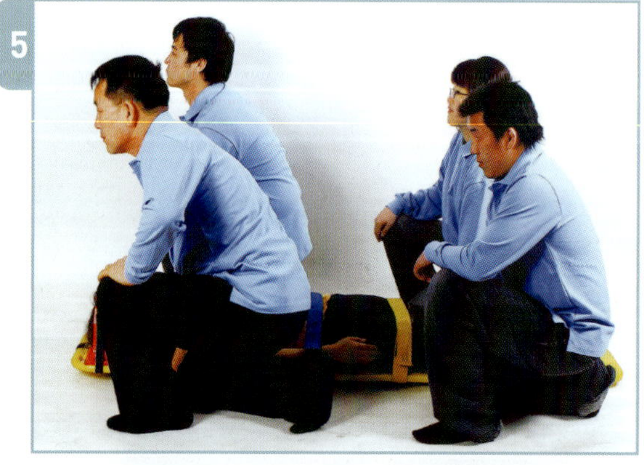

긴 척추고정판을 수평으로 유지한 다음 구령과 동시에 일 어난다.

6

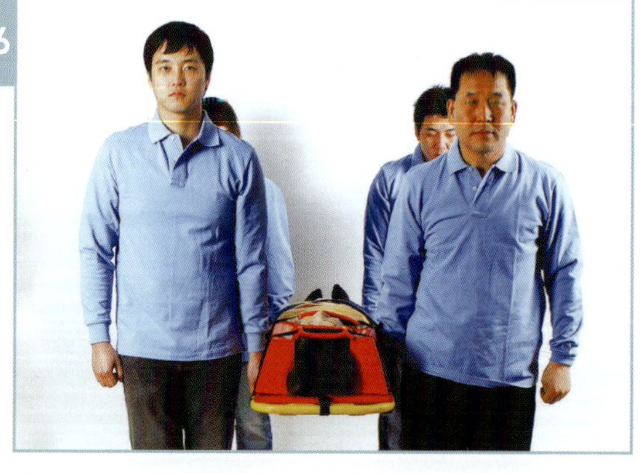

환자의 머리를 진행방향으로 향하게 하여 이송한다.

▶ 차량 안에서 구조

차량 안에서 구조 시에는 환자를 발견함과 동시에 경추를 고정해준다. 경추보호대를 착용 후에도 손으로 고정해 주어야 하며, 머리가 차량 밖으로 나올 때에도 척추 보호에 특별히 관심을 가져야 한다. 차량에서 구조 시에는 응급의료진은 구출고정장비(KED)를 적용 후 환자를 구조한다.

1

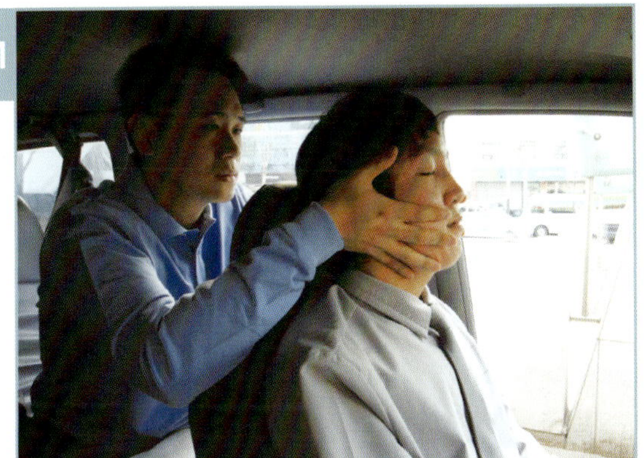

환자 뒤에서 머리와 경추를 고정한다.

2

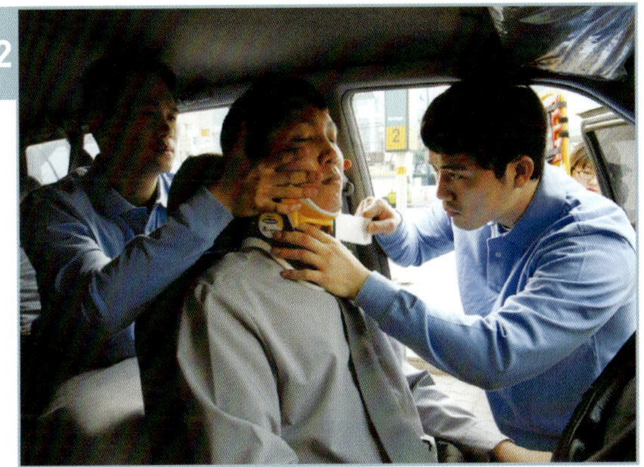

머리와 목뼈를 고정시키고 있는 상태에서 경추보호대로 고정한다.

3

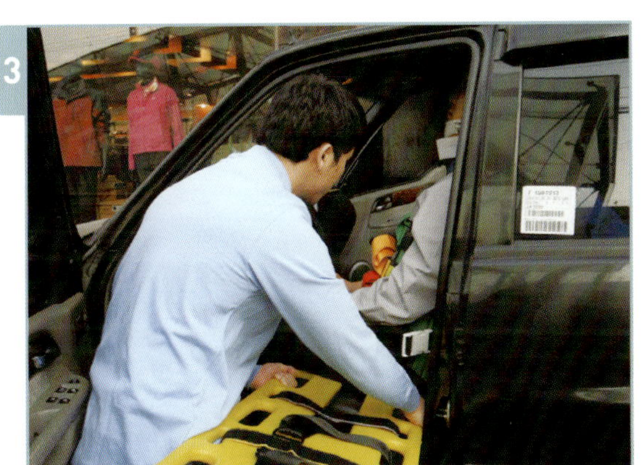

KED를 적용시키고 긴 척추고정판을 환자의 엉덩이 밑으로 넣는다.

4

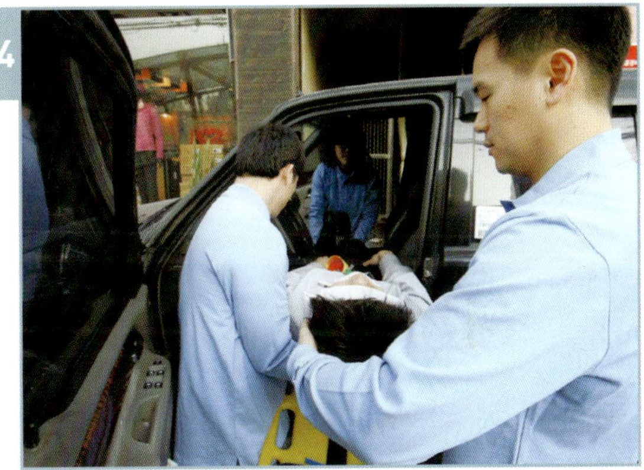

머리와 허리를 받쳐 목뼈(경추), 등뼈(흉추), 허리뼈(요추)를 일직선으로 하여 긴 척추고정판으로 돌린다.

5

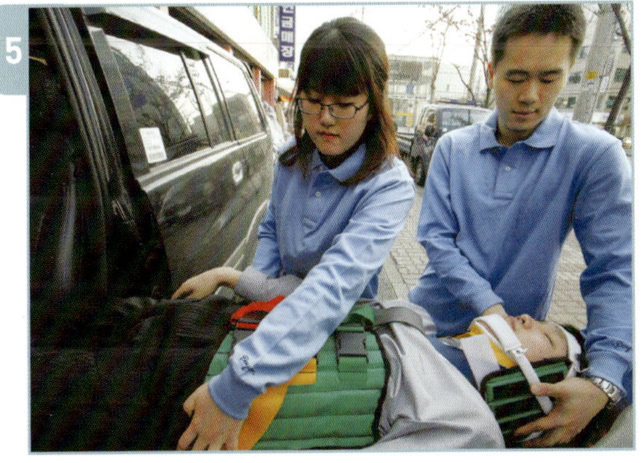

긴 척추고정판에 눕힌다.

6

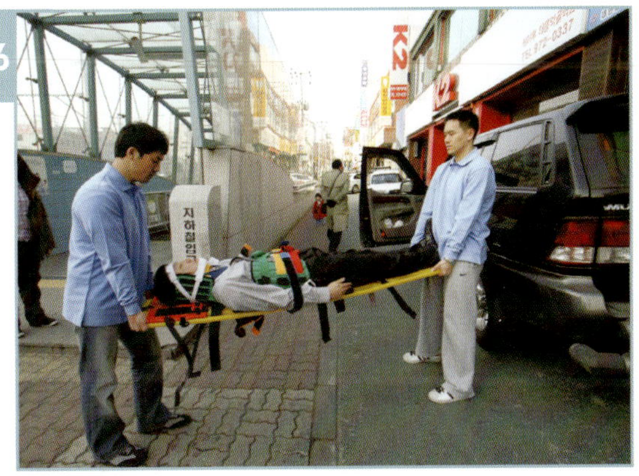

당기거나 밀어서 긴 척추고정판에 적절히 위치시키고 고정한다.

4 분리형 들것(scoop stretcher)의 구조

환자나 부상자를 발견한 상태 그대로 이송할 때 사용하는 들것으로 방법은 아래와 같다

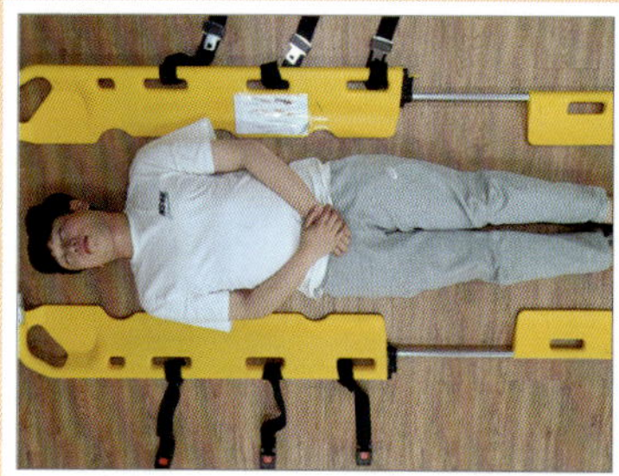
부상자 몸과 크기가 같도록 분리형 들것을 조절한다.

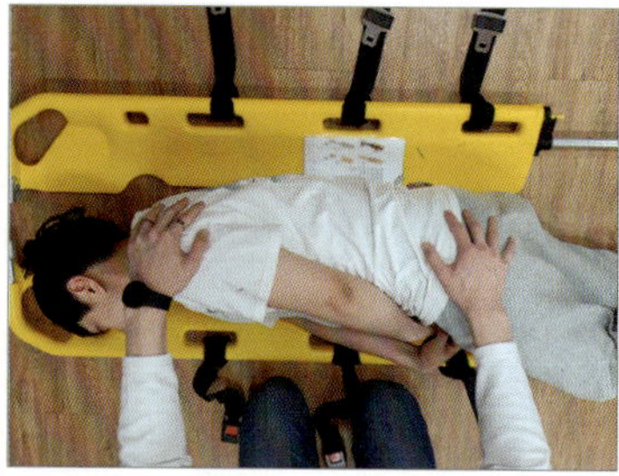
몸통(좌)을 통나무굴리기방법으로 들것에 끼운다.

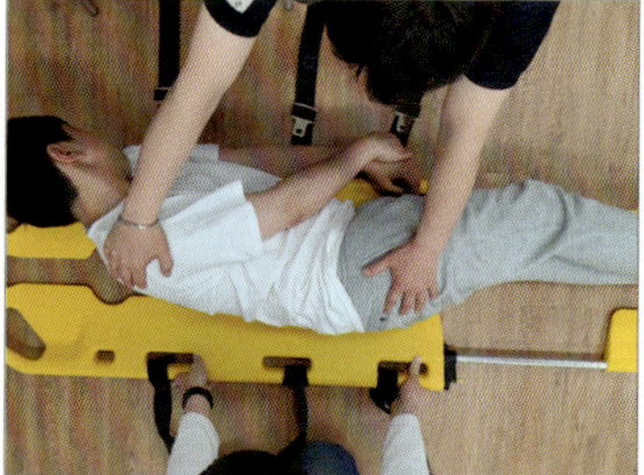
몸통(우)을 통나무굴리기방법으로 들것에 끼운다.

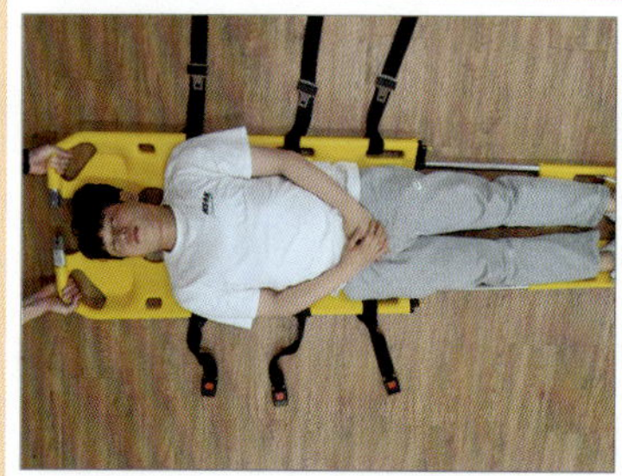
분리된 들것의 머리쪽과 다리쪽을 연결고리를 연결한다.

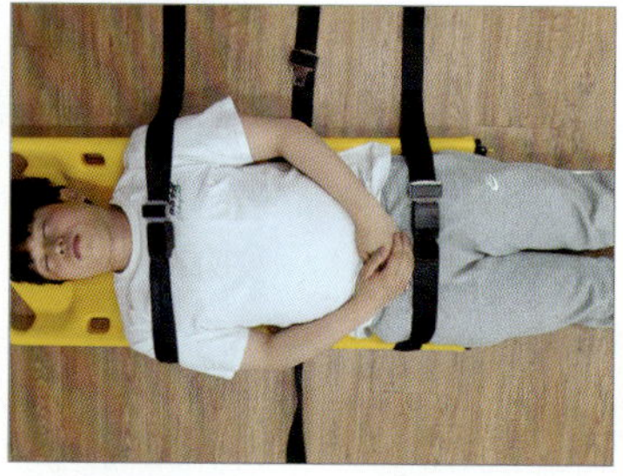
가슴과 다리 부분을 안전띠로 몸통에 연결한다.

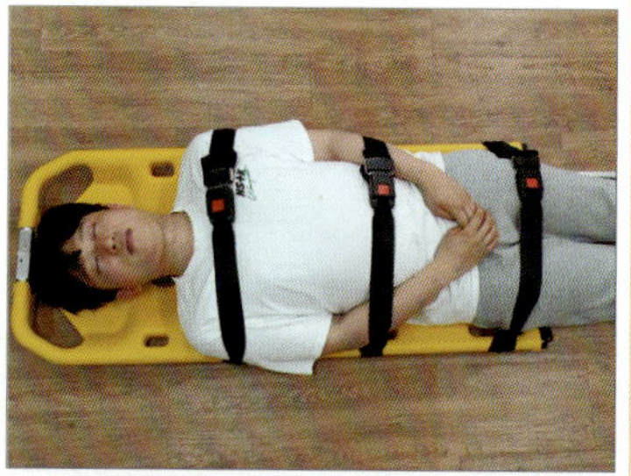
가슴과 몸통, 다리 부분을 안전띠로 단단히 연결한다.

▶ 단순 들것(pole stretcher) 구조

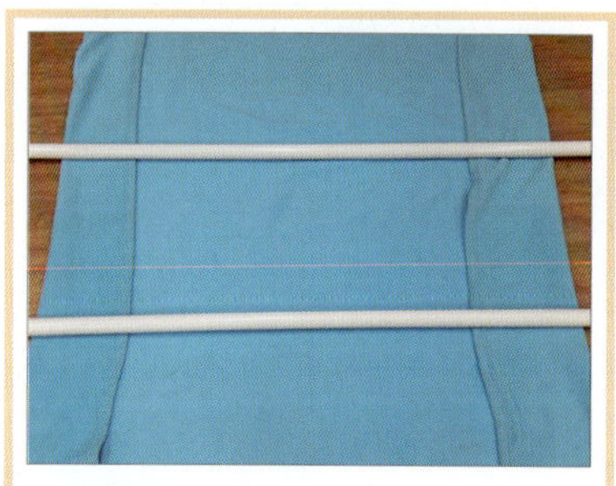
담요를 펴서 들것용 막대기로 감싸도록 한다.

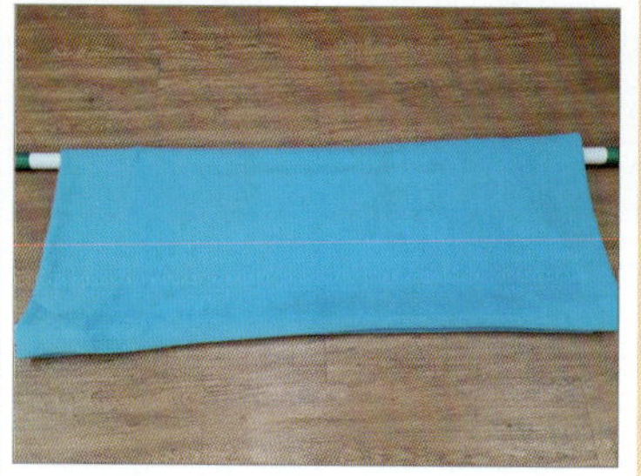
막대기를 담요에 좌우로 접어서 환자 이송 공간을 만든다.

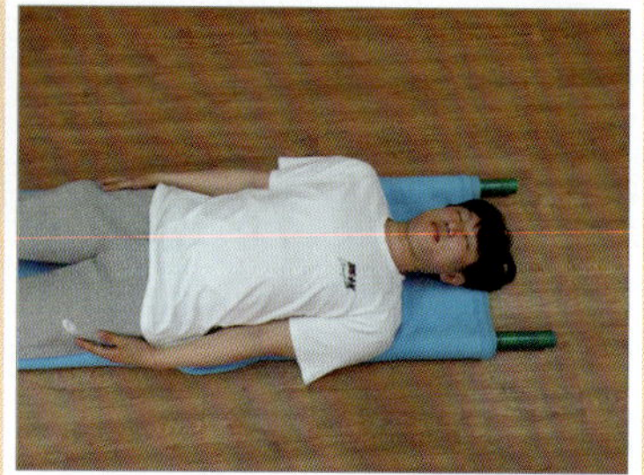
환자를 야전용 들것으로 옮긴 후 앞뒤에서 이송준비를 한다.

통나무굴리기법(log-roll method)

경추/척추 손상이 의심되는 부상자를 들것으로 옮길 때 사용하는 방법으로 3~5명 정도가 가장 이상적이다. 한명이 손으로 경추를 고정하는 사이에 나머지 구조자가 환자의 몸통 옆에 앉은 다음 손을 교차시킨 후 리더의 구호(하나 둘 셋)에 따라 동시에 통나무를 굴리는 방법처럼 환자를 돌려 들것으로 옮긴다.

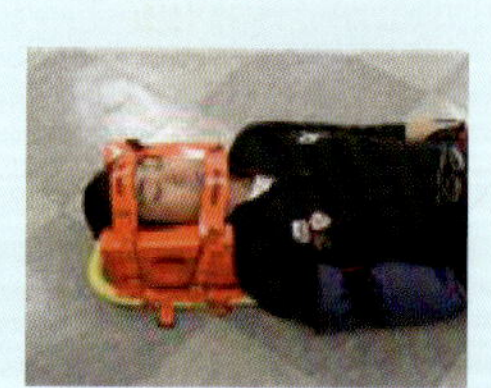

5 구급차 주 들것(main stretcher) 구조

보통 구급차에 실려 있는 들것으로, 환자의 상태에 맞추어 다양하게 사용할 수 있게 되어 있다. 환자의 이송을 편리하게 하고 구급차에 손쉽게 싣기 위한 장비이다.

1
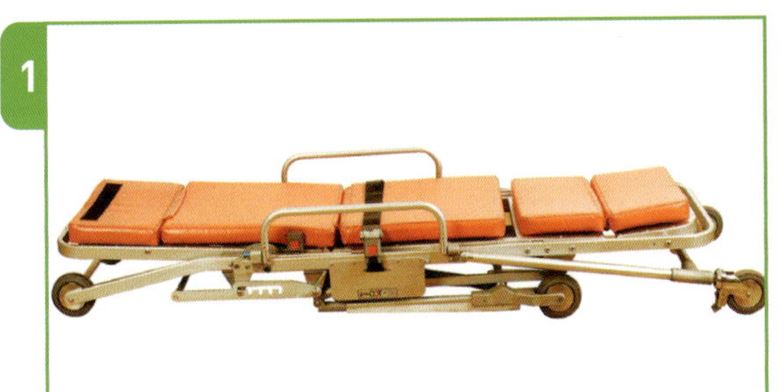
최초 상태

2
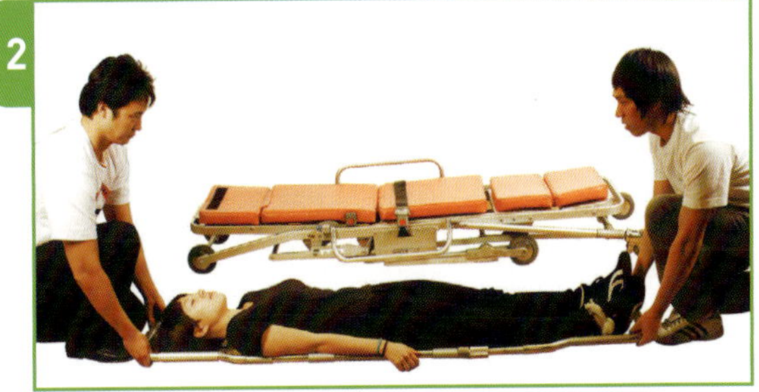
분리형 들것을 사용하여 환자를 이송할 준비를 한다.

3
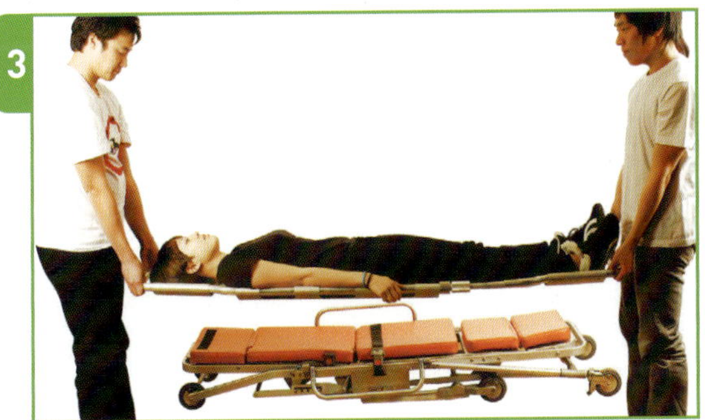
구급차 주 들것 위에 환자를 위치시킨다.

4
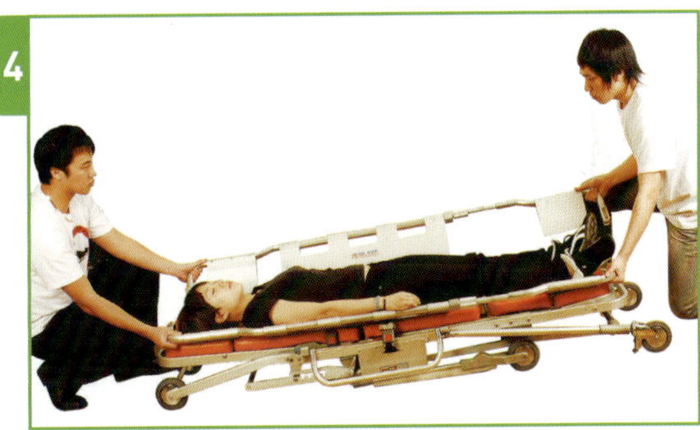
분리형 들것을 분리하여 부드럽게 빼낸다.

5
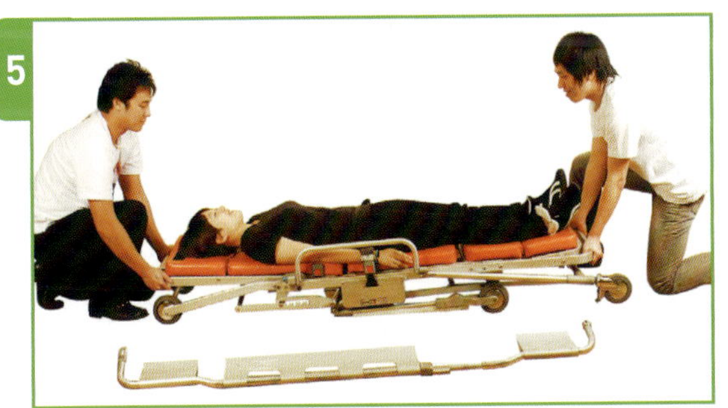
팔걸이를 올리고 주 들것을 들어 올린다.

6
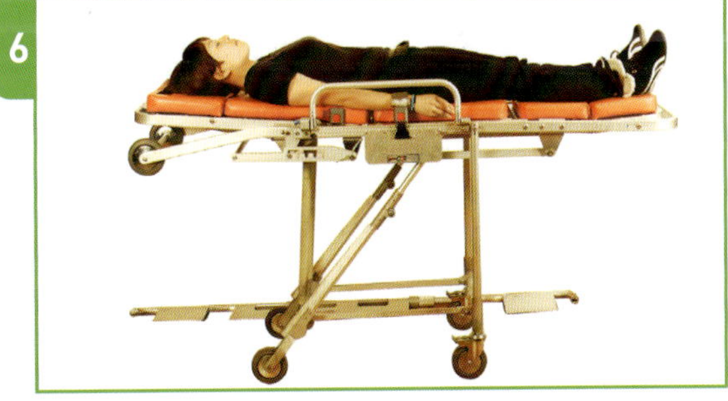
준비가 완료된 모습

구급차 주 들것의 의자형 모습

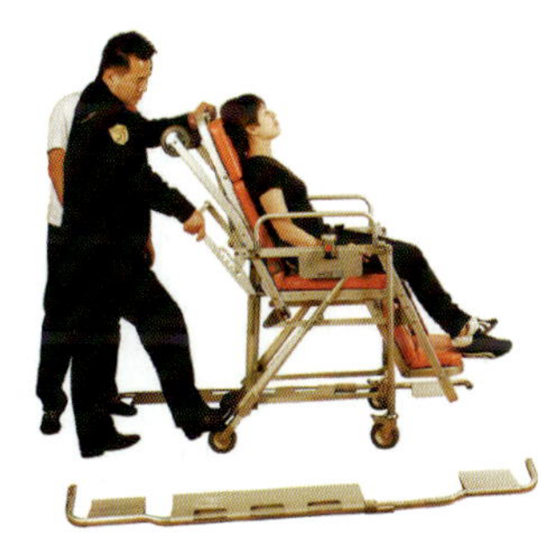
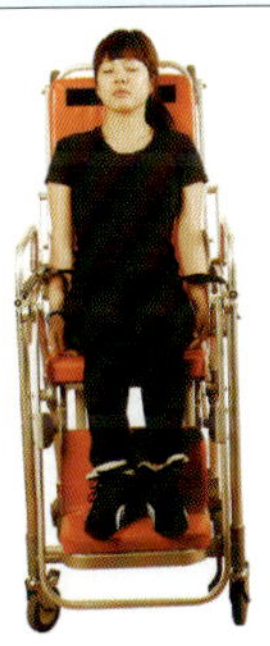
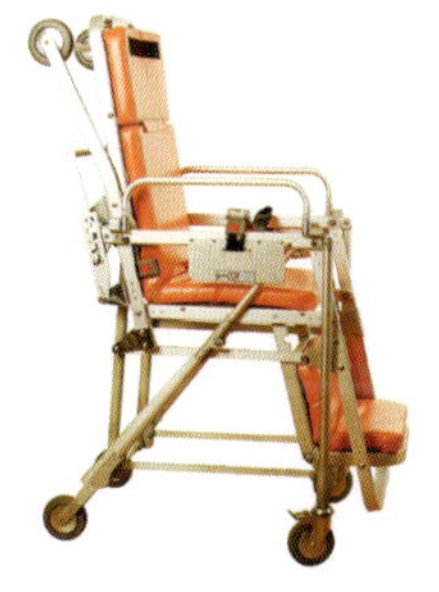
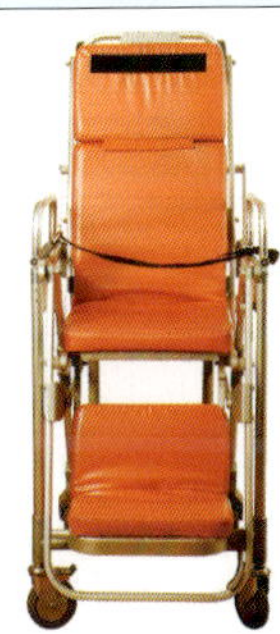

6 의자형 들것(stretcher chair)의 구조

환자가 누울 수 없거나 좁은 엘리베이터 등 좁은 공간을 이동할 때 짧은 시간 내에 침대형에서 의자형으 로 전환하여 사용할 수 있다.

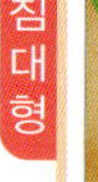

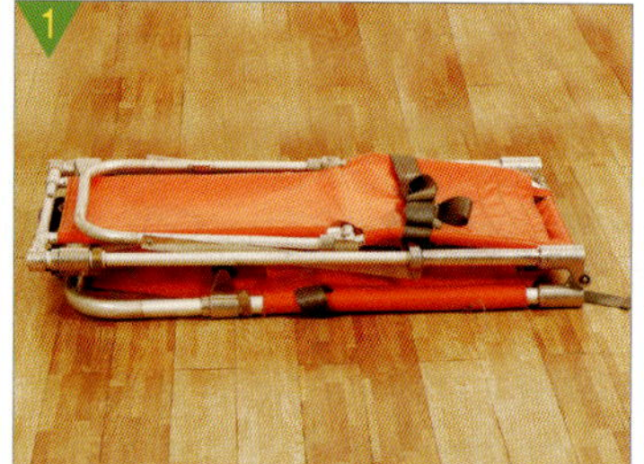

최초 상태

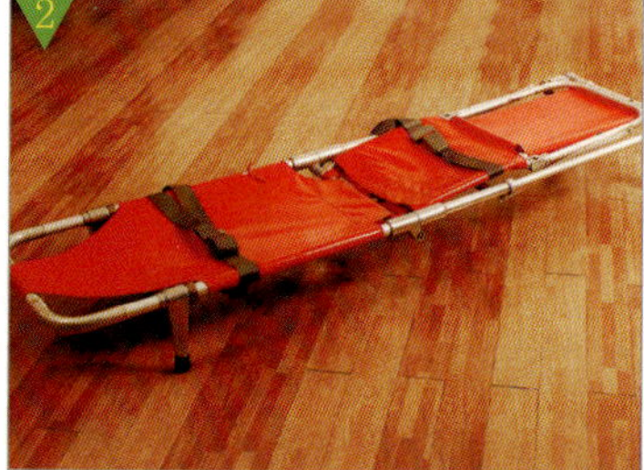

의자형 들것을 편다.

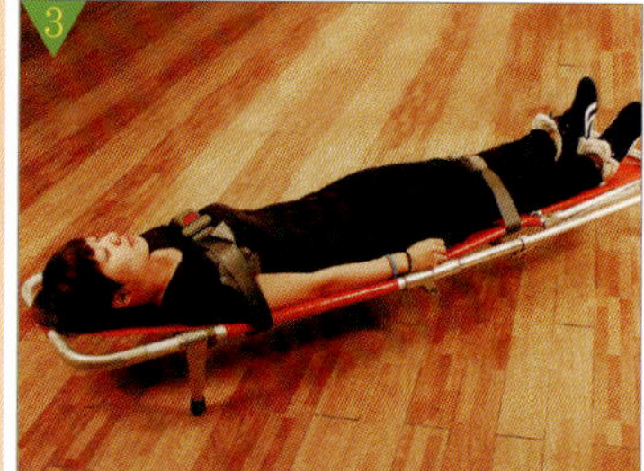

부상자를 눕히고 이동 준비를 한다.

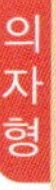

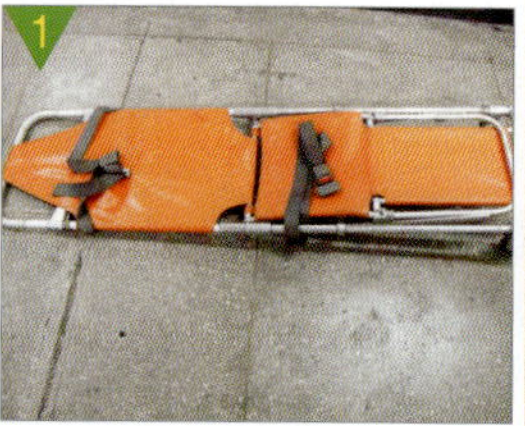

접이를 펴면 평면 들것으로 사용이 가능하다.

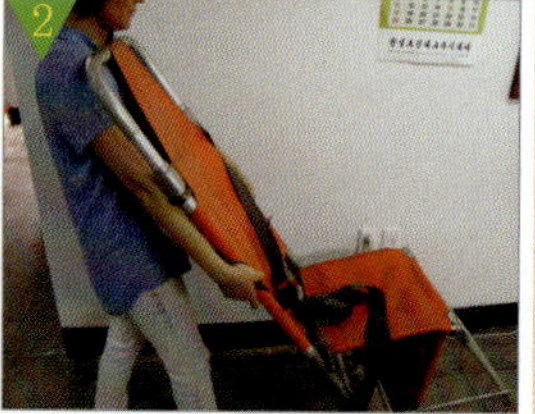

들것의 뒷부분을 들고 누르면 의자 형태로 만든다.

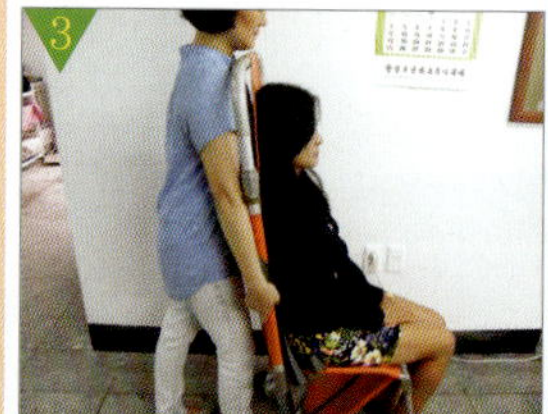

고정된 의자에 환자를 앉힌다.

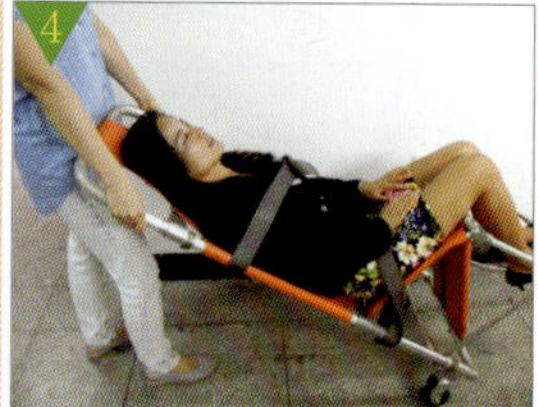

뒷 바퀴를 이용하여 환자를 이송한다.

7 바구니형 들것(basket stretcher)의 구조

산악, 수상 및 공사현장 등 열악한 환경에서의 구조작업이나 헬기로 이송할 때 조금 더 안전하게 환자를 이송할 수 있다.

환자를 위치하고 복부 받침대를 착용 후 전신 고리의 결합 여부를 확인한다.

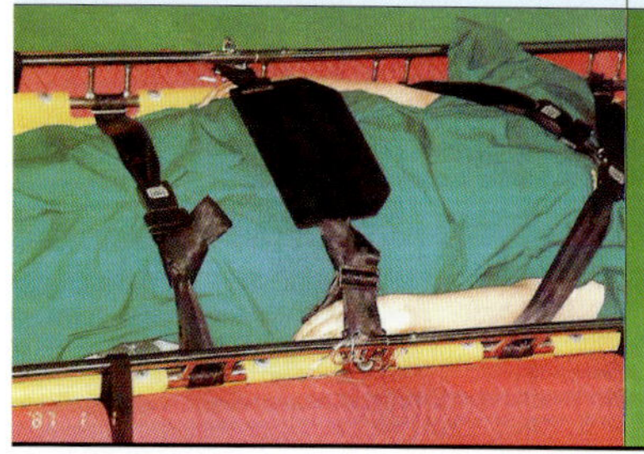

환자가 움직이지 않도록 다리 받침 대를 단단하게 고정한다.

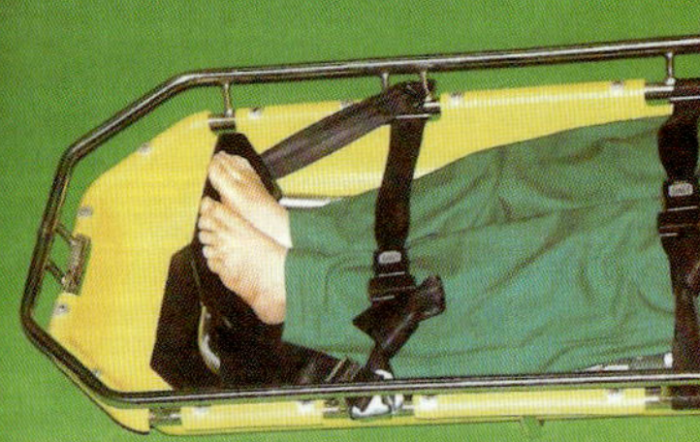

준비가 완료된 모습

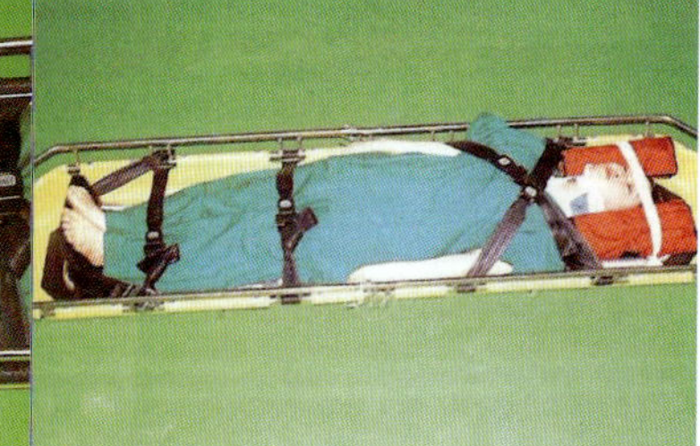

Ⅱ. 항공(헬리콥터) 이송

1 항공(헬리콥터) 이송

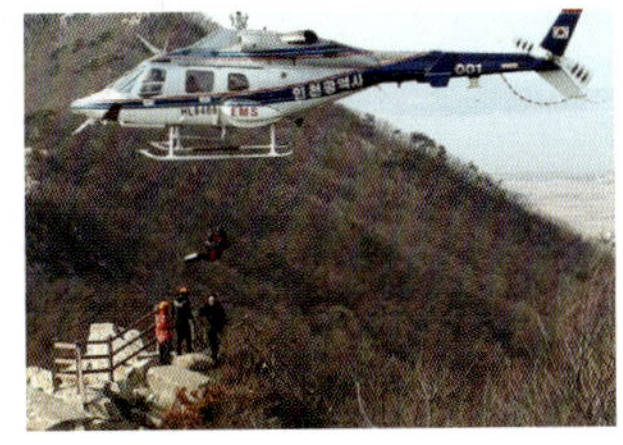

항공 이송은 먼 거리로 인해 시간이 촉박한 경우나 험난한 산악지역, 풍수해로 구급차 접근이 곤란한 지역에 있는 부상자나 응급환자를 신속히 이송함으로 이송시간을 단축하여 부상자나 환자의 생명을 구하고 장애를 경감시키는 이송방법이다. 하지만 이러한 이송은 야간, 비, 바람, 눈 등의 기상조건에 의해 많은 제약을 받는다. 헬기로 구조 요청한 신고자는 헬기의 특성과 환경을 잘 이해하고 적절하게 이송될 수 있도록 조종사에게 도움을 줄 수 있어야 한다.

▶ 항공 이송 시 유의할 환자

고공으로 상승할수록 온도가 내려가고 산소가 희박하므로 이송환자의 변화 정도를 정확히 인지하여야 한다.

병 명	유의사항	병 명	유의사항
기흉	전(前)처치 없이 이송 금지	혐기성 세균감염	상처부위 가스 팽창되어 세균 확산
폐결핵/기관지확장증	기흉 발생 우려	위관장 수술 환자	가스 팽창으로 파열 우려
식도정맥류	출혈 우려	장 폐착증, 탈장	장천공 촉진
두개골(머리뼈)골절	골절 사이의 공기로 부작용 초래	임신 240일 이상자	가급적 이송 제한

항공 이송의 제한점: 환자의 상태가 항공 이송으로 악화되는 환자, 보온 및 기압에 영향을 받는 환자, 긴급 환자 이송에 중요한 통신의 제한을 받는다.

▶ 고도에 따른 산소압 변화(mmHg) 및 공기 팽창률

산소의 변화			
고도(ft)	공기 산소분압	폐포 산소분압	혈중 산소분압
해수면	159	107	98
2,000	148	96	86
4,000	137	84	73
6,000	125	71	64
8,000	118	59	55

공기팽창률 및 공기압		
고도(ft)	공기 팽창률	공기압(mmHg)
해수면	1.0	760
5,000	1.2	630
10,000	1.5	523
20,000	2.4	340

고공으로 올라갈수록 산소압이 저하되므로 중증의 환자나 호흡곤란 환자는 상태가 더욱 악화될 수 있으며, 상승할수록 공기압이 저하되어 일정 용적 안의 공기는 팽창하므로 기관삽관튜브 환자, 공기부목 적용 환자, 후두마스크 환자 등은 세심한 관찰과 주의가 요망된다.

2 항공 구조 요청

항공기를 필요로 하는 신속한 이송이 요구되는 부상자 및 환자는 지역 및 위치에 따른 유관기관에 신고한다. 등산이나 산행 중 낙상환자가 발생하면 소방에서 운용중인 헬기나 산림청헬기를 요청한다.

부상자 및 환자가 발생하면 국민안전처 소속의 소방헬기, 산림청이 우선적으로 지원된다. 추가적으로 필요시 군(軍)에서 운용 중인 헬기가 지원되기도 한다.

구조 요청 번호		
소방	소방 상황센터	02)2100-4119
	소방장비 항공과	02)2100-0928
해양경찰	상황센터	032)835-2142
	해양경비과	032)835-2841
경찰	치안상황실	02)3150-1234
	항공과	02)3150-1272
산림청	대책 본부	042)481-4119
	항공본부	033)769-6037
군(軍)	국방부재난상황실	02)748-3181
	합참지휘통제실	02)748-0303

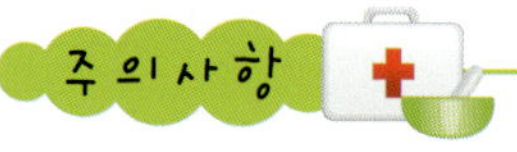

항공 구조 요청 시 주의사항

- 착륙지점 주변에 가능하면 장애물이 없고 협소한 곳을 피해야 한다. 최소한의 소요 면적은 직경 30m 정도로 장애물이 제거되고 접근 및 출발이 용이한 지역이어야 한다.
- 험준한 산악이나 울창한 산림 지역이면 헬기 착륙을 유도하는 것보다 공중에서 로프를 이용한 이송 방법을 고려하여야 한다.
- 심한 손상환자나 척추손상이 의심될 때 특수 들것으로 구조할 수 있도록 상황을 설명한다.

▶ 항공기와 헬기에 의한 환자 이송의 차이점

B자료제공 : 항공 전문 이송센터

헬기(회전익)는 구급차 접근이 곤란할 때 이루어지며 육로에 비해 3~5배의 기동력을 보유하며 험준한 산악지형의 장애를 받지 않고 시간당 200km 이상의 장거리 이송이 가능하다. 다만 비행거리가 짧은 단점과 실내공간이 좁고 기상 제약을 많이 받지만, 30M × 30M의 작은 공간만 있으면 이착륙이 가능하기 때문에 현장에서 환자 구조와 응급환자 이송에 유용하다.

항공기(고정익)는 넓은 실내공간과 여러 장비를 갖출 수 있고 멀리까지 이송할 수 있는 유용한 장점은 있지만 긴 활주로와 관제시설이 있어야 하기 때문에 응급구조용으로 적당하지 않다.

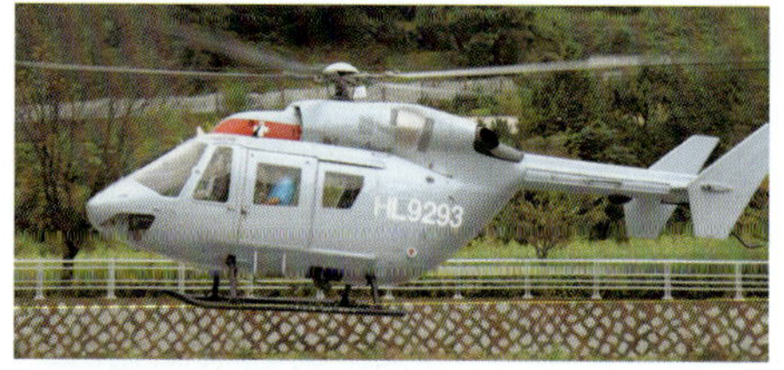

10인승 헬기(회전익) – BK117

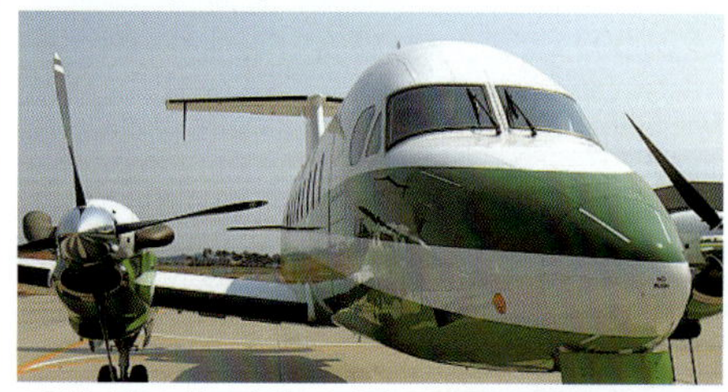
18인승 항공기(고정익) – 비치 그래프트 1900D

3 항공 구조

헬기 착륙지점 사방 50m 이내에 사람들의 접근을 막고 구조장비 등의 날아갈 만한 물건들을 치운다. 헬기가 안전하게 착륙한 이후 헬기 조종사나 구조 승무원의 접근 신호를 받은 후에 고개를 숙이고 헬기에 접근한다.

위험 및 접근 지역	접근 가능지역
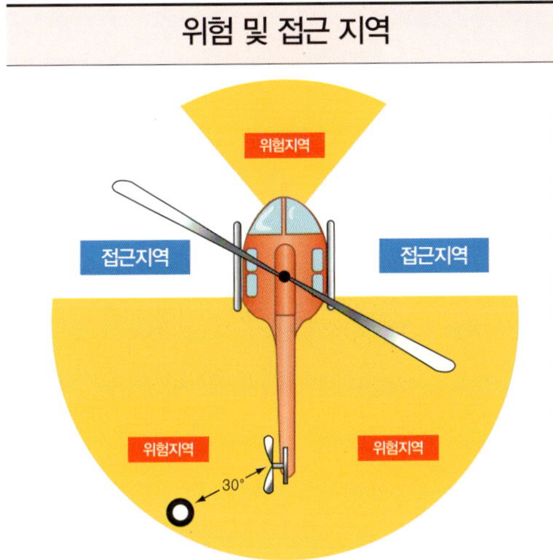	• 헬기가 작동하고 있든 아니든 조종사가 헬기에 탑승하고 있을 경우 에는 조종사의 허락 없이는 어떠한 경우에도 헬기에 접근할 수 없다. • 헬기에 모든 접근 방법은 경사진 아래쪽에서 시계방향 10시~2시 사이의 조종사 시야 범위에서 적용된다. • 회전날개 아래로 이동 승인을 받으려면 우선 조종사가 엄지손가락을 올린 후, 가슴 높이에서부터 한 팔을 펴는 동작을 한 다음 다시 조종사가 엄지손가락을 올리면, 그때 구조자는 회전 날개 밑 으로 이동한다. • 조종사가 헬기에 접근신호를 했을 때, 구조자는 회전날개가 회전 하는 회선을 가능한 피해 조심해서 접근해야 한다.

헬기 상공 구조

헬기가 주변 여건(숲, 경사지 등)으로 인해 착륙하지 못하는 상황에서 구조낭 구조방법과 특수 들것 구조방법으로 구조한다. 이때 헬기에서 구조요원이 하강하여 구조를 직접 지휘한다.

구분	구조장비	구조방법
구조낭	A500 접는식 H500 입체식	1. 구조낭이 내려오면 구조낭 문을 열고 들어간다. 2. 구조낭 출입문을 닫고 안전고리를 확인한다. 3. 한쪽으로 기울어지지 않도록 균형을 유지한다. 4. 확인 후 완료 수신호를 승무원에게 보낸다. ※ 구조자가 부상의 위험이 없거나 수상구조 시 많이 운용
다목적 들것		1. 헬기조종사가 관측 가능한 곳에 환자와 함께 위치한다(비산물 피할 수 있는 위치). 2. 헬기 하부로 로프가 내려오면 환자를 들것에 눕히고 들것을 수직 / 수평 고리에 연결한다. 3. 연결고리를 연결한 후 힘있게 당겨 안전고리를 확인한다. 4. 확인 후 완료 수신호를 승무원에게 보낸다.

헬기 착륙 구조

조종사의 신호가 있을 경우 들것 환자를 조종사 가 보일 수 있도록 낮은 자세로 접근(가능 지역)한다.

- 조종사의 지시에 따라 헬기 유형(옆면, 뒷면)에 맞게 환자를 헬기 바닥에 내려놓는다.
- 들것 지지대와 고정끈 안전벨트착용을 도와주고 신속히 원위치로 되돌아간다.

소형 기동헬기는 다목적으로 낮은 기체, 우수한 상승 능력으로 보행 환자 2명, 들것 환자 1명을 후송할 수 있으며 2시간 동안 500km 정도를 운항할 수 있다.

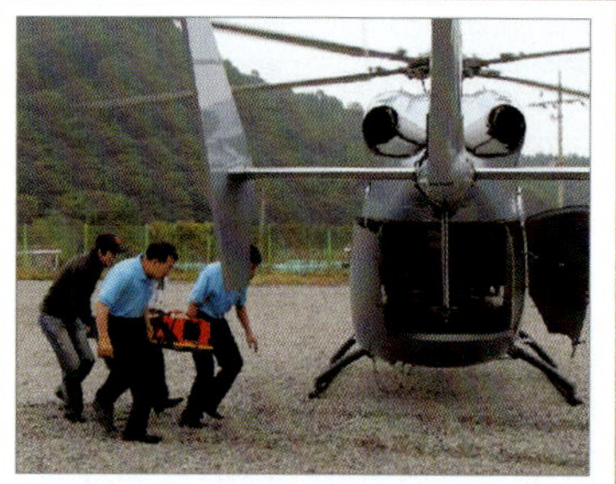
BK117(10인승)

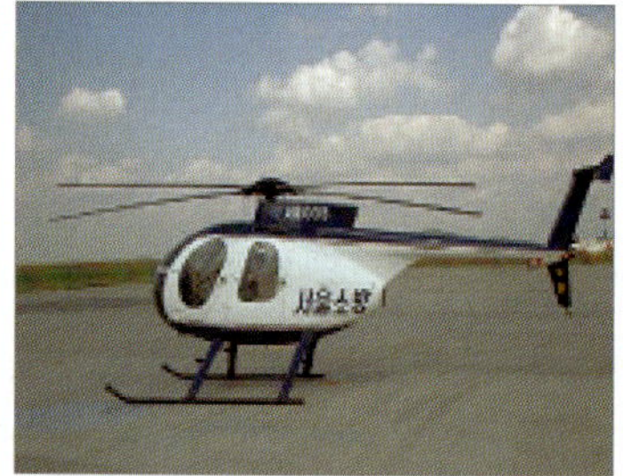
Hughes369D(4인승)

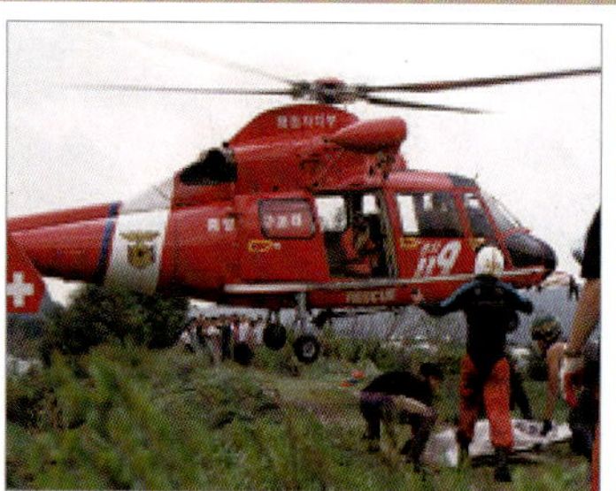
SA-365 N2(8인승)

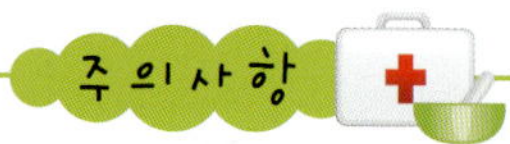

환자 이송 준비 시 주의사항

심한 손상이 있는 부상자를 헬기로 이송 시 고도상승에 따른 변화 이외에도 진동과 소음, 공포심 등으로 환자의 상태를 악화시킬 수 있기 때문에 사전 준비를 철저히 한다.

- 경부 및 척추고정을 철저히 하고, 호흡보조기구 등을 이용하여 기도 확보 및 호흡을 보조한다.
- 필요 시 산소투여, 혈압측정, 인공호흡 등을 시행할 수 있도록 한다.
- 날씨가 추우면 환자의 체온유지를 위해서 충분한 보온 조치를 취한다.

항공 이송 시 유의해야 하는 응급환자

헬기 내에서는 의사가 응급 의료를 시행하여도 프로펠러 소리로 청진이 불가능하고, 고공에서 기압이 낮아 뇌 및 폐 손상 환자는 심각한 상황으로 변할 수 있기 때문에 고도를 낮추어서 이송한다.

- **MAST 착용 환자**: 1기압 상승 시 5mmhg 감압되지 않으면 MAST 내 공기양의 팽창으로 적정 압력인 40mmhg 이상의 과도한 압력으로 상처부위의 심각한 후유증 및 합병증이 있을 수 있다.
- **뇌부종**: 무기력증, 의식혼란, 술취한 듯 걷는다면 잠정적으로 뇌부종에 걸린 것으로 추정하며 이는 사망에 이를 수 있다. 치료는 매우 긴급한 비상 상황이므로 즉시 고도를 낮추어서 이송한다.
- **폐부종**: 극심한 피로, 휴식 중의 숨가쁨, 기침(녹색, 핑크빛 객담 동반), 폐포음(비정상적인 그르렁거리는 소리), 폐 관련 손상이 의심되면 뇌부종과 마찬가지로 즉시 고도를 낮추어야 한다.
- **기흉**(pneumothorax): 항공 이송이 위험한 경우이다.

바다에서 조난시 생존 가능시간은 얼마나 될까요?

미국 탐색구조 특수부대 USSAR 매뉴얼은 해수의 온도에 따라 익수자 생존 확률이 50% 이하로 줄어드는 시간을 규정하였다. 즉 0℃ 수온(15분), 4℃ 수온(30분), 1 0 ℃ 수온(1시간)으로 수중에 잠긴 신체 부위의 면적에 따라 더 빨라질 수 있다. 수중에서 저체온증 초기 증상이 시작되면 자발적인 회복이 거의 불가능하기에 빠른 구조가 이루어지지 않으면 사망할 수도 있다.

- **생존가능시간** → 100% 죽음의 상태에 도달 기준 (체내 에너지 100% 소모 상태)
- **의식지속시간** → 50% 죽음의 상태에 도달 기준 (체내 에너지 50% 소모 상태)

해수온도 (℃)	최저생존 가능시간	최대생존 가능시간	평균생존 가능시간
-2~2	15분	1H	45분
2~5	1H	2.3H	90분이하
5~10	2H	3.5H	3H이하
10~15	3H	7H	6H이하
15~20	5H	14H	12H이하
20이상	생존은 가능하나 피로에 의해 좌우		12H이상

구명장비(평상복착용)착용 및 신체 손상없는 상태에서 생존시간

출처 : USSAR(Search and Rescue) 매뉴얼

우리나라 겨울 바다의 수온은 10~12℃(세월호 침몰 당시 바다 수온, 팽목항:12℃, 침몰현장:11℃) 정도로 우리나라 겨울 바다 조난시 최대 2시간 이내 구조하지 않으면 사망에 이를 수 있다. 다만 복장상태, 손상여부, 수중에 잠긴 신체 부위, 구조 가능성에 대한 신뢰 등의 상황에 따라 생존 확률은 달라질 수 있다.

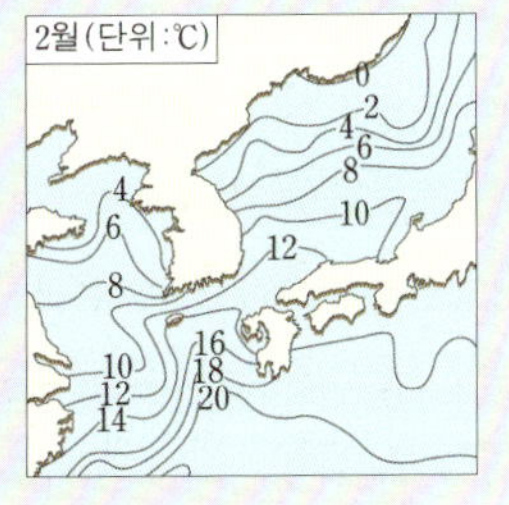

우리나라 겨울바다(2월) 평균수온

대부분이 21℃ 이하의 물에 빠지면 수중사고(저체온증)가 발생하며, 급성은 6시간 이내에 발생한 경우, 아급성은 주로 산악지대에서 발생하며, 6~24시간 이내에 발생한 경우, 만성은 주로 도심지에서 발생하며 24시간 이상 경과되어 발생한 저체온증을 말한다.

출처 : 중앙응급의료센터

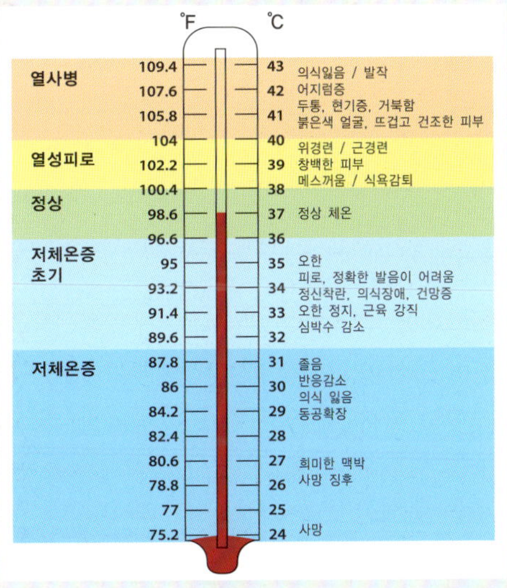

미국심장협회(AHA Guideline: 2005)

해수 온도(℃)	생존 가능시간	의식 지속시간
0	15분	05분
1	30분	10분
2	45분	15분
3	1H	20분
4	1H 15분	25분
5	1H 30분	30분
6	1H 45분	35분
7	2H	40분
8	2H 15분	45분
9	2H 30분	50분
10	2H 45분	55분
11	3H	1H
12	3H 30분	1H 10분
13	4H	1H 20분
14	4H 30분	1H 30분
15	5H	1H 40분
16	5H 30분	1H 50분
17	6H	2H
18	7H	3H
19	8H 30분	4H 30분
20	10H30분	5H 30분
21	12H	7H

바다 온도에 따른 생존 가능시간 (방수복 착용시)

출처 : Courtesy of the U.S Navy

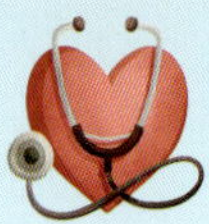

의료인이 아닌 일반 응급처치자도 꼭 알아야 할 의학 상식

■ 응급환자 후송헬기는 어떻게 시작되었나요?

응급환자 이송을 위한 헬기 사용은 제2차 세계대전 당시 미얀마에서였다. 이후 한국전에서 2만 명, 베트남전에서 8만 명의 부상병을 Bell-47과 시콜스키 S-51 헬기로 이송하였다. 당시 헬기를 이용한 응급환자 이송의 신속함을 입증하여 병원을 중심으로 한 항공이송체계(Helicopter Emergency Medical Services, HEMS)가 정립되었다. 시초는 1972년 미국 덴버에 있는 성안토니 병원으로 당시 헬기는 주로 현장에서의 환자이송을 운용해 왔으며, 150~200마일 이상 거리는 고정익기를 사용하였다.

■ 외국에서는 헬기를 요청하면 사용료를 지급한다는데 우리나라는 무료인가요?

우리나라 응급의료체계는 소방청에서 운영하는 119 구급대나 산림청 항공대는 대국민 서비 스차원에서 상시 무료로 운영하고 있다. 참고로 미국이나 유럽은 응급의료 서비스를 유료화하여 운영하고 있다.

■ 헬기 착륙장에 필요한 안전사항에는 어떤 것들이 있나요?

수직 장애물이 없는 평탄한 지역이어야 하며 착륙경로에 장애물이 최소 30m 이내에 없어야 한다. 또한 헬기착륙장과 장애물과의 경사도 12° 이내로 착륙 가능한 곳으로 깃발이나 연기, 연막탄 등으로 헬기의 착륙을 안전하게 유도해야 한다. 헬기 착륙장에는 먼지가 안 나도록 지면에 충분한 물을 살포한다. 비산물체는 고정시키거나 제거하고 주변의 장애물을 모두 제거해야 한다.

■ 헬기 탑승자의 안전을 위한 주의사항에는 어떤 것들이 있나요?

접근 및 이탈 시 헬기의 앞 또는 옆에서 접근하며 허리를 낮춰야 한다. 경사지에서는 낮은 쪽 경사지로 접근하거나 이탈한다. 접근 및 이탈은 조종사 시야에서 해야 하며 장비의 돌출부위는 지면과 수평하게 허리 밑으로 휴대한다. 탑승 시 안전벨트를 반드시 착용하고 헬기 내 또는 밖에서 헬기를 향하여 물제를 던지지 말아야 한다.

■ 응급처치가 필요한 순간, 가장 먼저해야 할 것은?

약으로 모든 게 해결되면 좋지만, 그렇지 않은 경우도 가정 내에서 많이 일어난다. 그간 앓던 지병으로 심발작이나 쇼크가 왔을 때, 넘어지며 의식을 잃었을 때 어떻게 대처해야 할까. 연속극처럼 쓰러진 가족을 붙잡고 흔들며 이름만 외치기보다는 재빠른 응급처치가 더 중요하다. 그런 순간에 당황하지 않으려면 평소에 응급처치법을 잘 익혀두는 것이 좋다. 응급처치의 가장 기본은 눈으로 확인하는 것이다. 말을 걸어보거나 가볍게 꼬집어 보며 자극에 대한 반응이 있는지를 봐야 한다. 또 숨은 쉬고 있는지, 맥박은 뛰는지, 출혈은 없는지를 살펴봐야 한다. 큰 출혈이 있다면 재빨리 지혈시키면서 의식과 호흡의 이상 유무를 확인해봐야 한다. 대강의 응급정보가 확인됐다면, 그 다음은 어떤 상황인가에 따라 대처해야 한다.

조선일보 뉴스큐레이션

index 한글

참고문헌

Angus jefferies(2000). Respiratory System. 도서출판: 한우리
Judith E.Tintinalli(2001). 응급 질환의 진단 및 치료. 도서출판: 한우리
Romeshan Sunthareswaran(2000). Cardiovascular System. 도서출판: 한우리
Sona V. Biswas(2000). Musculoskeletal System. 도서출판: 한우리
강정희 외(2013). 왜, 무엇을 & 어떻게. 순환기, 응급 도서출판: 의학서원
김 경 외(2004). 근골격계의 기능해부 및 운동학. 도서출판: 정담미디어
김 원(2003). 스포츠 응급처치. 도서출판: 군자출판사
김재면(1999). 그림으로 보는 우리의 몸 도서출판: 기린원
김조자(2008). 간호사를 위한 질병 이야기. 도서출판: 의학서원
김항래(2015) 인체해부학. 도서출판: 의학서원
농촌진흥청(2020) 농약정보서비스 '농약정보365'(pis.rda.go.kr)
대한심폐소생협회(2018) 기본소생술. 도서출판: 군자출판사(주)
보건복지부 질병관리본부(2016.12.31) 2015 한국형 심폐소생술 가이드라인.
보건복지부 질병관리청(2020.12.9) 2020 한국형 심폐소생술 가이드라인
연세대학교 원주의과대학 응급의학교실(2007). 응급구조와응급처치. 도서출판: 군자출판사
예상규외(2007). 간호사를 위한 약 이야기. 도서출판: 의학서원
온영근(2007). 간호사를 위한 ECG. 도서출판: 대학서원
온영근(2012). 의료인을 위한 ECG. 도서출판: 의학서원
위승두 외(2006). 운동 생리학. 도서출판: 대한미디어
이동필(2006). 최신응급의학. 도서출판: 학사원
이원태 외(2010) 구조 및 응급처치. 도서출판: 의학서원
이원태 외(2010). 수상안전바이블. 도서출판: 의학서원
이원태 외(2014) 응급처치학. 도서출판: 동화기술
이원태 외(2014) 응급간호학. 도서출판: 의학서원
이원태 외(2010) 환자안전과 간호. 도서출판: 의학서원
이원태 외(2018) 사례로 배우는 재난안전과 생존 매뉴얼. 도서출판: 의학서원
이원태 외(2020) 생존수영과 수상안전. 도서출판: 의학서원
일반인 심폐소생술 표준 프로그램(심화과정)(2022.2) 질병관리청
임상의학용어연구회(2008). 주머니 의학사전. 도서출판: 의학서원
정진욱(2009). 간호사를 위한 영상진단. 도서출판: 의학서원
질병관리청(2021.3). 2022년 한국심폐소생술 가이드 라인
조선일보(2020) 다수 기사 인용
최스미(2008). 간호사를 위한 몸 이야기. 도서출판: 의학서원
한우리(2001). 최신의학약어사전. 도서출판: 한우리
통계청(2022.9.27). 2021년 사망원인 통계. http://kosis.kr

저자 소개

서길준 응급의학과전문의

의학박사

서울의대 응급의학교실 주임교수 역임
서울대학병원 응급의학과 과장 역임
대한재난의학회 회장
서울의대 국제 재난 의학연구센터 센터장

오수일 간호사

간호학박사

전 경희대학교 간호과학대학 외래교수
한국수상레저안전협회 응급교육센터장
NCS(국가직무능력표준) 구조구급 개발위원
경기도의료원 수원, 의정부 병원 간호과장 역임

이원태 응급구조사

사회복지학박사

대한인명구조협회 회장
대한응급구조사협회 부회장 역임
대원대학교 응급구조학과 겸임교수
NCS(국가직무능력표준) 학습 모듈(구조구급 분야) 집필

개정 5판

구조 및 응급처치

2024년 8월 13일 개정5판 3쇄 인쇄
2024년 8월 21일 개정5판 3쇄 발행

저　　자 이원태 · 오수일 · 서길준
발 행 인 김지연
발 행 처 두서출판 이하서원

등록번호 제406-00047호 / 2006. 3. 2
주　　소 인천광역시 연수구 송도미래로 30 송도스마트밸리 지식산업센터 D동 504호
Tel 032) 816-8070(代)　Fax 032) 837-5808
홈페이지 www.dhsw.co.kr
E-mail bookkorea1@naver.com

정 가 18,000원
ISBN 979-11-6308-050-3